Une toupie
sur la tête

André Cellard
et Marie-Claude Thifault

Une toupie
sur la tête

Visages de la folie à Saint-Jean-de-Dieu

Boréal

Toutes les photographies reproduites dans cet ouvrage proviennent des archives
de l'Hôpital Louis-H. Lafontaine.

Les Éditions du Boréal reconnaissent l'aide financière du gouvernement du Canada par l'entremise
du Programme d'aide au développement de l'industrie de l'édition (PADIÉ) pour ses activités d'édition
et remercient le Conseil des Arts du Canada pour son soutien financier.

Les Éditions du Boréal sont inscrites au Programme d'aide aux entreprises du livre
et de l'édition spécialisée de la SODEC et bénéficient du Programme
de crédit d'impôt pour l'édition de livres du gouvernement du Québec.

Illustration de la couverture : Tara Hardy (Collagène, clinique d'illustrations)
Maquette de la couverture : Christine Lajeunesse

Diffusion au Canada : Dimedia
Diffusion et distribution en Europe : Volumen

Catalogage avant publication de Bibliothèque et Archives Canada

Cellard, André, 1958-

    Une toupie sur la tête : visages de la folie à Saint-Jean-de-Dieu

    ISBN 978-2-7646-0504-2

    1. Hôpital Saint-Jean-de-Dieu (Montréal, Québec) – Histoire. 2. Maladies mentales – Traitement – Québec
(Province) – Montréal – Histoire. 3. Malades mentaux – Langage. 4. Hôpitaux psychiatriques – Québec (Province) – Montréal – Histoire. I. Thifault, Marie-Claude, 1965-   . II. Titre.

RC448.Q83M67   2007   362.2'10971428   c2007-940164-3

Les pages 2 a 7 sont Blanches

⑤

p. 8

dédicace

À Olivine

jeu de dédicace

⑤

Introduction

P. 10

Cette page est blanche

⑤

Automne 2003. Nous descendons au sous-sol du Centre hospitalier Louis-Hippolyte-Lafontaine où nous rejoignons madame Denise Champagne[1] qui nous invite à la suivre vers une annexe du service des archives. Clef en main, elle nous donne accès à une salle de classement destinée aux dossiers des patientes et des patients décédés. Silence !

Malgré les néons, l'endroit demeure sombre. La pièce est meublée d'une unique table en bois confinée dans un coin près d'un radiateur et d'une suite impressionnante d'étagères de métal. Comme s'il était impératif d'économiser l'espace, sur les rayons sont comprimés les uns sur les autres les dossiers de toutes les personnes ayant été traitées pour maladie mentale à Saint-Jean-de-Dieu et à Louis-H.-Lafontaine depuis la fin du XIXe siècle.

Quatre-vingt mille dossiers s'y entassent. Catacombes de la folie, cimetière de la déviance mentale . . ., mille et une images nous viennent à l'esprit. Mais il s'agit bien là, avant toute chose, de quatre-vingt mille destins marqués par la réclusion. Quatre-vingt mille vies brisées dont on retrouve les bribes au sein des milliers de dossiers qui s'empoussièrent un peu plus chaque jour. Une masse incroyable de papier apparemment inutile, mais qui a le pouvoir d'illuminer l'œil du chercheur. Médusés pendant quelques secondes, considérant la quantité impressionnante de documents réunis dans un même lieu, nous ne pouvons oublier, malgré notre convoitise, qu'il s'agit là de traces d'existences, de karmas, de souffrances. C'est en silence que nous ouvrons, chacun de notre côté, des dossiers qui dévoileront enfin des personnes qui, durant des années, n'avaient été pour nous que des données quantitatives : nom, sexe, lieu de résidence, état civil, métier . . .

Évariste, Bernadette, Thomas, Joseph-Napoléon, Marie-Louise et Olivine, Olivine bien sûr, sont quelques-uns des personnages qui sous peu prendront vie au fil des pages du présent ouvrage, en quête de six visages de la folie. Les destins de ces femmes et de ces hommes qui, trop souvent, ont échappé à l'attention des chercheurs intéressés par le profil statistique ou à la phénoménologie sociale réintègrent la place qui leur revient de droit dans l'histoire. Leur histoire, c'est aussi celle du Québec, mais plus particulièrement celle des institutions asilaires, truffée de silences et de non-dits sur le vécu de milliers et de milliers de personnes qui ont subi « l'ère asilaire ». Et cela à une époque où le fou était mis à l'écart de la scène publique parce qu'il était un mauvais exemple, un fardeau, une plaie. Sans chance presque aucune de laisser une trace dans les mémoires, voici pourtant que leur vie se reconstruit. Rétablir le passé oublié pour comprendre le cheminement des femmes et des hommes qui évoluent avec « une toupie sur la tête » ainsi que toutes les conséquences qui en ont découlé, cela oblige à faire un détour dans l'histoire des sensibilités pour pouvoir plonger dans un univers intime, personnel, parfois secret où l'aliéné et ses proches racontent l'impensable, l'inimaginable, l'incroyable . . . le tout simplement « fou ».

C'est à l'intérieur de la cité asilaire qu'il n'y a pas si longtemps encore étaient entassés marginaux, persécutés, déments, mélancoliques et idiots. Et c'est autour de ce fief pour les « hors norme » que prennent naissance un nombre considérable de rumeurs dignes des plus incroyables légendes urbaines de tout le pays. Saint-Jean-de-Dieu. Saint-Jean-de-Dieu

mythique, Saint-Jean-de-Dieu cité de la folie, qui, en qualité de municipalité et de paroisse, comptera, au milieu du XXᵉ siècle, jusqu'à sept mille
cinq cents patients . . . Qui au Québec, à l'évocation du célèbre asile
d'aliénés, n'est pas aussitôt assailli d'images, d'impressions, de préjugés ? . . . Pourtant, officiellement, Saint-Jean-de-Dieu n'existe plus depuis
plus d'une génération, l'institution ayant été rebaptisée au milieu des
années 1970 d'un nom moins chargé de préjugés, celui de Louis-Hippolyte-Lafontaine. C'est cet univers clos que nous tenterons de vous faire
visiter, de vous faire partager, en utilisant les mots de ceux qu'on y enfer-
mait, mieux, en leur cédant la parole, ainsi qu'à leurs proches, pour les laisser s'exprimer avec leur langage propre et leur patois, sur ce qu'ils pen-
saient, ressentaient, vivaient derrière les barreaux de « la cité asilaire ».

Cette institution, reconnue comme étant le plus grand asile d'aliénés
au Canada, s'est présentée à nous comme étant le premier et le meilleur
choix pour nous faire découvrir la vie des femmes et des hommes enfermés pour folie au Québec. Cet asile, devenu hôpital au début du
XXᵉ siècle, dessert une clientèle d'abord montréalaise, mais également ori-
ginaire de tous les coins de la province de Québec. Cette particularité lui
offre le privilège d'avoir sous le même toit un échantillon de population
représentatif non pas exclusivement de la métropole, mais du Québec
tout entier. Le grand nombre de femmes et d'hommes traités dans cette
maison de la folie, ajouté au nombre toujours croissant d'admissions
annuelles, caractérise ce lieu comme étant le plus grand berceau de cas de
folie au Québec. C'est au cœur de cet édifice érigé pour traiter les « folles »
et les « fous » que l'on retrouve la plus grande variété de troubles mentaux.
Ces raisons justifient pleinement le choix de l'asile de Longue-Pointe où
était internée une population qui témoigne de la plupart des différents
types de motifs d'internement asilaire au Québec.

C'est d'abord au milieu des années 1990, dans le cadre du projet d'his-

toire des populations marginalisées de Montréal[12], que nous avons entrepris une saisie systématique de données quantitatives répertoriées dans
les dossiers des patientes et des patients internés à Saint-Jean-de-Dieu,
depuis son ouverture en 1873 jusqu'au milieu des années 1920. C'est en
parcourant, pendant plus de trois ans, plusieurs milliers de dossiers médicaux conservés dans les archives de l'Hôpital Louis-H. Lafontaine afin
de tracer les profils statistiques de la population asilaire que nous avons
été touchés par le parcours d'un nombre si impressionnant de « fous » et
de « folles » dont toute la vie se résumait à quelques lignes ou à quelques
pages confinées entre d'autres dossiers, d'autres pages, d'autres vies?.
Depuis le début de l'automne 2003, nous avons entrepris de compléter
notre collecte de données par une étude qualitative de notre corpus destinée à mettre un peu de couleur, un peu de chaleur, de « chair » sur les sil-
houettes de ces êtres mal connus de notre société.

Le défi restait cependant de taille. En effet, notre corpus documentaire de base est vaste : près de dix mille dossiers de patients et de patientes
portant sur près de cinquante ans. Comment, dans une telle perspective,
séparer « le bon grain de l'ivraie » en ce qui a trait à la sélection des dossiers permettant de procéder à une construction de sens propice à une
meilleure compréhension du vécu des personnes mises au ban de la
société à l'âge d'or de l'aliénisme au Québec ?

Il nous a fallu dès le départ repérer les dossiers qui contenaient des
pièces — lettres de l'interné retournées à Saint-Jean-de-Dieu, correspondance avec la famille, réponses des autorités de l'institution, etc. — nous
permettant de mieux comprendre la réalité des internés. Or, il faut préciser que la majorité des dossiers consultés (près de 70 %) ne contenait rien
d'autre qu'un certificat d'admission et la formule C (l'annexe du certificat
médical). Dans les quelque 30 % restants, seul un dossier sur dix présentait un nombre suffisant de documents se prêtant à une analyse qualita-

tive un tant soit peu significative[4]. Au total donc, 3 % de l'ensemble des dossiers constituant notre corpus se prêtaient à l'exercice auquel nous entendions nous livrer. C'est peu et beaucoup à la fois, car il s'agit tout de même de plus de trois cents cas, totalisant plusieurs milliers de pages. Cet échantillon nous a paru dégager suffisamment de configurations significatives pour nous permettre d'appréhender, de tracer des profils, des destins intimement liés à la réclusion en institution dans le contexte montréalais et québécois de la fin du XIXᵉ et du début du XXᵉ siècle.

Au-delà de la nosographie ou de la nomenclature psychiatrique, certains visages de la folie émergent. Nous avons choisi de présenter brièvement six de ces visages de la folie en fonction de la récurrence des trajectoire de vie que les données qualitatives tirées des dossiers médicaux nous ont permis d'illustrer. Ce travail s'inscrit en fait dans le courant historiographique des dix à quinze dernières années en matière d'histoire de la folie. Cette historiographie, moins centrée sur les déterminants socioéconomiques fondateurs de l'asile et des autres institutions de régulation sociale, a fait plus de place à l'identité de l'aliéné, à sa provenance, à ses liens sociaux et familiaux. Elle a surtout permis de montrer que de complexes interactions sociales, hors de l'emprise du milieu asilaire, intervenaient dans l'internement des aliénés[5]. Quelques auteurs, dans une perspective similaire, ont tenté de donner la parole aux internés dans leur étude ou, pour le moins, de nous faire comprendre de quoi pouvait être constituée la vie d'un aliéné au sein de l'asile. C'est notamment le cas des travaux de Jacques Postel et François Bing. Carroll Smith-Rosenberg et Elaine Showalter, quant à elles, ont toutes deux participé à la mise en place de nouvelles perspectives quant à la folie au féminin. La richesse de leurs travaux est d'avoir réussi à mettre au jour une réalité féminine selon des pensées, des expériences et un langage de femmes[6].

Les ouvrages d'Ellen Dwyer et de Nancy Tomes, respectivement

Homes for the Mad Life Inside Two Nineteenth-Century Asylums et *A Generous Confidence* témoignent du tournant qu'a effectivement pris le sujet de la folie dans l'historiographie canadienne et américaine. Ces deux historiennes s'intéressent tout particulièrement à la vie à l'intérieur de l'asile, là où les folles et les fous sont gardés à l'écart de la société. La gent masculine tout comme la gent féminine sont décrites dans ce milieu de vie particulier. Cette approche a l'avantage d'enrichir l'historiographie sur la folie de nouvelles dimensions telles que le quotidien au sein de l'asile, le rôle de la famille dans le processus d'internement, ainsi que les relations entre les malades et leurs gardiens.

Une relecture des milieux de vie asilaire du XIXe siècle a connu une certaine popularité auprès des auteurs canadiens, américains et européens qui ont utilisé le concept analytique du « genre » : Jill Harsin, auteure de « Gender, Class, and Madness in Nineteenth-Century France » ; Bronwyn Labrum, auteure de « Looking Beyond the Asylum » ; Wendy Mitchinson, auteure de « The Toronto and Galesville Asylum » ; enfin, Peter McCandless, auteur de l'article « A Female Malady ? Women at the South Carolina Lunatic Asylum, 1828-1915 ». Plus près de nous, certains chercheurs ont tenté de laisser la parole aux aliénés, à l'aide notamment des archives de la curatelle et des archives asilaires. C'est le cas des travaux d'André Cellard et de Thierry Nootens en ce qui a trait à l'interdiction et curatelle et de ceux de Marie-Claude Thifault et de James E. Moran à partir des archives hospitalières.

Mais, somme toute, peu de travaux donnent la parole aux aliénés eux-mêmes ainsi qu'à leurs proches. En effet, rares sont les missives envoyées ou reçues par des aliénés qui ont pu parvenir jusqu'aux historiens. Parce que nos recherches nous ont amenés à dépouiller systématiquement près de dix mille dossiers médicaux, il nous a été possible de réunir plus de trois cents destins suffisamment documentés pour nous révéler de quoi était faite la vie de ceux et celles qui se voyaient placés en institution. Mieux encore, ces pièces d'archives, si chères à nos yeux, nous ont permis également de découvrir les grands malheurs, les petits bonheurs et quelques-uns des délires de ces anonymes. L'accès à une correspondance sporadique ou très suivie entre la personne internée et ses proches, ou de façon plus régulière entre les requérants et les autorités hospitalières permet de dégager quelques profils de personnes dont la destinée était désormais liée au contexte de l'internement.

Assurément inspirées par les travaux de Marc Ferro et d'Alain Corbin[8], nos intentions étaient de mener à notre tour une enquête nous permettant de mettre au jour les existences de gens « ordinaires » bien qu'ils évoluent, malgré eux, dans un univers particulièrement original. Loin de nous donc le dessein de retracer le passage à l'asile de personnalités célèbres comme Émile Nelligan ou Louis Riel. Pénétrer à l'intérieur de l'asile pour y découvrir une histoire des sensibilités est possible, et nous le ferons en présentant une série de citations tirées de l'ensemble des lettres consultées, gardiennes d'un passé unique empreint de l'écho d'un discours parfois tourmenté, insolite, délirant, ou encore doux, sensible et émotif. Ces bribes de témoignages griffonnés, découvertes parmi cette trop évidente absence d'analyse d'évolution mentale, sont tout ce qui reste d'un nombre incroyable de destinées cloîtrées, enfermées, murées. Ce long silence cultiva la peur, l'indifférence et le mensonge. Il s'agit ici de le briser, de rendre leur place au citoyen et à la citoyenne[9] et de leur redonner la parole.

En premier lieu, nous prendrons le temps de bien exposer le contexte dans lequel s'est développé, au Québec, la mégacité asilaire qu'a été Saint-Jean-de-Dieu. Car, avant de devenir ce lieu mythique et l'un des faire-valoir emblématiques de la Révolution tranquille au Québec, il y avait eu un projet, une intention ; il y avait eu des personnes, des religieuses, des médecins qui, en faisant de leur mieux, eurent l'intention de guérir, d'apaiser les souffrances de ceux ou de celles que ne pouvait plus tolérer la société. Avant de devenir ce que plusieurs ténors de la révolution psychiatrique n'allaient pas hésiter à qualifier de renfermoir, de dépotoir ou de mouroir, Saint-Jean-de-Dieu connut ses heures de gloire.

Nous verrons donc comment s'est développé le système asilaire au Québec et à quel point le contexte social, politique et économique a forgé les modalités de la mise à l'écart des personnes souffrant de désordre mental ; de plus, nous nous demanderons comment et pourquoi les familles qui, depuis toujours, avaient eu la garde et le soin de leurs proches en sont venues à les confier à l'État. Cela nous conduira sur quelques pistes nous permettant de comprendre comment l'idéal asilaire s'est essoufflé. Mais surtout, nous chercherons à illustrer par le présent ouvrage à quel point le contexte et les particularités de notre système asilaire ont pu favoriser l'émergence de profils particuliers chez les internés.

Ce voyage à l'intérieur des murs asilaires nous le ferons, en bonne partie, en compagnie du docteur Villeneuve, surintendant de Saint-Jean-de-Dieu de 1894 à 1917, de qui il sera plus abondamment question plus loin. C'est bien souvent avant tout à lui qu'étaient adressées les centaines de lettres et de télégrammes qui arrivaient chaque année à l'asile de Longue-Pointe. Il devient notre messager, celui sur qui des femmes et des hommes, malades ou requérants, ont jeté leur dévolu en temps de désespoir, comme en temps de bon vent. Les réponses à toutes ces missives, rédigées avec célérité par Villeneuve, sont le point d'ancrage qui nous permet de resituer les témoignages, souvent empreints de perceptions erronées, dans leur contexte réel. L'espace de quelques pages, il interviendra, conseillé par sœur Marie-Octave, sœur Sabithe ou sœur Amarine, pour encourager, autoriser, déconseiller ou annoncer un triste pronostic à des personnes intimement concernées par l'espoir d'un avenir hors des murs de la folie.

Photographie

Lecture de la
légende

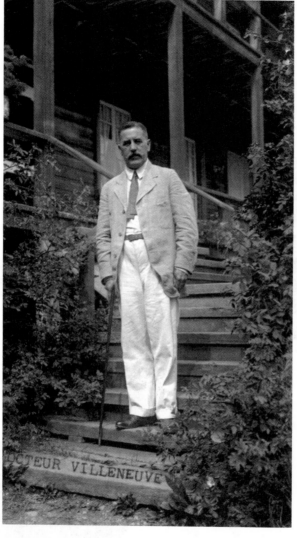

DOCTEUR VILLENEUVE

Docteur Georges Villeneuve, surintendant de Saint-Jean-de-
Dieu de 1894 à 1917.

fin de la légende

La page 20 contient 2 photographies
dont voici les légendes

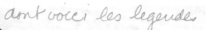

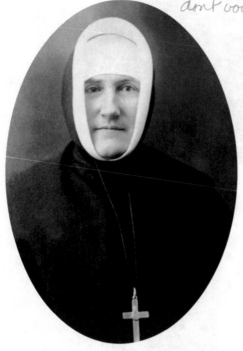

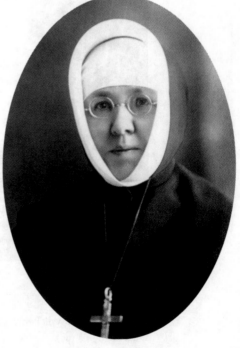

1ere légende

Sœur Marie-Octave, quatrième supérieure de l'institution, 1897-1906.

2e légende

Sœur Amarine, septième supérieure de l'institution, 1915-1921.

fin des légendes

Six profils donc. C'est ce que la lecture et la relecture de dix mille dossiers nous ont permis d'esquisser. Six profils que nous avons tenté de mettre en scène en laissant avant tout la parole aux internés. Les laisser s'exprimer... C'est le but ultime que nous poursuivions. D'une part, parce que nous avons tenu à faire appel à l'intelligence et aux capacités d'analyse du lecteur afin qu'il puisse, de lui-même, se constituer une image de ce monde étrange et tabou qu'était l'asile il y a un siècle. D'autre part, pour que, après toutes ces années durant lesquelles fous et folles de Saint-Jean-de-Dieu furent confinés dans un silence opaque, on puisse enfin entendre ce qu'ils avaient à dire.

fin de l'introduction

(3)

P 22

Cette page est blanche

(5)

CHAPITRE UN

Saint-Jean-de-Dieu
à l'âge d'or de l'aliénisme

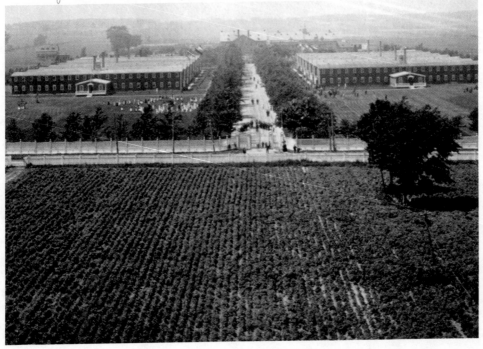

P. 25
(2)

1.1 Naissance et développement de l'asile au Québec

Sous l'Ancien Régime, à l'instar des autres sociétés occidentales, les pouvoirs publics de la Nouvelle-France n'intervenaient qu'épisodiquement lorsqu'il était question des aliénés. Cette responsabilité était en effet avant tout assumée par les familles, comme en fait foi ce passage d'une ordonnance du Conseil Supérieur qui s'adressait ainsi, en 1723, aux parents d'une jeune fille de la région de Québec souffrant de désordre mental et qu'ils avaient laissée vagabonder. Il était ainsi rédigé :

> *Qu'elle soit enfermée par les parents en sorte qu'elle ne puisse s'échapper ni causer les mêmes désordres à quoi ayant égard. Nous faisons défence aux parents de lad[ite] Chevalier de laisser vaquer ou sortir de chez eux à peine de dix livres d'amende pour chaque fois qu'ils l'auront laissé vaquer lad. amende applicable [. . .] sous préjudices des dommages et intérêts de ceux qui auront été insultés ou auront souffert quelque tort ou grief de la part de lad. Chevalier [. . .] faute pour eux d'avoir enfermé*

On ne pourrait ici exprimer avec plus d'éloquence combien apparaissait naturelle la responsabilité ultime de la famille dans le soin et la garde de l'aliéné à une époque où l'État embryonnaire que constituait alors celui de la Nouvelle-France ne pouvait songer à le faire lui-même. Un siècle plus tard, en 1824, un passage du rapport d'un Comité spécial du gouvernement québécois chargé d'enquêter, entre autres, sur les établissements de la province chargés de prendre soin des personnes dérangées dans leur esprit présentait un tout autre point de vue sur la question de la responsabilité à l'égard des aliénés :

> Il est presque impossible dans les familles privées dont un des membres est affligé d'un dérangement mental de pourvoir à la surveillance qu'exige son état, tant pour son propre salut que pour le bien-être de la famille et de la société en général. Il est donc nécessaire, dans presque tous les cas, de l'éloigner de la maison.

En ce qui a trait à la responsabilité ultime de la prise en charge de l'aliéné, nous sommes fort loin de l'ordonnance du Conseil Supérieur de 1723. C'est que, au XIXe siècle, les temps changent, et un nouvel ordre des choses forcera, d'une part, les familles à se réadapter à un contexte d'urbanisation et, d'autre part, les classes dirigeantes, pour qui la solution privée semblait révolue, à intervenir au nom de l'État. L'ère de l'institutionnalisation était lancée.

En effet, au tout début du XIXe siècle, on comptait au Québec, par tranche de cent mille habitants environ cinq personnes dites aliénées à la charge de l'État. À l'aube du XXe siècle, leur nombre est grimpé à deux cents par tranche de cent mille habitants. Bien qu'il faille composer à cet égard avec un élargissement certain de la définition même de la folie au XIXe siècle, il n'en demeure pas moins que nous assistons ici à une révolution dans la garde des aliénés, qui passe bel et bien des mains de la famille à celles de l'État. Plusieurs ont tenté d'expliquer l'institutionnalisation de la folie. Comme d'autres, nous avons attribué dans nos propres travaux une bonne part de cette révolution aux mesures de régulation sociale qui marquèrent la transition vers le capitalisme au début du XIXe siècle, de même qu'à la promotion enthousiaste que firent les médecins du traitement en institution.

Au XIXe siècle, les villes se développèrent peu à peu, et les soubresauts de l'économie et la misère urbaine qu'ils entraînaient donnaient des sueurs froides aux classes dirigeantes. Le vagabondage et la présence dans les villes naissantes d'une population flottante vont exacerber les craintes de désordres et d'une criminalité que l'on croit galopante, et ce phénomène va amener les élites à privilégier la solution de l'internement afin de discipliner le monde de la misère urbaine. On catégorisera ainsi les diverses formes de déviance et on leur réservera des endroits où il sera possible de les réformer et de les guérir grâce à l'application de traitements spécifiques. C'est le cas des criminels, pour lesquels on invente les pénitenciers dans les premières décennies du XIXe siècle. L'idée de mettre un criminel à l'écart, là où il ne pourrait représenter un danger durant sa réforme, était nouvelle. Ainsi, en 1835, le tout nouveau pénitencier de Kingston, l'édifice public canadien le plus important d'alors, ouvrait ses portes en même temps que d'autres institutions similaires en Occident. Dans un même ordre d'idées, on ouvre à cette époque des écoles de réforme, des prisons communes, des écoles d'industrie et, bien sûr, des asiles d'aliénés, comme le Montreal Lunatic Asylum, en 1839, première institution du genre au Québec. La médecine se faisait alors promotrice enthousiaste de l'asile. Confiez-nous vos fous et nous les guérirons. On annonçait même des taux de guérison de l'ordre de plus de 90 % !

La redéfinition de l'organisation du travail et des règles de partage de l'espace que présupposent la transition vers le capitalisme et l'urbanisation vont souvent plonger les familles dans un grand désarroi à une époque où la montée d'une certaine rectitude comportementale compliquait davantage la garde à domicile d'un aliéné. Non pas que les gens de la campagne fussent exempts des difficultés relatives à la garde à domicile d'un aliéné, mais la vie en ville posait en fait toutes sortes de problèmes à ceux qui voulaient garder à la maison un proche souffrant de désordre mental.

Effectivement, à la campagne, des personnes souffrant de désordres plus légers pouvaient participer à l'économie domestique. Cependant, en milieu urbain, ceux-ci devenaient rapidement un fardeau. S'il était possible à une famille de vaquer à ses occupations à la campagne tout en gardant un œil sur un aliéné, cela devenait presque impossible à la ville lorsqu'il fallait s'éloigner du domicile familial afin de gagner sa vie. De plus, à une époque où la folie apparaissait de plus en plus comme un danger moral pour l'entourage, la proximité des voisins accentuait le risque d'incidents, la possibilité de déranger ou même l'éventualité de faire honte à la famille. Cet aspect de la question est important si l'on cherche à saisir pourquoi les aliénés seront progressivement mis à l'écart jusqu'à devenir de véritables pestiférés dans nos sociétés. Le XIXe siècle, sa seconde moitié en particulier que l'on a appelée l'ère victorienne, constitue l'une des périodes les plus normalisatrices de l'histoire occidentale. C'est le triomphe de la norme, de la bienséance, du « bon » comportement. C'est pourquoi il ne faut pas s'étonner de constater que ce puritanisme moral affectera le niveau de tolérance face à ceux et celles qui dévient de la norme, en particulier les fous qui ne peuvent s'y plier. Nous assistons d'ailleurs, dans la seconde moitié du siècle, à un élargissement très marqué de la définition de la folie et des personnes auprès desquelles on intervient dans le but de les prendre en charge, de les éloigner de la société et aussi de les guérir de cette maladie « affreuse ». C'est dans cette atmosphère de puritanisme moral et normatif qu'il faut également comprendre les théories qui s'élaborent alors sur les causes de la folie.

C'est désormais de la médecine qu'émane le discours sur la folie et c'est aux médecins que l'on laisse le soin d'en identifier les causes. Toujours dans la seconde moitié du XIXe siècle, ce n'est que très timidement que se développe au Québec un savoir médical spécifiquement centré sur la folie. D'ailleurs, jusqu'au milieu des années 1880, à peu près aucun enseignement n'est dispensé sur les maladies mentales dans les différentes écoles de médecine québécoises. Les connaissances théoriques que nous possédons alors sur l'aliénation mentale émanent des médecins aliénistes pratiquant dans les asiles, mais ayant été formés en Europe et aux États-Unis.

Les causes qu'ils fournissent pour expliquer la folie sont glanées surtout au hasard de rapports qu'ils remettent au gouvernement. Ces causes sont variées, pouvant tour à tour être biologiques, psychologiques, sociales ou morales. Par exemple, dans le rapport qu'il remet au gouvernement en 1858, James Douglas, président de l'asile de Beauport, attribue la folie notamment à la dissension religieuse ou au vice secret (la masturbation). Il est aussi question d'hérédité et d'intempérance. Les passions excessives sont elles aussi responsables de troubles mentaux. Selon certains, comme le docteur Howard, premier surintendant médical de Saint-Jean-de-Dieu, il est difficile de distinguer la folie de la dépravation morale ; une association assez directe de la folie est faite avec le vice et donc avec la responsabilité personnelle.

Ce n'est que vers le milieu des années 1880 que des cours portant spécifiquement sur les maladies mentales sont dispensés dans certaines écoles de médecine du Québec, et c'est à partir de 1894 qu'un tel cursus deviendra obligatoire pour toutes les écoles de médecine. À ce moment, la doctrine officielle, qui sera celle de la première génération de psychiatres québécois, sera celle de la dégénérescence. En deux mots, cette théorie, issue d'aliénistes français (Morel, Magnan), postule que la folie correspond à la déchéance du type humain ; les aliénés sont des dégénérés que l'on pourrait classer en quatre groupes qui vont des nerveux — dégénérés supérieurs — aux idiots — dégénérés inférieurs. Les causes sont personnelles (milieu social, alcool, vice) ou héréditaires :

> *Sur plusieurs générations, la dégénérescence était assujettie à la « loi de la progressivité » selon laquelle les quatre classes mentionnées ci-dessus se succédaient l'une à la suite de l'autre : une première génération de nerveux était suivie d'une deuxième génération de névrosés, d'une troisième génération de psychotiques et d'une quatrième génération d'idiots. La dernière étape, celle des idiots, était aussi celle de l'extinction de la race des dégénérés[6].*

Un passage du *Rapport annuel* de l'année 1932 rédigé par le surintendant de Saint-Jean-de-Dieu, reproduit dans *L'Annuaire statistique de la Province de Québec*, est très représentatif de cette théorie :

> *Le groupe le plus important des malades admis à l'hôpital est habituellement constitué par des personnes atteintes de folie héréditaire. Les autres causes reconnues des maladies mentales sont des excès et des abus de toutes natures[7].*

On voit clairement se dégager durant cette période une représentation de la folie fataliste, négative, reliée à l'immoralité, au vice, et dans laquelle le malade a une responsabilité personnelle. Il n'est pas surprenant de constater pourquoi la déviance mentale commence à devenir dans l'esprit des gens une tare honteuse. De plus, en la confinant dans des institutions, en perdant contact avec les gens qui en souffrent, la population en général va nourrir de l'incompréhension et de la peur à l'égard de la folie, comme l'illustrent si bien l'afflux de pétitions qui arrivent au gouvernement dans les années 1880 lorsque l'on veut construire l'hôpital pour aliénés de Verdun. Certains des fermiers craindront que leurs vaches ne soient contaminées ! Jamais on n'aurait imaginé une telle chose au siècle précédent, quand les gens souffrant de désordre mental vivaient au sein de leur famille.

(5)

1.2 Le réseau asilaire québécois au XIXᵉ siècle

Quoi qu'il en soit, c'est très progressivement que se développera le système asilaire québécois au XIXᵉ siècle. Nous avons déjà mentionné l'ouverture du Montréal Lunatic Asylum en 1839, asile temporaire situé au 3ᵉ étage de la prison au Pied-du-Courant. Les patients de cette institution temporaire allaient être transférés à Québec en 1845 à la suite de l'ouverture de l'asile de Beauport. Durant ses premières décennies de fonctionnement, l'asile de Beauport, comme celui de Montréal avant lui, allait surtout attirer une clientèle d'aliénés indigents dépourvus d'aide familiale.

Les données statistiques que nous possédons des premières institutionnalisations sont éloquentes quant à la provenance des aliénés ainsi pris en charge par l'État. En premier lieu, ceux-ci étaient, dans les premières décennies, surtout urbains, d'une part, mais aussi majoritairement anglophones. Ce contraste frappant entre les habitudes des anglophones et celles des francophones à l'égard de la garde des aliénés est due, nous semble-t-il, à plusieurs facteurs. Il serait causé en partie par la concentration d'anglophones dans les principales villes de la province, mais, cette disparité statistique nous paraît principalement attribuable à la déficience ou à l'absence de réseaux de solidarité familiale des nouveaux arrivants et à la grande pauvreté de la forte vague d'immigrants anglophones, principalement irlandais et écossais, des années 1820-1840. En effet, si la charge d'un aliéné pouvait s'avérer lourde pour une famille en milieu urbain, qu'on imagine ce qu'elle devenait lorsque le réseau de liens familiaux était ténu ou tout simplement inexistant et que l'on ne disposait pas des moyens nécessaires à la garde à domicile de cette personne. C'est ce que montre par exemple notre étude des premières populations asilaires qui fait état d'une nette surreprésentation des Irlandais et des Écossais qui débarquaient par dizaines de milliers au Québec à cette époque. Dans la plus grande pauvreté, sans famille pour les accueillir ou les soutenir, ils n'avaient d'autre solution, la plupart du temps, que de confier à l'État leurs aliénés ou leurs indigents. Les Canadiens français, de toute évidence, s'en sortaient mieux. Bien que frappés par la crise économique, ces derniers étaient installés au Canada depuis plus de deux siècles et s'appuyaient sur des réseaux de solidarité susceptibles d'alléger le fardeau d'une famille dans le besoin.

Il importe aussi de noter que la plus grande partie des admissions à l'asile se faisaient alors par le biais de la prison. Ce sera aussi le cas, dans les décennies 1840, 1850 et 1860, de l'asile de Montréal puis de celui de Beauport dont la majorité des patients proviendront des prisons de Québec et de Montréal. Ce qui illustre bien, encore une fois, à quel point l'asile, dans les premières années de son apparition au Québec, sert principalement d'institution de dernier recours[9].

Les profils statistiques que nous avons reconstitués nous apprennent enfin que les premiers aliénés institutionnalisés étaient généralement sans métier et célibataires. Ainsi, en 1851, les deux tiers des aliénés internés n'étaient pas mariés, ce qui vient, encore une fois, confirmer l'importance de la qualité du soutien familial dans la prise en charge publique d'une personne souffrant de désordre mental[10]. Par ailleurs, s'il est vrai que les anglophones étaient surreprésentés au sein des premiers asiles, c'est aussi parce que les Canadiens français boudaient l'institution. En effet, pour des raisons opposées, ces derniers ayant eu, au fil des siècles, la possibilité de tisser de solides réseaux d'entraide familiale, ils sont plus en mesure de garder à la maison leurs proches souffrant de désordre mental. Mais, au cours du dernier quart du XIXe siècle, la situation se met à évoluer rapidement. On assiste alors à une accélération de l'institutionnalisation, ce qui donnera lieu à une modification notable du profil type de l'aliéné institutionnalisé. L'urbanisation accélérée de la société québécoise aidant, il apparaît clairement que le tissu des solidarités familiales s'effiloche et n'arrive plus à retenir, dans ses mailles qui se relâchent, les indigents dont la famille prenait traditionnellement soin. Les aliénistes, il est vrai, se plaindront quelques années encore d'une certaine réticence de la part des familles. Toutefois, il ressort tout aussi clairement qu'à partir de cette époque l'internement apparaît de moins en moins comme une solution de dernier recours pour les destitués sans racines familiales, ce qui fera dire, dans les années 1870, aux docteurs Landry et Roy, aliénistes de Beauport :

> *Dans le commencement de notre maison* [l'asile de Beauport], *ce n'était qu'en dernière instance, soit sous l'étreinte de la pauvreté ou devant les dangers imminents qu'offrait la garde d'un malade furieux, que l'on se décidait à faire application auprès de l'autorité pour y placer les malades. Mais,* [depuis lors] *l'organisation des Asiles s'est perfectionnée et les préjugés accrédités jusque là, dans les familles ont fait place à une confiance bien méritée et les patients sont arrivés de toutes les parties du pays, sans distinction de famille, de moyens, ou d'occupation*[11].

Les travaux statistiques que nous avons effectués dans les milliers de dossiers de Saint-Jean-de-Dieu et de l'asile de Verdun portant sur la période allant de 1875 à 1921 leur donnent raison. À la fin du XIXe siècle, l'institutionnalisation comme mode de gestion des aliénés s'étend à l'ensemble de la société ; ruraux[12] et francophones[13] en viennent à fréquenter l'asile dans des proportions qui rejoignent celles qu'ils représentent dans la population en général. À cette époque, l'asile ayant cessé de constituer un déversoir pour la prison, le profil de l'aliéné institutionnalisé, issu de tous les milieux, épouse désormais les contours généraux de la société québécoise. C'est donc dire que c'est durant cette période que les familles canadiennes-françaises, d'abord réticentes à confier à l'État le soin et la garde de ceux et celles dont elles avaient depuis toujours eu la responsabilité, acquièrent le réflexe du recours à l'asile. Cette forme de centralisation de la gestion de la misère et de la déviance est générale en Occident[1]. C'est aussi pendant le dernier quart du XIXe siècle que le paysage asilaire québécois prendra la forme qu'on lui connaîtra jusqu'à la révolution psychiatrique des années 1960, soit un réseau très centralisé, tournant principalement autour de deux grandes institutions régionales : Saint-Michel-Archange (Beauport) et Saint-Jean-de-Dieu.

Fondé en 1845 par les docteurs Douglas, Frémont et Morrin, l'asile de Beauport, entièrement administré par des médecins-propriétaires, allait durant longtemps constituer le plus important asile de la province de Québec. En 1861, le gouvernement du Québec ouvrait un modeste asile d'aliénés (une soixantaine de places) à Saint-Jean-d'Iberville, lui aussi dirigé par un médecin, le docteur Howard. Entre-temps cependant, le gouvernement avait aussi fait l'expérience d'une gestion asilaire confiée à des religieuses, comme on le faisait pour les hôpitaux, celle-ci s'avérant moins coûteuse ; les sœurs n'étant pas rémunérées pour leur travail. C'est pourquoi on accorda en 1873 un nouveau contrat aux Sœurs de la Providence qui avaient déjà eu la garde d'idiots et d'imbéciles à Longue-Pointe. En 1875, on y transféra les aliénés de Saint-Jean-d'Iberville qui ferma alors ses portes. L'année même, on y comptait déjà 408 patients. L'asile Saint-Jean-de-Dieu était né et il allait grandir rapidement puisqu'en 1884 il abriterait plus de patients qu'à Beauport (919 par rapport à 911 pour l'institution de Québec).

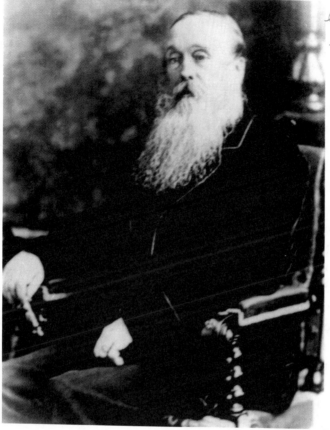

Docteur Henri Howard, premier surintendant médical de Saint-Jean-de-Dieu, 1885-1887.

Cependant, dans les années 1880, à la suite de certains scandales et d'une loi sur les aliénés qui ne faisait l'affaire de personne, le gouvernement du Québec instituait une commission royale d'enquête sur l'administration des asiles d'aliénés. Dans un rapport déposé en 1888, on recommandrait que l'administration en soit confiée aux religieuses et que le traitement reste sous responsabilité médicale, sauf à Saint-Jean-de-Dieu, qui, bénéficiant de droits acquis, aurait aussi le droit de choisir des médecins (qui côtoieraient donc ceux désignés par le gouvernement).

En 1893, les Sœurs de la Charité procédaient à l'achat de l'asile de Beauport, qui deviendrait l'Hôpital Saint-Michel-Archange. Durant le siècle qui suivrait, l'essentiel des patients francophones allaient être traités dans les méga-institutions qu'allaient bientôt devenir Saint-Jean-de-Dieu et Saint-Michel-Archange. L'archipel asilaire québécois étant augmenté de quelques institutions satellites comme Saint-Benoît, Saint-Julien ou Sainte-Anne de Baie-Saint-Paul, lesquelles accueillaient des clientèles particulières, des « idiots » et des « imbéciles » notamment. Plus tôt, en 1890, la communauté anglophone ouvrait sa propre institution, le Verdun's Protestant Hospital for the Insane, entièrement gérée par des médecins. Fondamentalement, le système allait dès lors rester inchangé jusqu'à la révolution psychiatrique des années 1960.

5

1.3 L'admission à l'asile

À la fin du XIXe et au début du XXe siècle, deux formes de placement étaient en vigueur en ce qui concerne l'internement des aliénés : le placement volontaire et le placement officiel. Le premier demeurait l'affaire de la famille. Celle-ci ou un tiers pouvait obtenir l'admission du malade en s'adressant aux propriétaires de l'asile. Cette procédure impliquait que la famille assume les frais d'entretien du malade. Le second mode de placement, dit officiel, était de la responsabilité du gouvernement qui, par conséquent, devait honorer les frais d'entretien du malade. Cette seconde procédure d'internement connaît cependant des failles qu'une loi sur les asiles tentera de corriger en 1879. Jusque-là, une population asilaire de plus en plus nombreuse était internée aux frais du gouvernement. Dans le but de réduire les coûts grandissants, la politique générale du gouvernement ajouta un article très clair au sujet des cas admissibles dans les institutions asilaires :

> *Ne seront admis aux asiles à la charge du gouvernement, que les aliénés qui n'auront pas par eux-mêmes ou par quelques parents obligés par la loi à les soutenir, les moyens de payer en tout ou en partie, leur pension dans un asile d'aliénés.*

Toujours dans le but de réduire le nombre d'admissions d'aliénés incurables dans les asiles et afin, également, d'exclure un trop grand nombre de citoyens habilités à démontrer leur incapacité d'assumer les frais d'internement de leur malade, la loi précisait :

> *Les idiots ou imbéciles ne seront pas admis comme pensionnaires du gouvernement aux asiles, à moins qu'ils ne soient dangereux ou une cause de scandale, sujets à des accès d'épilepsie ou d'une difformité monstrueuse.*

Bien que de telles précisions aient eu initialement pour but d'exercer une surveillance plus stricte sur la gestion asilaire, on ne peut s'empêcher de noter au passage la part d'arbitraire que recelaient des critères d'admissibilité tels que « dangereux », « cause de scandale » ou « difformité monstrueuse ». En 1880, la loi sur les asiles impliquait un nouveau partenaire dans le partage des frais d'entretien des aliénés dans les asiles. Il s'agissait des municipalités. On espérait qu'une telle mesure favoriserait une vérification plus scrupuleuse des demandes d'internement aux frais du gouvernement.

> Dans tous les cas où un aliéné sera interné dans un asile, sur l'ordre du Lieutenant-Gouverneur ou du secrétaire de la province, en vertu des dispositions de cet acte, les frais d'entretien de cet aliéné dans le dit asile, seront payés moitié par le gouvernement et moitié par la municipalité où l'aliéné aura eu son dernier domicile tel que déclaré ci-dessus[16].

La demande d'admission était habituellement remplie par un parent, un ami ou un protecteur du patient. Il est à noter que le requérant était dans la majorité des cas un membre de la famille de l'aliéné[17]. Cette formule devait contenir les nom, profession, âge et domicile tant de la personne qui la signait que de celle dont le placement était sollicité. On devait de plus y trouver le degré de parenté ou la nature des relations qui existaient entre le requérant et le malade. Le certificat médical devait accompagner la demande d'admission. Le formulaire « C » indiquait les particularités de la maladie et la nécessité d'un traitement dans un asile d'aliénés. Dans les cas d'idiotisme ou d'imbécillité, le médecin devait démontrer de façon explicite que le malade était dangereux ou qu'il représentait une cause de scandale. En principe, ce certificat ne pouvait être signé par un médecin parent ou allié, du propriétaire de l'asile non plus que de la personne qui demandait l'admission de l'aliéné. Enfin la demande d'admission devait être complétée par les formulaires « D », « E » et « K », devant être signés par le curé, le maire ou son remplaçant, attestant l'état d'aliénation du malade ainsi que son lieu de résidence. Ces certificats permettaient, entre autres, d'établir l'incapacité du requérant à payer les frais d'entretien du malade pendant le séjour asilaire. Le tout rempli dans la même langue que celle dans laquelle le formulaire était rédigé (disponible en anglais et en français), il revenait au surintendant médical de décider s'il devait admettre le patient provisoirement et portait sa décision à la connaissance des intéressés[18].

1.4 Saint-Jean-de-Dieu et l'idéal asilaire

C'est dans un cadre institutionnel unique que se développera Saint-Jean-de-Dieu au début du XXe siècle et qu'entreront en scène ceux et celles à qui nous laisserons bientôt la parole. Nous l'avons mentionné plus haut, peu après son ouverture, l'institution montréalaise allait devenir rapidement le plus important asile d'aliénés du Québec, et de tout le Canada devrait-on ajouter. Au XIXe siècle, le traitement moral des aliénés présupposait la création d'un milieu qui visait avant tout à favoriser la restauration du « moral » de la personne souffrant de folie. Un refuge situé dans un milieu naturel agréable, théâtre de divertissements de toutes sortes destinés à permettre aux malades de s'épanouir et de chasser leurs idées noires. Détruit par le feu en 1890, puis reconstruit à une époque où l'on privilégiait encore une telle approche, Saint-Jean-de-Dieu ferait donc, dans cette perspective idéaliste, l'objet d'investissements majeurs destinés à ériger à Longue-Pointe un asile modèle dans son genre.

C'est en effet dans un cadre naturel exceptionnel que s'étendra le territoire montréalais réservé à la folie. Loin des rues, des parcs et des commerces publics, l'asile se développe à l'écart d'une société réfractaire à la marginalité.

Franchir les remparts qui séparent le paysage montréalais entre la norme et l'anormalité nous oblige à ne point perdre de vue que derrière ces murs de pierre se vit toute la réalité qu'impose l'enfermement asilaire.

Photographie + Lecture de la légende

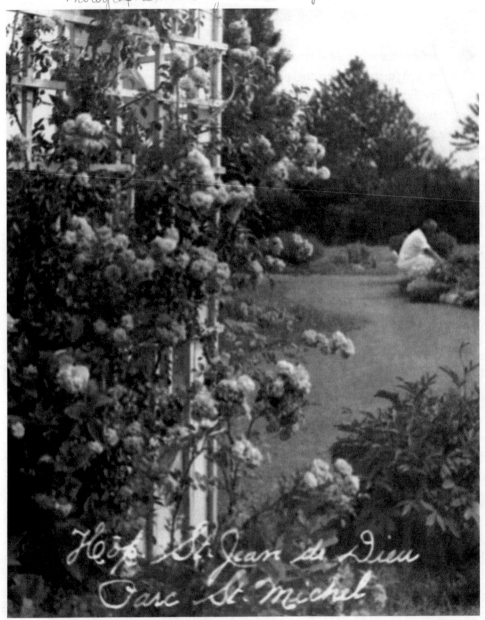

Hôp St Jean de Dieu
Parc St Michel

fin de la légende

Le paysage horticole aménagé avec goût et style autour de l'institution ou les installations électriques modernes dans les salles de l'asile ne font pas de ce lieu une « maison de rêve ». Cet espace réservé aux exclus de la société demeure un endroit contrôlé où les libertés individuelles sont abolies, et cela malgré la splendeur des lieux si on les situe à une époque où la majorité des citoyens de Montréal ou de ses banlieues vivent dans des maisons modestes dépourvues, par exemple, d'équipements sanitaires et électriques. L'apparence extérieure de l'asile a assurément été aménagée de façon à séduire le regard de celui qui y accompagne son malade. La première impression sur cet espace de claustration devait être, sans nul doute, séduisante afin d'adoucir les appréhensions que pouvaient vivre les fous et leur requérant sur ce territoire fleuri, mais obligatoirement austère, rigide et sévère.

Côté jardins

En banlieue de la métropole, loin des regards, en retrait de l'effervescence citadine, l'asile compose avec l'isolement que sa nature impose. L'Hôpital du Mont-Saint-Jean-de-Dieu, établi à Longue-Pointe à l'extrémité est de l'île de Montréal, est érigé sur le sommet d'un coteau qui domine toute la campagne de Longue-Pointe.

C'est en 1874, sur la terre Vinet à Longue-Pointe, que prend racine l'hospice Saint-Jean-de-Dieu. L'espace asilaire atteindra ses dimensions définitives en 1901. Agrandis grâce à l'acquisition des fermes voisines, les 350 arpents, devenus insuffisants en 1898, se transforment en un vaste terrain de 800 arpents. L'embellissement des parterres qui entourent l'hôpital pour aliénés demeure une préoccupation première. Chaque décennie voit naître des améliorations qui cherchent à adoucir l'austérité des lieux. Sœur Augustine, mordue de botanique, aménage des plates-bandes de plantes ornementales très rares[19]. De nombreuses variétés de fleurs vivement colorées sillonnent les vastes étendues de verdure.

L'avenue principale est bordée, dans toute sa longueur, d'ormes et de platanes. Les alentours sont agrémentés de fleurs et de verdure. Un peu plus loin surgissent de vertes pelouses. L'été, les pensionnaires peuvent se protéger du soleil en s'abritant sous les gloriettes disposées sur le terrain et « humer à pleins poumons la forte brise qui leur arriv[e] tout embaumée du parfum des champs. En bas dans la cour, on jou[e] au croquet, au football, etc., avec un véritable entrain de sport[20] ».

Trois types de jardins, aux couleurs harmonieuses de vert, de rouge et de jaune viennent rompre la monotonie des gazons. On y trouve les jardins consacrés à la culture maraîchère, aux fruits et à la production de plantes médicinales tels l'aconit[21] et la belladone[22]. Outre le plaisir de l'œil, ces jardins ont l'avantage d'ajouter de la variété à l'alimentation. « La variété des fruits est immense : pieds de fraisiers, de groseilliers, de gadelliers, de cassis, de framboisiers par milliers ; plusieurs treilles de vignes et beaucoup de pommiers. En 1891, on fabrique quelques neuf mille livres de confitures[23]. » Plus de cinq cents arbres fruitiers, surtout des pommiers et des poiriers, embellissent également les lieux[24].

Outre ces grands espaces de verdure, caractéristiques du territoire asilaire québécois, le gros bâtiment de pierre grise, sombre et sévère, qui surplombe avec austérité ces beaux jardins, apparaît comme le symbole le plus représentatif de l'enfermement asilaire. Telle une mauvaise herbe qui pousse avec rapidité et qui attire l'œil bien avant que celui-ci aperçoive la flore avoisinante, l'asile suscite la curiosité. Pénétrer dans l'antre asilaire pour oublier sa rébarbative façade permet de découvrir un univers des plus surprenants.

Lecture des légendes

1ere légende

Hôpital St. Jean-de-Dieu. Ferme-jardin potager

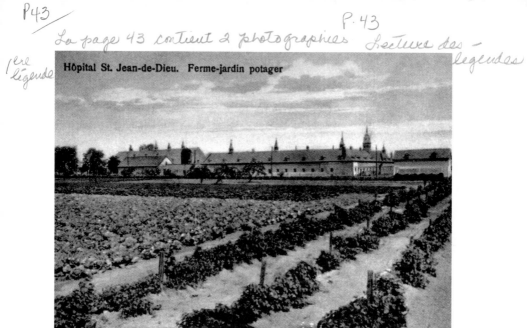

2e légende

Hôpital St. Jean-de-Dieu. Parc-terrain de jeux des malades

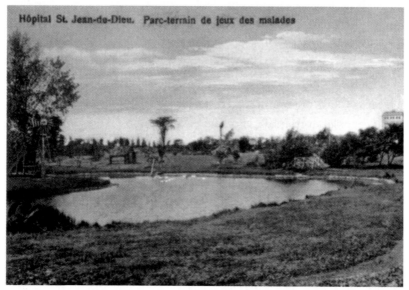

fin des légendes

Côté résidences

La construction de l'imposante structure asilaire telle qu'on la connaît encore aujourd'hui, aux abords du tunnel Louis-H. Lafontaine, est le dernier modèle né des cendres du terrible incendie qui dévasta complètement l'asile le 6 mai 1890. Après avoir connu plusieurs installations de fortune, l'hospice Saint-Jean-de-Dieu reçut ses plus grands éloges, en 1901, lors de l'inauguration de l'Hôpital Saint-Jean-de-Dieu. « Tout ce que l'art moderne a pu produire d'améliorations[25] » s'y trouve réuni. La nouvelle « cité asilaire », avec son auditorium, son restaurant, ses centrales de téléphone, ses équipes de sûreté, sa brigade d'incendie, son service de transport, ses centres de loisirs et d'artisanat, propose tous les services offerts par une municipalité.

Vingt-quatre pavillons de pierre, reliés entre eux par un couloir de 28 pieds de largeur et tous semblables, sont répartis, en nombre égal, de chaque côté du corps principal de l'hôpital[26]. La division des femmes est regroupée dans douze pavillons, tout comme celle des hommes, répartis d'un côté ou de l'autre du couloir principal. Les salles sont bien éclairées. Elles sont décorées de boiseries, de dentelles, de plantes vertes et de tableaux. Toutes ont une horloge[27]. La lumière naturelle pénètre les salles à manger et les dortoirs. Les lits sont en fer et munis d'un sommier, d'un matelas de crin et de laine. Draps et couvertures, comme tout le reste, sont dans un état de propreté sans reproche[28]. Non loin des dortoirs, de petites chambrettes qui ont plutôt l'air confortable sont réservées aux patientes agitées[29]. Dans les cuisines règne une odeur de bon pain : 350 pains de 6 livres chacun y sont cuits chaque jour[30]. Selon Bellay, il se mange beaucoup de pain, et les tranches généreuses distribuées au cours des repas ont de quoi rassasier la faim[31]. L'achat d'un couteau mû à l'électricité, en 1908, facilitera grandement la tâche quotidienne de couper

Photographie — lecture de la légende

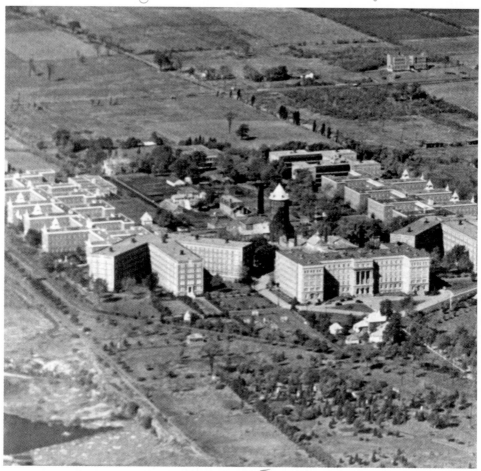

Vue à vol d'oiseau. *fin de la légende*

les 7 500 tranches de pain requises pour tous les résidents de l'asile[32]. Sœur Marie Séraphin, hospitalière de la salle des furieuses « ne peut donner aux malades ni couteau ni fourchette, [elles] mangent avec une cuillère dans un plat de fer-blanc ; c'est le seul moyen d'empêcher les accidents et les agressions entre les malades[33] ». Les patientes moins dangereuses mangent leur repas avec les couverts appropriés. Le 17 juin 1908, lors d'une visite imprévue des inspecteurs, il y avait au menu : une soupe au riz, blanquette de veau, bœuf rôti, légumes, pain et thé ou lait. Selon les inspecteurs, « la nourriture est abondante, de bonne qualité, et bien préparée[34] ».

Conformément aux commentaires de sœur Marie Séraphin, le menu est toujours composé d'une viande de bœuf, de veau, de mouton ou de volaille, bouillie ou rôtie[35]. Parmi les principaux intéressés, Édouard A., qui a bon appétit juge « la nourriture excellente » ; d'après Aline, « c'est la nourriture fait pour les pourceaux » ; tandis que Jean et Édouard, qui aiment manger, estiment plutôt qu'ils sont bien nourris[36].

Côté plomberie, les installations sont des plus modernes. L'eau potable est disponible dans un grand nombre de pièces, les cabinets d'aisances sont du dernier modèle et on compte un nombre considérable de baignoires. Autre commodité, des plus modernes : une locomotive électrique, créée par la Canadian General Electric, permet de relier plus aisément tous les édifices de l'hôpital. Baptisé le *Saint-Raphaël*, l'engin électrique muni d'une wagonnette ou parfois d'un « char à bancs » transporte autant les passagers que les repas vers les différents pavillons[37].

Le *Saint-Raphaël*, une locomotive créée par la Canadian General Electric, relie les différents pavillons de l'hôpital. *fin de la légende*

Photographie — Lecture de la légende

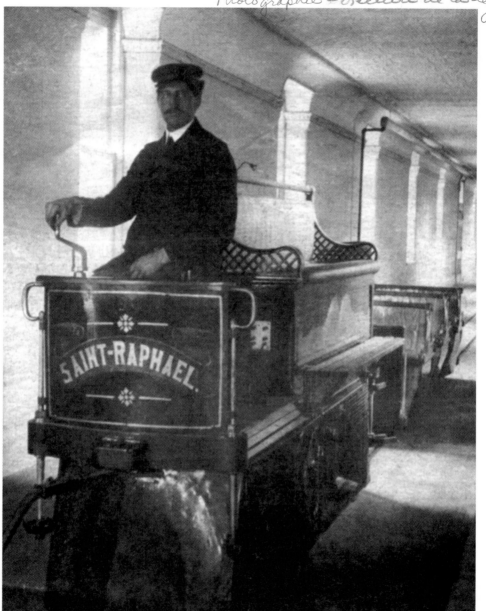

Plusieurs améliorations et de nouvelles constructions viendront s'ajouter, chaque année, au plus grand édifice asilaire du Canada[38]. Le pavillon Gamelin, où sont aménagées une vaste salle de jeux et une salle d'étude pour les étudiantes infirmières, est inauguré en 1916. Un autre pavillon, en 1918, est annexé à la structure asilaire : celui-ci sera habité par 150 patientes. En 1919, un nouveau pavillon est aménagé dans l'ancienne boulangerie, et une très belle maison s'élève sur les ruines de l'ancienne chaufferie de l'hospice incendié[39].

Le milieu de vie asilaire se distingue tout particulièrement de celui des hôpitaux généraux puisque, dans les faits, les patients hospitalisés vont y séjourner pour une période plus ou moins longue de leur vie. Ils vont vraiment habiter ce lieu. Là, ils seront invités à adopter un style de vie : une routine particulière à laquelle s'intégrera une approche thérapeutique. « [. . .] les divers asiles de la province [. . .] font de louables efforts pour améliorer leurs établissements, donner le plus de confort possible à leurs pensionnaires et rendre efficace le traitement à ces malheureux[40]. » Souvent comparé par les inspecteurs à une maison de santé, l'asile offre à ses pensionnaires plusieurs avantages, mais aussi, inévitablement, les inconvénients de la vie communautaire.

Vivre en communauté

Une impression d'abandon et un sentiment de solitude se mêlent à la peur, à la peine et à la haine. Confus, agités, déments, euphoriques ou idiots, les patients tout comme les patientes se retrouvent enfermés, souvent malgré eux, à Saint-Jean-de-Dieu. Sans se connaître, ils se regardent, s'observent, s'épient. Certains ont vite fait d'attirer l'attention, tandis que d'autres se font facilement oublier. Ils sont là, réunis comme par un destin qui guide la folie et conduit les fous à l'asile. Une foule d'inconnus marginaux et marginalisés est réunie dans la « cité asilaire », contrainte de circuler le long des mêmes corridors, de s'alimenter dans la même salle à manger, d'utiliser les mêmes cabinets d'aisances et de partager le même dortoir. Adieu solitude, adieu intimité, adieu liberté. Le privé n'existe plus, la vie en communauté prend alors tout son sens.

La promiscuité, souvent désagréable, est un aspect très caractéristique de l'intensité qu'impose et exige la vie asilaire. Réunis en ce château fort de la folie, les patients sont tous aussi dérangeants les uns que les autres. Ils n'ont plus le monopole qu'ils détenaient au sein du foyer familial, car ils sont maintenant confrontés à plus folles, plus fous, plus excentriques, plus violents et plus insupportables qu'eux. Il est difficile de recréer l'ambiance exacte d'une aile psychiatrique, de regrouper toutes les patientes ou les patients d'une même salle et de reproduire les diverses interactions qui ont pu se produire entre eux, en tenant compte de l'évolution de leur état mental durant leur séjour asilaire. Cependant, recréer l'atmosphère, l'ambiance et l'énergie présentes dans l'une des salles à partir de certains traits caractéristiques de différents types d'aliénés permettra de dresser un portrait assez juste de l'effervescence qui pouvait animer, par exemple, les salles Saint-Paul, Sainte-Véronique ou Notre-Dame-des-Sept-Douleurs.

Plantes vertes, meubles en bois, dont plusieurs chaises berçantes, plancher de bois franc, colonnettes de soutien, le tout éclairé d'une lumière naturelle, sont les principaux éléments du décor type d'une salle des malades de l'Hôpital Saint-Jean-de-Dieu. Cette image fixée sur pellicule ressemble en tous points à une oasis pour retraités où tranquillité, propreté et confort assurent le succès de la maison de santé. Inanimée, cette salle vide de toutes les âmes troublées qu'elle contenait dénature la dynamique journalière spécifique à la vie asilaire. Aucun cri, aucune agitation, aucune interaction, aucun rire exalté, aucun délire hallucinatoire,

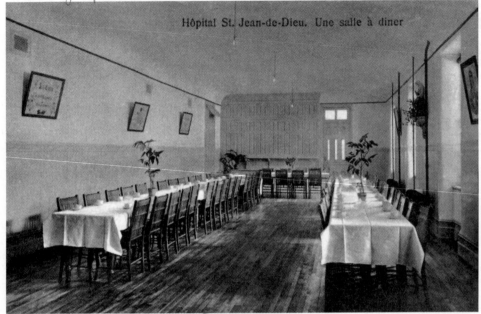

Hôpital St. Jean-de-Dieu. Une salle à diner

aucun fracassement de meuble, aucun marmonnement répétitif, le calme plat comme il n'a certainement jamais existé dans l'une des salles de Saint-Jean-de-Dieu. Si les murs nous faisaient entendre toute l'énergie qu'ils absorbaient quotidiennement, ils nous apprendraient assurément qu'il y régnait un incroyable brouhaha.

Elles sont là, réunies dans cette salle de belle apparence. Où exactement ? Aucun document ne peut nous le préciser. Cependant, que Louisa regarde par la fenêtre, que Caroline soit adossée à une colonnette au centre, que Dina soit assise sur une chaise berçante ou debout dans un coin de la salle, cela ne change absolument rien à la réalité sonore, olfactive et visuelle que nous révèlent les notes médicales sur le comportement de ces femmes enfermées pour folie.

Louisa, âgée de 19 ans, s'occupe activement de l'ambiance musicale du lieu : elle chante continuellement. Dina, âgée de 40 ans, plus discrète, longe les murs ou fouine à quatre pattes sous les meubles de la salle, afin d'y trouver des chatons de poussière qu'elle manipule sans cesse entre ses doigts. Blanche, 18 ans, sème la peur au sein du groupe en cherchant à frapper les autres malades. Caroline, 63 ans, participe joyeusement au fond sonore qui anime la salle : elle chante, elle danse et elle rit tout en professant sa foi. Margaret, 25 ans, ignore celles qui l'entourent, trop concentrée à se frapper la tête contre les murs. Marie-Anne, 67 ans, mélancolique et sous l'influence de ses hallucinations, circule en effectuant des mouvements désordonnés « comme pour chasser une vision terrifiante » tout en lançant des objets vers des êtres invisibles. Aurore, Ewidge et Albina sont, elles, à l'origine de la qualité olfactive de la pièce. Sans aucun souci, par oubli, par négligence ou encore volontairement, elles urinent là où elles se trouvent [42].

Notre incursion dans cette salle de patientes nous permet d'imaginer

Photographie - lecture de la légende

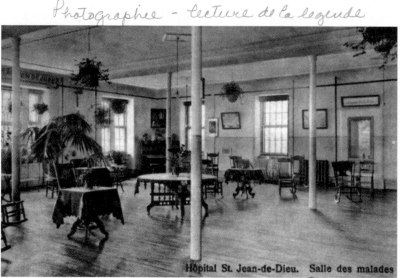

Hôpital St. Jean-de-Dieu. Salle des malades

fin de la légende

assez facilement la cacophonie qui devait y régner. Les yeux fermés, concentrés sur l'attitude comportementale de près d'une dizaine de femmes et inspirés par l'aménagement des lieux, nous parvenons à recréer un tantinet de ce que signifiait la promiscuité au sein de l'asile. Cependant, en utilisant notre imagination à bon escient, nous devons bien comprendre qu'elles étaient plus d'une trentaine dans cette salle et, par conséquent, qu'il faut multiplier les accès de loquacité, d'agitation motrice, d'agressivité et d'incontinence réunis dans cette même pièce.

La vie communautaire impose une certaine familiarité qui n'est pas toujours souhaitable. Il y a celle qui consiste à connaître les odeurs intimes de votre voisin de lit parce qu'il joue dans ses excréments, ou celle qui vous contraint à devoir partager vos repas avec des hommes malpropres et gâteux. Il y a aussi des moments de vie qui doivent inévitablement être supportés, tel l'intarissable jacassement de plusieurs fous, les grincements de dents continuels, les portes qui claquent ou l'écho des vocalises de divas nocturnes. Il y a également les craintes, l'anxiété et l'insécurité que génèrent les hallucinés, les épileptiques, les agressifs et les persécutés avec lesquels les patients doivent composer quotidiennement.

Le beau-frère de Télesphore adressait la remarque suivante, le 10 janvier 1910, au docteur Villeneuve : « J'ai cru comprendre qu'il souffrait du manque de repos causé par le bruit des autres malades et a aussi manifesté le désir de retourner dans sa famille. Croyant pouvoir se reposer mieux. » Il y a Georges aussi qui s'est adressé directement au docteur Villeneuve : « [. . .] se plaint que le bruit de la salle l'affecte, demande à aller à l'infirmerie où il croit qu'il sera plus tranquille[43]. » Et, selon le mari d'Alice, celle-ci serait incommodée par le bruit produit par l'introduction des clefs dans les serrures. Il demande au docteur Villeneuve si sa femme pourrait être transférée dans une chambre où il n'y a pas de jeu de clefs. À quoi le docteur Villeneuve répond :

Étant donné l'incohérence et l'agitation anxieuse de même que les idées délirantes qu'elle présente, il serait imprudent de la changer de département. Dès qu'une amélioration paraîtra, nous ferons notre possible pour la diriger dans un autre département où elle aura plus de liberté[44].

L'asile au quotidien

Occuper le temps des femmes et des hommes internés tout en favorisant un certain bien-être mental est un défi sans cesse renouvelé. Cette démarche, a priori thérapeutique, fait partie d'une conception asilaire selon laquelle l'occupation du temps est bénéfique pour les patients. Les temps morts sont les plus critiques, ennemis de l'ordre, de la régularité et de la discipline. Ils sont à l'origine de l'émergence de tous les maux, délires, persécutions et idées noires qui hantent les patients. Ils sont l'inspiration même des désorganisations les plus spectaculaires. L'aménagement du temps des pensionnaires est une nécessité thérapeutique, bien entendu, mais également indispensable au contrôle exercé sur ces êtres troublés et déments.

Le travail des malades au profit de leur santé mentale a souvent été louangé par les inspecteurs d'asiles. On peut lire dans leurs rapports, justement, ceci :

C'est au fait de donner de l'occupation à tous ceux qui sont capables de faire quelque chose que l'on doit attribuer une grande partie de l'amélioration et du contentement des patients dans les asiles d'aliénés modernes. Plusieurs de ceux dont le cerveau est malade ont une exubérance d'énergie et de vigueur corporelle et il vaut beaucoup mieux qu'ils dépensent cette force en quelque travail, quelqu'insignifiant ou inutile qu'il soit, qu'à détruire la propriété et à se rendre une véritable nuisance pour leurs compagnons. D'autres dont l'esprit est indolent trouveront un stimulant dans le tra-

vail, et chez tous l'attention est distraite des pensées morbides. Nous avons cherché
avec persistance à donner de l'occupation aux internés de chaque département, bien
que cela soit un problème difficile de trouver un travail approprié à chaque classe de
malades[45].

Les religieuses s'activent à trouver du travail à tous les malades qui en
ont les capacités tout en tenant compte des recommandations médicales.
Le docteur Devlin, surintendant médical qui a remplacé le docteur Villeneuve en 1918, recommandait aux sœurs quatre heures de travaux quotidiens pour René :

J'ai l'honneur d'attirer votre attention sur le cas de René. Ce patient qui est bien por-
tant et tranquille a été examiné à l'assemblée du 19 octobre et nous en sommes venus
à la conclusion qu'il serait dans son intérêt comme mesure de traitement, qu'on lui
trouve une occupation d'au moins deux heures dans l'avant-midi et deux heures
dans l'après-midi.

Monsieur le Surintendant. Nous avons reçu vos deux lettres, l'une relative à Euclide
et l'autre à René. Nous sommes heureuses de vous dire que depuis leur rentrée
dans notre établissement, ces deux malades ne sont pas restés oisifs. L'un, Euclide
travaille régulièrement plus de quatre heures par jour ; l'autre, René, travaille tous
les jours selon ses forces et sa capacité. Suivant la coutume de l'établissement, les
malades sont induits à travailler et non forcés à le faire. René est un cas difficile sous
ce rapport ; il y a des jours où il ne comprend presque rien, ce qui le rend incapable
de faire un travail quelconque. Ce cas n'a pas échappé à notre attention [. . .][46]

Il faut chasser l'ennui qui se manifeste si facilement chez les pensionnaires retirés de leur milieu familial, éloignés de leurs parents et de leurs
enfants et soumis à l'isolement asilaire. Craintes qui préoccupent certains
parents, comme le faisait remarquer la mère de Louisa au docteur Ville-

Hôpital St. Jean-de-Dieu. Salle des métiers

neuve, le 4 juin 1910, au sujet de l'ennui éprouvé par sa fille à l'hôpital ; « [. . .] je crains fort que cet ennui et le désir qu'elle a de revenir dans la famille mettent obstacle à sa guérison complète[47]. » Occuper toutes les classes de malades est un réel défi. Contribuer à l'accomplissement des femmes et des hommes dans ce milieu, à prime abord austère, est le meilleur moyen, pour les religieuses, de participer à l'amélioration de l'état mental de leurs patients. Mis à part quelques cas de patients pour qui le plaisir de prendre un bain de soleil assis dans de bons fauteuils confortables, le dos au mur, en « radotant des choses impossibles[48] », suffit à combler leur journée, les activités structurées sont bénéfiques pour la majorité des pensionnaires.

La culture des jardins, qui s'étalent sur de nombreux arpents de terre de l'institution asilaire, semble être un travail surtout réservé aux pensionnaires masculins. Les plus tranquilles d'entre eux sont employés au sarclage, aux semis, à la cueillette, à l'arrosage, au bêchage. D'autres malades tout aussi vigoureux sont employés aux travaux de la ferme, labours, semailles, moissons et transport des engrais. Apparemment, cette main-d'œuvre n'est pas toujours la plus efficace et cause certains retards préjudiciables, mais les bénéfices au point de vue de la santé mentale et physique de ces travailleurs compensent grandement les faiblesses de production[49].

Nombreux sont les patients, hommes et femmes, qui participent aux tâches de la cuisine. Ce travail semble satisfaisant et bénéfique à l'état mental des malades. C'est le cas d'Édouard, qui paraît des plus positifs dans sa correspondance avec sa mère : « J'ai pu avoir un emploi comme aide dans la cuisine. Aujourd'hui, j'ai eu quelque temps de loisirs et je m'empresse de vous faire parvenir des nouvelles. Je me sens revenir à la santé, tout semble gai dans la vie. » Le travail de Dominique à la cuisine semble tout aussi salutaire. Selon les notes médicales, Dominique est plus gai depuis qu'il travaille à la cuisine.

Malgré le caractère irascible de Julia, jeune femme de 20 ans internée pour folie alcoolique, les sœurs arrivent à l'occuper aux travaux du ménage. Elle nécessite, cependant, une surveillance étroite, car « elle est prête à tout détruire à la moindre contrariété ». Hélène, Rosa et Alice, respectivement âgées de 44, 15 et 30 ans, travaillent toutes les trois à des travaux légers. Louis-Philippe, jeune imbécile de 23 ans, sous les directives de la sœur, réussit à passer la « mop » et à couper le pain. Mélancolique et taciturne, Anny, âgée de 34 ans et vivant un chagrin amoureux, réussit à trouver l'énergie nécessaire pour s'occuper un peu aux travaux de la salle où elle se trouve. Elle voit dans le travail une occasion de s'occuper, de se désennuyer, de sortir de la salle et aussi de rencontrer le personnel et les malades des autres salles. Le nouveau travail de Guillaume l'enchante totalement : « [. . .] depuis quelque temps je travaille au réfectoire des employers c'est une bontée de ma sœurs Alphonse afin que je puisse

prendre le bon air quand mon ouvrage est finie je peu sortir dehors mas-
soir en dessous les arbres [50]. »

Quant à Aline, elle tricote de temps en temps ou correspond avec sa
famille. Elle ne cesse d'écrire à ses parents qu'elle s'ennuie dans sa salle.
Son père reconnaît qu'elle est difficile, mais cela l'inquiète énormément. Il
fait donc part des commentaires de sa fille au docteur Devlin[51] et le prie
de bien vouloir permettre à sa fille de participer aux activités lorsqu'il y en
aura. En somme, au cours de la première décennie du XXe siècle, la moitié seulement des malades se partageaient les principales tâches et travaux.
Ces derniers se devaient de présenter non seulement des aptitudes et un
caractère particuliers, mais aussi un état mental suffisamment stable pour
se consacrer à un ouvrage précis. La division des travaux exécutés par les
femmes s'effectue au sein de l'asile selon les mêmes critères de division
sexuelle des tâches qui prévalent dans la société en général. Ainsi, les

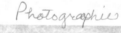

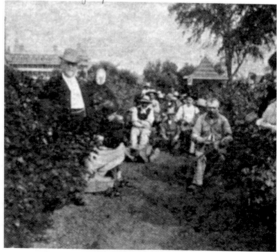

La culture des jardins est surtout réservée aux pensionnaires masculins.

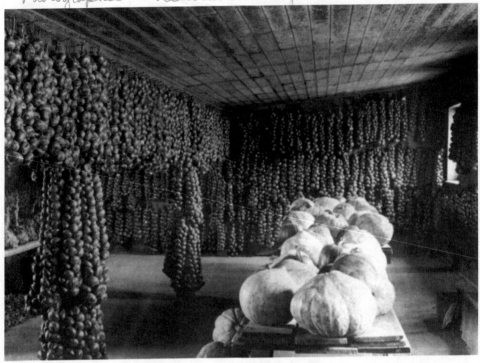

Réserve de fruits et légumes.

femmes sont occupées, surtout dans les salles et dans les ateliers, à coudre, à tricoter, à tisser et à filer le lin. Presque exclusivement, les hommes vaquent aux travaux de la ferme et des jardins. Les imbéciles et les idiots, comme les enfants, font de petits travaux peu exigeants.

Le travail n'est pas le seul moyen mis de l'avant contre l'ennui, la morosité et les idées sombres des patients. Les distractions et l'amuse-ment, considérés comme agents de guérison, font aussi partie intégrante des occupations suggérées aux pensionnaires. Efforts et énergie sont déployés par les gardiennes, les gardiens, les religieuses et les médecins, afin de rompre, à l'intérieur de l'asile, avec la monotonie du quotidien.

Selon les saisons, les activités ludiques se concrétisent en promenade dans les jardins, excursion sur le fleuve, randonnée en traîneau, balade en patins, tandis que les soirées de danse font fureur été comme hiver.

> *La récréation constitue une partie importante du traitement de la folie, et la danse apparaît comme la plus avantageuse et celle à laquelle tout le monde prend part* [. . .][53].
>
> *De louables efforts ont été faits à l'asile Saint-Jean-de-Dieu dans le traitement, l'occupation et la distraction des malades et une amélioration sensible s'est produite et je désire en féliciter les Révérendes Sœurs et leurs médecins, mais c'est une voie dans laquelle il faut s'engager avec résolution et persistance, à moins de reculer pour ne pas avoir avancer*[54].

Le cours de la vie quotidienne était rompu par des activités de toute nature. Fanfares, « sauteries », soirées dramatiques et représentations cinématographiques étaient organisées dans le but de distraire les pensionnaires de l'asile. Les rapports des inspecteurs d'asiles et ceux des surintendants médicaux, tout comme le journal *La Patrie*, témoignent des festivités qui étaient organisées au sein de l'asile. Ces plaisirs récréatifs étaient prévus pour tous les malades, toutefois seuls les patients les plus calmes et les plus dociles, soit quelques privilégiés de chacune des salles, étaient conviés à y participer sous la surveillance étroite de la religieuse chargée de leur salle. Les incontrôlables, les agités, les scandaleux, tout comme les trop bruyants, les trop criards et les trop turbulents n'avaient d'autre possibilité que de demeurer dans la salle où ils avaient passé toute la journée. Bien que ces soirées divertissantes s'adressent à toute la population asilaire, il est clair que tous n'étaient pas disposés à y participer. Parce que, à l'intérieur de l'asile, comme dans la société, certains comportements dérangent, contrarient et importent.

En somme, les patients les plus paisibles de l'institution avaient l'occasion d'assister à des représentations théâtrales, musicales ou littéraires. Des groupes d'acteurs professionnels ou amateurs de Montréal se produisaient dans les murs de l'asile, et parfois la participation des malades était sollicitée. En d'autres occasions, les patients « organis[aient] [. . .] eux-mêmes leurs propres programmes⁵⁵ ». Certaines soirées leur permettaient de faire du chant, de la musique, du théâtre⁵⁶ et même de la danse. Ces activités sociales favorisaient les échanges entre patients et patientes, mais également entre le personnel et les malades.

C'est en parcourant les pages du document *Adresses et Dialogues*, conservé dans les archives de l'Hôpital Louis-H. Lafontaine, qu'il nous a été possible de découvrir l'importance des célébrations au cœur même de l'asile, ainsi que la participation directe de certains malades. Qu'il s'agisse d'une des visites de l'évêque de Montréal, de la visite régulière de la mère supérieure provinciale⁵⁷, de la retraite d'un des médecins, de la fête patronale de la sœur supérieure ou de l'aumônier ou encore de la fête de chacune des salles qui accueillent les patients, les occasions de réunir médecins, religieuses, gardiens, gardiennes, personnel de soutien et les nombreux malades ne manquent pas. De toute évidence, les prétextes à la fête sont tous d'ordre religieux. L'institution asilaire s'exprime, s'amuse et festoie selon les habitudes cultuelles de la communauté religieuse qui dirige l'asile. Sans en avoir le choix, les patients internés se soumettent à ce seul style de divertissement possible à l'intérieur des murs de la cité asilaire.

Le Grain de sénevé⁵⁸

Chanson

Les feuilles
Dans les bosquets toujours le vert feuillage

Donne l'espoir du bonheur le plus pur
Et nos rameaux malgré notre jeune âge
Lui prédiront un beau ciel tout d'azur

Les boutons
Petits boutons au parfum d'innocence
Nous précédons ici nos chères sœurs
Restons bien purs : c'est la reconnaissance
Qu'attend de nous la mère de nos cœurs

Les fleurs
Fleurs des vallons nous passons éphémères
Le même jour nous voit naître et mourir
Mais en ces lieux la plus tendre des mères
Verra toujours nos cœurs s'épanouir

Solo des fruits
Nos fruits sont dus à sa bonne culture
À ses leçons à ses conseils précieux
Ces doux conseils sont comme une onde pure
Qui nous fait croître et mûrir pour les cieux !!!

Chant final
Si le petit grain annonce l'aurore
Boutons et fleurs vous donnent le plaisir
Les rameaux verts vous célèbrent encore
Et des doux fruits veulent vous réjouir

Refrain
Mère si bonne
Votre couronne

Ce sont les boutons et les fleurs
Puis le feuillage
Doux assemblage
Se réunit aux fruits avec nos cœurs
Nous serons sa couronne
Que le seigneur lui donne
Des jours bénis longtemps heureux
C'est le plus ardent de nos vœux!!!

Ces journées de congé permettaient aux acteurs et actrices d'un jour de prendre place sur les planches du théâtre asilaire. Les religieuses, auteures de ces œuvres maisons, favorisaient un langage populaire, des expressions colorées et des extraits humoristiques permettant aux comédiens d'exploiter leur talent oratoire tout en mettant en valeur leur côté clownesque. Le programme du 19 juillet annonçait la pièce *Le Secret dévoilé*. Ces moments de créativité et d'expression artistique fortement imprégnés de religiosité suffisaient néanmoins à ravir certains malades. Édouard est des plus heureux d'annoncer à sa mère qu'il a été sollicité pour jouer un rôle dans une pièce comique : *Durand et Durand.* « J'ai consenti. La pièce aura lieu le 6 janvier 1906[58]. »

LE SECRET DÉVOILÉ[59]

Extrait de la scène 3

Marianne : (Tout essoufflée) Tiens ! C'est toi Madelon. Sais-tu ousqu'est Maman.
La marmite renverse, le lard est sur le luyier et le chat qui promène ça partout,
quoisque va dire Poupa ! L'sus pas blanche dans mon affaire. mais sais-tu ousé qu'est
mouman.
Madelon : Oui j'le sais, mais j'te le dirai pas.

Salle d'amusements de l'Hôpital St. Jean-de-Dieu.

Marianne : Mouman t'a appelée bavarde !

Madelon : Oui ma chère.

Marianne : Eh ! Bien à cause ? À quel propos ?

Madelon : Parce que ma mère disait quenque chose à la tienne, puis me voyant là elle avait peur que j'aille le bavasser.

Marianne : Quoiqu'à disait donc ? de qui, de quoi parlait-elle ?

Madelon : Eh ! Ben elles parlaient ensemble.

Marianne : Je pense ben ! Mé quoisqu'à disait ?

Madelon : Dam ! Elle disait ce qu'elles avaient à dire, pis ça pis ça, pis ben des choses, que je veux pas dire.

Les rendez-vous destinés à faire oublier la grisaille de la vie, la monotonie institutionnelle, les idées dépressives, l'absence de l'époux, des enfants et des amis étaient nombreux. Ces temps d'arrêt dans la régula-

Le Train manqué
& Épisode de chemin de fer...
Comédie en un acte.

Personnages
Madame Chaudronnette
Delle. Tinette sa fille
Delle. Pichegrue (precieuse)
Vieille Revendeuse enfant d'environ 12 ans
Commis (qui peut être représenté par une demoiselle) **Guichetier**
N. B. Le commis ne paraît pas sur la scène.

Une page tirée du document *Adresses et Dialogues*.

rité routinière de la vie quotidienne contribuaient à adoucir le triste sort des déments, des hystériques ou des cataleptiques. L'art de la fête était voulu comme un baume de fraîcheur et de gaieté sur un épisode sombre dans la vie de milliers de femmes et d'hommes qui passaient quelques jours, quelques mois, quelques années voire parfois toute leur vie à attendre leur libération.

Horaires et règlements

Au-delà des beaux principes thérapeutiques selon lesquels l'asile est censé offrir un service de plus en plus spécialisé en ce qui a trait à l'hébergement des patients (un lieu paisible, agréable, presque enchanteur), il demeure un lieu d'enfermement et de réclusion. L'institution asilaire impose un régime de vie, une routine quotidienne, des horaires fixes et, inévitablement, une série de règlements institutionnels, auxquels doivent se soumettre tous les malades de ce royaume de la folie. Conduit volontairement ou sournoisement à l'asile, l'aliéné fait face dès son arrivée à une nouvelle réalité. Toute la signification de l'exclusion sociale et de l'enfermement asilaire le pénètre au plus profond de son être. Libre d'obtempérer ou de manifester toute la révolte qui l'habite, il n'est plus maître de sa destinée. Sa folie est maintenant prise en charge.

C'est en parcourant les notes d'évolution mentale, les rapports d'évasion et la correspondance colligée dans les dossiers médicaux qu'ont fait surface de petits indices concernant les brimades qu'impose la vie asilaire à la liberté. Cette découverte est d'autant plus intéressante qu'elle permet de peindre le milieu asilaire avec ses couleurs les plus sombres, mais aussi les plus réalistes. Rares en effet sont les rapports d'inspecteurs d'asiles ou de surintendants médicaux qui font référence aux barreaux qui « enjolivent » les fenêtres de l'institution. On y insiste davantage sur la modernité des cabinets d'aisances, luxe encore inaccessible à une majorité de Montréalais, plutôt que d'affirmer que certaines mesures de sécurité sont nécessaires à Saint-Jean-de-Dieu. Les détails sur les mesures de contrôle de la clientèle sont circonspects dans la documentation consultée. Cependant, la récurrence de certains éléments confirme qu'effectivement des mesures de prévention étaient mises en place, afin de protéger l'aliéné ou ceux qui l'entouraient.

On a surtout mentionné les barreaux de fer et les grilles qui tapissent les fenêtres de l'institution lorsque celle-ci a pris feu le 6 mai 1890. Le journal *La Presse*[91] a consacré quelques articles à l'enquête concernant l'incendie qui a ravagé l'asile et causé la mort de 86 femmes, tant gardiennes que patientes[92]. La nécessité des grilles, qui ont empêché plusieurs femmes de fuir les flammes, est remise en question. Sont-elles vraiment indispensables et, si oui, ne peuvent-elles pas être modifiées ? La pertinence de telles mesures de sécurité en milieu asilaire est confirmée. Leur utilisation est maintenue : le 3 septembre 1924, dans un rapport d'évasion, il est attesté qu'un patient a coupé les barreaux de la chambre fermée à clef où il se trouvait, dans la salle Saint-Paul[63].

De toute évidence, les barreaux ne suffisent pas à contenir les pensionnaires de l'asile. Bien que ce dispositif soit installé essentiellement pour ses qualités sécuritaires et préventives, il n'en demeure pas moins une barrière physique pour ses résidents. D'autres moyens de contrôle sont utilisés à Saint-Jean-de-Dieu. Certaines portes sont verrouillées, surtout dans les salles où les patients sont agités. La liberté des patients est plus ou moins restreinte selon le département où ils sont logés. Les aliénés, par exemple, aux idées délirantes et présentant une agitation anxieuse sont soumiss à un enfermement strict où les portes sont fermées à clef[64].

Depuis la création de l'institution asilaire, l'isolement cellulaire a été utilisé comme méthode de contrôle sur les patients les plus dangereux. Au cours des décennies, les cellules ont été remplacées « par de jolies chambrettes très confortables ». La reconstruction des bâtiments asilaires ou leur simple amélioration a contribué à modifier la logistique des départements et, par conséquent, à prévoir l'aménagement de chambres d'isolement plus respectables. Bien que l'on cherchât à modifier l'apparence de ce moyen de détention, on n'en revendiquait aucunement l'abolition, du moins pas avant 1910 : les inspecteurs d'asiles déclaraient que tous les moyens de contrainte avaient disparu en 1910[65]. Cependant, aucune statistique n'a confirmé cette déclaration puisque aucun registre ne comptabilisait l'utilisation des contentions et des isolements. Effectivement, malgré les demandes des inspecteurs d'asiles, aucun registre des contraintes n'a existé à Saint-Jean-de-Dieu.

Dans cet asile, il n'est tenu aucun registre des cas de contrainte ni aucun registre quelconque, soit par le médecin visiteur du gouvernement soit par les gardiens des différents quartiers, en sorte que quand les inspecteurs trouvent des patients sous

contrainte ou enfermés dans les cellules de réclusion, il leur est impossible de consta-
ter d'une manière satisfaisante pendant combien de temps, combien de fois ou pour-
quoi ces patients ont été soumis aux moyens de contrainte ou à la réclusion.

À Saint-Jean-de-Dieu, « les moyens de contrainte sont : les mitaines de cuir, les manchons, les menottes et la camisole de force[66] ». Malgré la barbarie de ces contentions, ils constituaient, dans bien des cas, les seuls moyens qui permettaient aux intervenants d'empêcher l'automutilation et les assauts dangereux des pensionnaires agités ou délirants.

Au cours de la visite des inspecteurs De Martigny et Desaulniers, du côté des femmes, le 6 février 1883, 24 femmes étaient sous contrainte et 3 en cellule. Pendant leur visite du 14 juin de la même année, ils ont observé que 3 femmes étaient sous contrainte et 3 autres en cellule. Le 13 octobre, 8 femmes étaient sous contrainte et une seule en cellule. Enfin, lors de leur dernière visite de l'année, le 18 décembre, 7 femmes étaient sous contrainte et 2 placées en cellule[67].

Conscient et rébarbatif ou confus et coopératif, l'aliéné qui franchissait l'inacceptable était automatiquement sanctionné. Délima, âgée de 23 ans et internée pour débilité mentale, est installée sous contrainte en raison des graves hémorragies que lui cause son automutilation. Le docteur Villeneuve recommande qu'Aglaé, atteinte d'hallucinations maniaques et de délire de persécution, soit gardée sous contrainte car elle représente un réel danger pour son entourage. Oscar est isolé dans le quartier des agités : en plein délire épileptique, il a voulu enfoncer une porte. Dans certains cas reconnus dangereux pour les patients et le personnel, comme celui de Charles, les contraintes ne suffisent pas et « aucuns gardiens ne veulent exposer leur vie dans une lutte de force avec lui[68] ». Sœur Amarine[69] refuse de se charger de cet aliéné. Étant donné le caractère exceptionnel du cas de ce patient, ex-prisonnier et atteint d'idées de persécution meurtrières, il est enlevé à la responsabilité des Sœurs de la Providence, après trois mois d'internement asilaire.

Ces mesures extraordinaires sont effectivement exceptionnelles. Habituellement, une surveillance plus étroite ou l'ajout d'un gardien particulier assigné à un pensionnaire contribue à maintenir l'ordre et la protection de chacun. Cependant, il arrive parfois que le système de surveillance connaisse des faiblesses. Joseph, pas trop chanceux, est victime de la violence de ses pairs trois semaines après son admission. Il est assailli de coups de poing par des patients pendant la nuit. Joseph présente des ecchymoses aux deux paupières[70].

Outre cette gestion de la violence, la réalité restrictive de la vie asilaire ne s'interprète pas uniquement en fonction des mécanismes physiques répressifs et autoritaires. Il est admis que les religieuses « laissent une grande liberté relative aux malades[71] », mais il n'en demeure pas moins que tous les pensionnaires sont soumis à des rituels spécifiques au milieu asilaire. Ces petits gestes du quotidien font partie d'un ensemble de facteurs qui renforcent la condition de l'aliéné et rappellent inlassablement l'oppression qu'impose l'enfermement. Les signes et symboles de cette lourdeur asilaire sont subtils, et malheureusement les documents utilisés pour la présente recherche n'en sont pas les témoins les plus éloquents. Néanmoins, quelques traces de la vie quotidienne, tirées principalement des dossiers médicaux, permettent de saisir l'asservissement latent auquel font face les pensionnaires de Saint-Jean-de-Dieu.

La gestuelle du quotidien est inévitablement empreinte d'obligations restrictives, limitatives et répressives. Les contrariétés et les mécontentements surgissent dès l'admission. Aussitôt arrivés, les patients sont dépossédés de leurs vêtements, qui sont rangés et conservés, le cas échéant, jusqu'au jour de leur libération. Ils sont alors invités à enfiler les vêtements de l'institution, du linge propre, parfois raccommodé, mais toujours convenable[72]. Selon le docteur Perrault, les religieuses accordent une attention toute particulière à leurs malades afin qu'ils puissent porter des vêtements conformes à la position qu'ils occupaient dans le monde[73].

Cette première transformation, qui est en fait une atteinte à l'intégrité physique, n'est pas l'expérience la plus frustrante ou traumatisante. Un moment difficile à passer devait certainement être celui des soins d'hygiène imposés. À tort ou à raison, l'aliéné est, dans certain cas, non seulement invité, mais obligé de se soumettre à l'exercice hygiénique. Sœur Marie du Crucifix, hospitalière de la salle des furieuses, a eu bien du mal à convaincre Rose qu'elle avait besoin d'un bain. Après avoir reçu des coups de pieds, sœur Marie du Crucifix, pour se défendre, donne quelques tapes à Rose, qui refuse d'obtempérer. « On ne pouvait pas lui voir la peau des pieds tant ils étaient sales. [. . .] Elle voulait me donner des coups de pieds et pour me défendre, je lui ai donné trois ou quatre tapes, mais je ne lui ai pas fait mal. Je n'étais pas pour me laisser tuer[74]. » Aline aussi a eu droit au traitement de la claque : « La garde m'a donné une tape en pleine figure hier soir parce que je n'étais pas à genoux pour la prière[75] », rapporte-t-elle à sa mère. L'existence d'agressions physiques demeure une manifestation concrète du pouvoir que les intervenants exerçaient sur les malades. Selon Kelm, sur chacune des dix années de son étude au British Columbia's Provincial Hospital for the Insane, un ou deux surveillants étaient congédiés pour avoir brutalisé un patient ou avoir abusé de l'utilisation de la contention[76].

Mis à part les cas d'oppression, d'autres gestes peuvent être interprétés comme étant des habitudes qui imposent un rythme ou une dynamique qui ne convient pas nécessairement toujours aux pensionnaires, mais auxquelles ils doivent se soumettre. Aucune routine journalière spécifique à Saint-Jean-de-Dieu n'est mentionnée dans les rapports annuels des inspecteurs, des surintendants ou des sœurs supérieures. Nous avons donc cru bon de présenter un horaire que nous avons trouvé concernant l'asile de Beauport, afin de mieux saisir le rythme de vie quotidien auquel sont soumis les patients.

Réveil : *La cloche sonne le réveil à 5 heures en été et un peu plus tard durant la saison des froids. Le gardien de salle voit à ce que chaque patient quitte son lit et se tienne prêt à quitter le dortoir à l'heure du déjeuner. Les cas gâteux sont lavés et changés. Les patients en santé aident leurs gardiens à nettoyer les lavabos, faire les lits et ouvrir les fenêtres.*

Déjeuner : *À 6 heures en été, 7 heures en hiver. Dès que le déjeuner des patients est terminé, la vaisselle est lavée et placée en ordre dans les armoires.*

Prière ou messe : *La prière est dite à chaque jour à 7 ½ heures. Trois fois par semaine, le chapelain dit la messe, après laquelle les patients se rendent dans leurs salles respectives.*

Travail : *Les chefs d'ateliers, à la suite du déjeuner, viennent réclamer des gardiens de salle ceux des patients qui peuvent se livrer aux différents travaux.*

Visite médicale : *À 8 ½ heures commence la visite médicale. À l'arrivée du médecin dans une salle, le gardien en charge de la division qui l'habite, fait rapport sur tous les incidents survenus depuis la dernière visite et rend compte de l'état de santé des patients placés sous ses soins.*

Dîner : *À 11 heures, tous les patients retournent à leur salle. Les gardiens préparent les tables et le dîner est servi à 11 h 30. Chaque patient reprend sa place du matin et le repas est pris dans le même ordre que celui suivi pour le déjeuner.*

À 1 heure : *Chaque chef d'atelier reprend ses patients du matin et retourne au travail. L'après-midi, les gardiens organisent des promenades.*

Souper : *Le souper est servi à 5 h 30. De 6 h 30 à 7 heures, les gardiens préparent les lits pour le coucher.*

Prière du soir : *Elle est faite en commun à la chapelle à 7 heures.*

Récréation du soir : *de 7 h 30 à 9 heures.*

Photographie sans légende

Coucher : *Le coucher sonne à 9 heures, à moins de circonstances exceptionnelles, qui n'arrivent que très rarement. Chaque gardien compte ses malades, voit à ce que tous soient présents dans leur dortoir.*

Gardien de nuit : *Dans chaque section, un gardien est proposé à la garde générale des salles de l'établissement pendant la nuit. Son devoir est de visiter toutes les chambres*[77].

Nous avons fait allusion, plus haut, au moment de la prière pour lequel, semble-t-il, mieux vaut être prêt, mais il existe une multitude de rituels qui, inévitablement, marquent le temps tout en imposant une notion de contrôle. Les heures passées avec les gardiens ou les gardiennes, les changements de quart et les rondes effectuées par ces gardes ainsi que par les religieuses sont des exemples très révélateurs du rythme de vie qu'impose l'asile. Sœur Suzanne, officière depuis trois ans de la salle Saint-Paul, passe toutes ses journées dans la salle. Elle la quitte vers 18 heures et revient y faire une dernière visite à 19 h 30. Elle s'absente de la salle pour la nuit. Les gardiens de jour partent à 20 h 10. Ces derniers sont remplacés par deux ou trois gardes de nuit qui effectuent des rondes à heures régulières dont une à 23 h 30[78]. Et cela recommence le lendemain et le surlendemain. Tous les matins se ressemblent. Les pensionnaires assistent aux changements de personnel et savent que les gardiens de jour seront avec eux jusqu'à 20 h 10, moment où ils seront remplacés par les gardes de nuit, et ainsi de suite. Entre-temps la cloche du dîner sonne[79], suivie de celle du souper à 16 h 30[80], puis vient celle du retrait dans les chambres, celle de la prière, et enfin celle de l'heure du coucher. Bien que la rotation du personnel s'effectue tel un mouvement monotone de portes tournantes qui marque le temps qui passe, la clientèle très particulière de l'asile s'ingénie à garder en alerte leurs surveillantes.

Dimanche soir on entendit chanter des hymnes dans une cellule occupée par deux femmes, Délia et Gertrude. Comme on savait que Délia était atteinte de monomanie religieuse, personne ne fit attention à ce chant. Vers quatre heures, hier matin, Rosanne, l'une des gardiennes de la maison, fut frappée d'horreur en trouvant Gertrude gisant sur le plancher le corps couvert de terribles blessures. Délia était assise dans un coin, et lorsqu'on lui posa des questions, elle raconta que pendant la nuit, elle avait été assaillie par un dragon, et que pour sa propre sécurité et celle de ses compagnes, elle avait cru devoir le tuer. Elle s'était servie d'un morceau de planche de trois pieds de longueur sur un de largeur, que l'on destinait à la réparation du toit et qui avait été laissé dans la cellule[84].

Cette histoire d'horreur rappelle que, malgré la monotonie avec laquelle est ponctuée la vie à l'asile, le surprenant, l'exceptionnel et l'accidentel viennent régulièrement rompre cette morosité temporelle. Malgré tout, les rites demeurent rigides, fermes et quasi imperturbables. Le cycle asilaire poursuit sa trajectoire, assurant ainsi une certaine stabilité au sein de ce maelström de vies insanes.

1.5 La désillusion

Malgré toute la volonté des responsables de créer un milieu idéal dans lequel l'aliéné retrouverait goût à la vie, la réalité allait bien vite effacer les illusions qui, faut-il l'admettre, avaient pris le relais d'une psychiatrie bien impuissante face à la folie. Devant l'échec de la médecine à guérir l'aliéné, l'asile allait bien vite voir sa vocation de milieu thérapeutique se muer en siège d'enfermement.

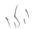

Les faibles taux de guérison

Les statistiques, présentées dans les rapports annuels par les inspecteurs d'asiles et par les surintendants médicaux de l'asile de Longue-Pointe, illustrent bien l'impasse dans laquelle l'institution s'est rapidement trouvée. Les chiffres sont clairs : nombreuses sont les admissions et faibles sont les pourcentages de guérison. Il n'y a presque pas de roulement de patients à Saint-Jean-de-Dieu. Les admissions sont quotidiennes et les sorties rarissimes. Inévitablement, l'asile, malgré la médicalisation des lieux, est demeuré une retraite, un hospice, une maison de santé réservée aux exclus de la société. Comme le soulevait H.-A. Wallot, « En dépit du titre d'"hôpital" qui vient farder leur dénomination, les asiles sont des lieux où on entasse les malades[82]. » L'asile ressemble bien peu à l'hôpital qu'on a voulu ériger pour prouver, finalement, que la médecine mentale pouvait guérir la folie et qu'elle avait les moyens « médicaux » (scientifiques) de le faire.

La psychiatrie naissante éprouve de la difficulté à faire face à sa propre impuissance à l'égard de la maladie mentale. Assurément, les efforts des médecins, des religieuses et des employés secondaires œuvrant auprès de ces patients étaient réels. Cependant, comme le mentionne Wallot, qui rejoint ainsi l'interprétation de Peter Keating, la théorie de la dégénérescence a certainement eu un effet néfaste sur les pratiques médicales en milieu psychiatrique. La conception organo-génétique de la maladie mentale, qu'elle classe ainsi parmi les maladies neurologiques, a inévitablement favorisé la stagnation de la psychiatrie et des établissements psychiatriques. Keating associe aussi « la dégénérescence » de la psychiatrie à l'absence de successeurs des grands surintendants professeurs d'université. Un indice de cette tendance, selon Keating, est que, au sixième congrès de l'Association des médecins de langue française d'Amérique du

Nord de 1920, la section « psychiatrie » a été déplacée pour figurer au sein des sections « médecine et hygiène ».

> *L'abandon, au congrès de 1920, d'une section spéciale, consacrée à la psychiatrie et à la médecine légale, n'était qu'un indicateur d'une tendance plus générale qui se manifesta durant la [décennie] allant de 1914 à 1924 : la diminution de l'importance des surintendants médicaux des asiles de la province de Québec au sein du champ médical en général et au sein des facultés de médecine en particulier*[83].

L'étude des rapports annuels des surintendants de l'asile nous montre qu'à peine 30 % des personnes admises dans l'institution en ressortaient avec la mention « guéri », proportion qui ne s'améliore malheureusement pas à mesure que l'on avance dans le XXe siècle, puisque moins de 25 % des admis dans les années 1910 sortent avec un tel diagnostic.

Ces faibles taux de guérison observés au sein de la clientèle hospitalière de Saint-Jean-de-Dieu ne sont pas exceptionnels. Ils sont plutôt représentatifs des difficultés réelles qu'éprouvent les aliénistes, dans tous les asiles québécois, à traiter les maladies mentales. À titre d'exemple, la population asilaire du Protestant Hospital for the Insane de Verdun, depuis son ouverture jusqu'en 1910, atteint difficilement des taux de guérisons quinquennaux dépassant les 35 %[84].

Croissance de la population asilaire

L'une des grandes difficultés à appliquer les thérapies morales et médicales fut, sans nul doute, l'augmentation croissante du nombre d'admissions. Rapidement, même si l'hôpital était neuf et conçu pour accueillir 3 000 patients, alors qu'il en hébergeait moins de 1 500 lors de son inauguration en 1901, religieuses et médecins dénonceront le manque d'espace. L'importante augmentation annuelle du nombre d'admissions affectera constamment la vie des aliénés. Dès 1923, les 3 000 lits sont insuffisants : 3 040 patients sont hébergés à Saint-Jean-de-Dieu et leur nombre ne cesse de croître. La situation d'encombrement que vivent les patients ne fait que commencer. En 1930, 3 890 aliénés sont hébergés à l'hôpital, ce qui représente depuis 1923 une augmentation de 28 % du nombre de patients confiés aux Sœurs de la Providence, et de 159 % depuis l'inauguration de l'institution en 1901.

Inévitablement, l'espace de l'institution ne suffit plus à fournir tout le confort souhaité par les propriétaires. L'encombrement est à ce point considérable qu'il arrive que dans la salle Sainte-Thaïs, où sont les agitées, deux patientes couchent ensemble. Situation à laquelle le surintendant médical, en principe, s'oppose : « S'il y a congestion dans une salle, les malades pourraient coucher dans le corridor, sous la surveillance du gardien de nuit de cette salle[85]. » Certes, l'institution n'a pas été conçue en prévision d'une population aussi importante d'hommes et de femmes atteints de « troubles psychiques ».

Le surintendant médical insiste dans presque chacun de ses rapports annuels sur le fait que l'institution est encombrée par un trop grand nombre de patients incurables. Ces derniers (idiots, déments, épileptiques), selon les inspecteurs d'asiles, « joui[ssent] d'une excellente santé physique, [. . .] vivent de longues années dans les asiles et finissent par les encombrer[86] ». Déjà, en 1903, il se dégage des rapports annuels une modification de la perception sociale à l'égard de l'acte d'interner une personne. Les habitudes ont changé et annoncent de nouvelles tendances. Les motifs d'internement sont plus nombreux, plus diversifiés et, par conséquent, embrassent un plus grand créneau de personnes susceptibles non seulement d'être perçues comme étant déviantes, mais étiquetées comme étant aliénées.

Les êtres dangereux envers eux-mêmes ou dangereux pour les autres ne sont maintenant plus les seuls à faire l'objet d'une exclusion sociale. Même si les asiles n'ont pas été érigés dans le but d'accueillir des personnes atteintes de maladies nerveuses de vieillesse ou d'une quelconque manifestation délirante, le docteur Villeneuve estimait, pour l'année 1906, que « plus de 50 % des malades étaient atteints de formes absolument incurables d'aliénation mentale, démence vésanique, démence sénile et organique, paralysie générale, folie épileptique, imbécillité et idiotie[87] ». En 1909, 45 % des malades admis sont atteints de formes réputées incurables d'aliénation mentale. Les 50 % de malades plutôt atteints d'une forme curable d'aliénation mentale arrivent à l'hôpital, selon les aliénistes, à une période assez avancée de leur maladie pour que celle-ci devienne bientôt chronique et par conséquent incurable. En 1921, 53 % des femmes admises à Saint-Jean-de-Dieu étaient atteintes d'une forme dite incurable d'aliénation mentale. Tendance à laquelle le surintendant médical, dans ses rapports annuels, fait allusion pour expliquer le faible taux de guérison de la clientèle qu'il traite. Effectivement, ces nombreux cas, pour lesquels aucun traitement ne laisse espérer une éventuelle guérison, encombrent les salles de l'asile, et pour bon nombre d'entre eux la mort sera la seule solution de rechange à leur libération[88].

L'encombrement auquel font inévitablement face les propriétaires de l'asile les oblige à modifier la logistique de l'institution afin d'assurer le mieux-être de leur clientèle. Les critères de confort et d'esthétique environnementale que sous-tend la thérapie asilaire, notables en 1901 lors de l'inauguration de l'Hôpital Saint-Jean-de-Dieu, seront difficilement maintenus au cours des décennies suivantes. Ainsi, il aura fallu moins de dix ans pour encombrer les salles aménagées pour les malades. Aux installations modernes et parfois luxueuses décrites par les inspecteurs d'asiles, s'ajoutent des équipements de dépannage. Au fil des ans, le milieu asilaire pourra difficilement maintenir sa réputation de maison de santé modèle. Dès 1907, l'accroissement de la population asilaire a nécessité le réaménagement de certaines salles pour faciliter et améliorer le service[88]. Dans son rapport annuel de 1909, sœur Sabithe, supérieure de l'institution, fait le constat du problème d'infrastructure posé par l'augmentation croissante de la population asilaire, problème qui aboutit à la détérioration du milieu de vie. Les travaux d'agrandissement planifiés ne peuvent être effectués en raison des multiples dépenses qui incombent à un grand hôpital comme celui de Saint-Jean-de-Dieu. De nouveaux espaces destinés à accueillir les patients sont aménagés là où il est possible de convertir les lieux.

> *Nous sommes rendues au point où l'encombrement des salles menace de se faire sentir d'une façon aiguë. [. . .] il nous a fallu recourir à l'ancienne buanderie, la restaurer et la transformer en salles. Une aile que nous avions construite dans le but de servir de magasin pour y conserver la glace est devenue disponible par le fait que nous confectionnons la glace au moyen d'appareils mécaniques pendant tout l'été. Nous allons y aménager une nouvelle salle. Ce sont des palliatifs pour éviter un trop grand encombrement, mais nous ne pouvons faire mieux[89].*

Le problème de l'encombrement vécu à Saint-Jean-de-Dieu est rapporté, en 1912, par le docteur Villeneuve au secrétaire de la province, monsieur Jérémie L. Décarie. Le gouvernement était alors en pourparlers avec les Sœurs propriétaires de l'asile de Baie-Saint-Paul pour y placer quelques centaines de malades dans le but de résoudre la question de l'encombrement des asiles de Saint-Michel-Archange et de Saint-Jean-de-Dieu[90]. Suivant ce dossier de près, le docteur Villeneuve exposait, en juillet 1913, au sous-secrétaire de la province, monsieur M. C. J. Simard, ses recommandations concernant l'éventuel placement d'une certaine classe de malades.

Une fois encore, le docteur Villeneuve ne semble s'enquérir que de ses patients masculins. Quelques statistiques jointes à sa lettre comptabilisent les incurables admis depuis 1873 et toujours présents à l'asile. Aucune femme ne fait partie de l'impressionnant contingent des 783 patients incurables, parmi les 1 093 hommes inscrits, le 30 juin 1913, dans les registres de l'institution. Il est vrai que le docteur Villeneuve s'intéresse tout particulièrement au sort de cette classe de malades. Car il signifie au sous-secrétaire qu'il n'est pas envisageable de déplacer pour un long transport les déments séniles et organiques, les paralytiques généraux et un certain nombre de déments vésaniques à cause de l'affaiblissement physique qui accompagne leur déchéance intellectuelle. Il est, également, hors de question pour le docteur Villeneuve qu'il laisse partir ses patients sans connaître exactement le caractère que les sœurs entendent donner à leur établissement. « Dans le siècle éclairé où nous sommes, il n'est plus permis de faire, même dans le cas de malades réputés incurables, des *renfermeries*. C'est-à-dire des établissements où les assistés sont uniquement nourris et couchés, et où il n'existe aucune émulation scientifique. » C'est pourtant ce qui paraît se passer dans le département des femmes, puisqu'elles ne semblent pratiquement pas faire partie des préoccupations du docteur Villeneuve, et l'approche thérapeutique « scientifique » s'y pratiquant a laissé bien peu de traces dans les dossiers médicaux des patientes.

Inévitablement, malgré les efforts déployés pour offrir aux malades un environnement propice à la guérison de leur aliénation mentale, le milieu asilaire ne pourra maintenir sa réputation et permettre une aussi grande aisance à sa clientèle que celle qu'il lui proposait en 1901. Chaque décennie accueillera un nombre considérable de nouveaux patients, et ces derniers ne pourront faire autrement que de partager un espace de plus en plus restreint avec les autres malades déjà sur les lieux. Les conditions de vie ne seront plus jamais les mêmes et, indubitablement, les services offerts à chacun des pensionnaires seront de plus en plus limités.

Le personnel soignant

Depuis les travaux de Michel Foucault [93], nombreux ont été les auteurs à souligner l'importance du rôle de l'aliéniste — ou du surintendant médical dans le cas des asiles québécois — dans l'environnement asilaire. Seul maître à bord, il a le pouvoir de remettre en liberté ou de prolonger le séjour d'une personne à son gré. C'est autour de lui que gravite toute la vie à l'asile. Dans le contexte asilaire québécois du début du XXe siècle, dans lequel les religieuses hospitalières, propriétaires de l'asile, jouent un rôle aussi important dans l'administration de l'institution, on aurait pu s'attendre à ce que le rôle central de l'aliéniste en chef, du surintendant, en soit atténué. Or, et toute la correspondance qui entre à Saint-Jean-de-Dieu ou en sort durant la période à l'étude en fait foi, le surintendant, en l'occurrence le docteur Villeneuve, qui officiera pour la plus grande partie de la période à l'étude, est, et de loin, la personne autour de laquelle gravitent les espoirs, les déceptions, les rancœurs et aussi la reconnaissance des aliénés et de leurs proches. Il faut aussi dire que le Québec dispose alors, en Georges Villeneuve, d'un aliéniste accompli, à la fine pointe de la psychiatrie naissante. Né à Montréal en 1862, il recevra son diplôme de médecine de l'Université Laval en 1889. Il poursuivra ses études de médecine en France, entre 1884 et 1905, où il aura l'occasion d'étudier avec les célèbres aliénistes Charcot et Magnan. Spécialiste en médecine légale des aliénés, il sera nommé surintendant médical de Saint-Jean-de-Dieu en 1894 et le restera jusqu'en 1917. Également professeur de médecine légale à l'Université Laval (campus de Montréal), il sera souvent sollicité à l'occasion de procès nécessitant une expertise psychiatrique.

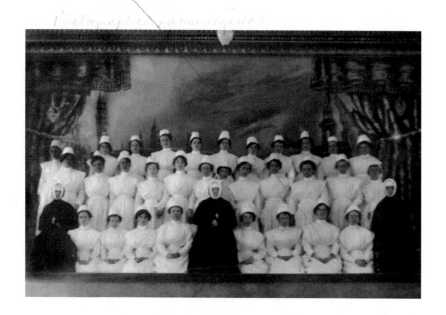

Cependant, aussi compétent ou important le surintendant soit-il, il n'en demeure pas moins que sa présence au quotidien auprès des patients est nécessairement limitée, d'autant plus que le docteur Villeneuve semble s'être surtout intéressé à la clientèle masculine, en particulier celle qui avait des démêlés avec la justice, comme nous l'avons noté plus haut. Or, les espoirs de guérison de la clientèle asilaire reposent principalement sur un traitement qui se réalise sous forme d'amusement, de travail et d'une bonne alimentation. Cette prise en charge hospitalière exige la présence d'effectifs nombreux. Cependant, trop souvent sont engagées des personnes sans expérience valable et sans aptitudes pertinentes en matière de soins des malades[94]. Ce qui engendre un roulement de personnel fréquent. « La tâche d'un gardien préposé au soin de l'aliéné est extrêmement ardue, et plusieurs bons employés démissionnent et s'en vont parce qu'ils ont absolument besoin de repos et de tranquillité [. . .][95] ». Les longues heures de travail, les conditions dangereuses

dans lesquelles il s'effectue et les faibles salaires sont les principales caractéristiques du travail de gardien, et cela tant au Québec qu'en Ontario[96].
Le milieu asilaire impose aussi sa part de tracas et de risques. Une certaine
misère pénètre cet environnement marginal où les patients comme le personnel doivent faire face à une réalité empreinte d'agitation, de violence,
de bruit et de nombreuses scènes de mélancolie, de désespoir, d'euphorie
et d'excès de toutes sortes.

La croissance constante du nombre d'individus internés a, certes, nui
à l'encadrement thérapeutique privilégié par les aliénistes. Étant donné les
effectifs en personnel religieux, médical et secondaire œuvrant à Saint-
Jean-de-Dieu, il est certain que la qualité des soins prodigués aux malades
à la fin du XIXᵉ siècle a difficilement pu être maintenue très longtemps au
cours des premières décennies du XXᵉ siècle. Qu'il s'agisse du personnel
médical ou du personnel de garde de jour ou de nuit, les effectifs sont évidemment insuffisants. Chaque salle destinée aux patientes a pour officière
une sœur, qui est quelquefois aidée par une autre sœur. La sœur hospitalière a de plus constamment avec elle deux et parfois trois gardiennes
comme assistantes[97]. Les chiffres les plus révélateurs sont probablement
ceux qui concernent le personnel responsable de la garde de nuit. En 1898,
8 employés ont la responsabilité de près de 1 500 patients, ce qui donne un
ratio de plus de 180 malades par surveillant, et cela dans le meilleur des cas
où les 8 gardes sont de service en même temps. La situation semble toutefois s'améliorer après 1901 : en 1903, les gardes de nuit n'ont plus que
138 patients, en moyenne, à leur charge. Cependant, de 1903 à 1920 les
effectifs de nuit demeurent les mêmes, malgré l'augmentation de 72 % de
la population hébergée à Saint-Jean-de-Dieu. Cette situation est des plus
alarmantes lorsque l'on sait que les nuits des patients sont souvent très
agitées. Il n'est pas rare de lire dans les dossiers médicaux que les patients
circulent, chantent, crient ou dansent au cours de la nuit[98].

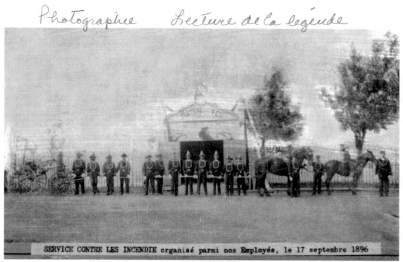

SERVICE CONTRE LES INCENDIE organisé parmi nos Employés, le 17 septembre 1896

Effectivement, la garde de nuit est un réel problème à Saint-Jean-de-Dieu. En 1928, le docteur Tétreault, médecin en chef, et sœur Marie-Octave, sœur supérieure, tenteront d'y trouver des solutions. Incontestablement, la nécessité d'exercer une surveillance plus active la nuit dans les salles se fait sentir. Les cas de violence et d'évasions sont au cœur des préoccupations de la surveillance de nuit. En cette fin de décennie, il n'y a toujours pas de gardien dans chacune des salles et, bien que l'on envisage d'engager les effectifs nécessaires afin de combler les besoins de chacun des départements, cela ne semble pas suffisant. Il faut également envisager de recourir aux services d'un surveillant en chef pour superviser les gardiens, depuis que certains d'entre eux ont été surpris en plein sommeil pendant leurs heures de travail.

Malgré l'importance et le rôle censément dominant du médecin dans le cadre du traitement moral auquel étaient soumis les patients, force est d'admettre que le contact patient/médecin était pour le moins déficient à Saint-Jean-de-Dieu. C'est d'abord en parcourant les dossiers et toute la correspondance qu'ils contiennent qu'il nous est possible d'avoir un premier aperçu des soins réels, des contacts effectifs que le patient pouvait avoir avec son médecin. Or, on peut voir que le peu de temps que le corps médical semble avoir consacré à la rédaction de rapports d'observations dans l'exercice de la charge qui lui était dévolu, laisse une bien mauvaise impression sur la qualité de son travail, mais encore plus sur la pertinence de l'encadrement thérapeutique que sous-tendait l'enfermement asilaire et sur celle de la thérapie morale qui exige une relation suivie avec le médecin. De toute évidence, pratiquement seul l'intérêt d'un époux, d'une mère ou d'un frère pour son parent interné, manifesté par l'envoi fréquent ou sporadique de lettres s'enquérant de l'état de santé morale et physique de leur malade, obligeait le médecin, afin qu'il soit dans la possibilité de répondre à la famille, à visiter le malade ou du moins à s'informer de son état par personne interposée. Car, nous l'avons constaté, le surintendant médical répondait avec célérité à toutes les lettres qui lui étaient adressées.

En somme, les patients qui ont été suivis le plus assidûment par le médecin sont ceux avec qui la famille gardait contact. C'est donc dire, encore une fois, toute l'importance, l'impact et l'influence que pouvait avoir la famille sur les soins prodigués à leur malade. Qui plus est, les dossiers médicaux demeurent l'indice le plus navrant de l'incapacité médicale à gérer les milliers de cas de femmes et d'hommes aliénés qui ont été gardés enfermés en subissant un hypothétique traitement médical. En effet, les dossiers du XIXe et du XXe siècle sont à ce point minces que, pour des centaines et des centaines de patientes et de patients ayant été internés pendant plusieurs années, leur vie asilaire se résume, dans le meilleur des cas, à une date d'admission, un diagnostic et une date de décès. Contrairement aux dossiers des hommes, ceux des femmes, plus particulièrement pour les années 1903, 1906 et 1909, contiennent rarement les documents *Examen mental* et *Notes d'évolution mentale*. Quant aux dossiers des années 1912 et 1915, ils contiennent peu de notes d'évolution mentale, et cela indépendamment du sexe du patient. Les dossiers de ces deux années sont les seuls de notre échantillon qui ont été conservés sur microfiches. Il est donc possible que les documents reproduits aient été élagués. Cette hypothèse n'explique cependant pas la minceur des dossiers des femmes pour les années 1903, 1906 et 1909. Les dossiers, classés par numéros et empilés dans les Boîtes Rouges[99], auraient tous subi le même traitement, indépendamment du sexe du patient, et auraient tous été élagués. L'absence de notes médicales dans les dossiers témoigne, d'une part, de l'impuissance à traiter ce pourquoi chacune des femmes hospitalisées avait été confiée aux aliénistes, et d'autre part, d'un désintérêt évident des aliénistes à l'égard de la gent féminine.

Cet état de fait témoigne aussi, entre autres, de la nette détérioration de l'attention accordée à sa clientèle par un corps médical dont la taille était nettement insuffisante. Sans entrer dans les détails et sans déterminer avec exactitude quelles étaient les fonctions précises des médecins de service comparativement à celles des médecins du gouvernement, d'autant plus que cela pouvait varier d'un médecin à l'autre, il est juste de reconnaître que les effectifs médicaux étaient insuffisants. À la fin du XIXe siècle, il y avait trois médecins de service et quatre médecins du gouvernement pour répondre aux besoins des 1 500 patients internés. De façon encore plus flagrante, en 1920, l'insuffisance se fait sentir : seulement dix médecins devaient assurer, entre autres, le suivi thérapeutique de 2 603 patients. Ils étaient trop peu pour assurer les soins pour lesquels de nombreuses familles avaient fait interner leur protégé. Cette faiblesse du système asilaire a laissé des traces dans les dossiers médicaux et nous permet d'avancer que l'encadrement thérapeutique des patients en a souffert. Cette situation sera d'ailleurs déplorée, en 1910, par le docteur Villeneuve dans une lettre adressée à L'Honorable Sir Lomer Gouin, Premier ministre et Procureur général de la Province.

Je vous ai déclaré [. . .] que la nomination d'un médecin additionnel était oppor-
tune. Je serais aujourd'hui en état de faire rapport, si j'étais consulté, qu'une telle
nomination est devenue nécessaire dans l'intérêt du service public. La population de
l'asile, qui s'accroît sans cesse, constitue un nombre de malades qui dépasse mainte-
nant les moyens du personnel médical mis à ma disposition, pour exercer le contrôle
et la surveillance qui incombent au gouvernement [100].

C'est avec célérité que le Premier ministre Gouin répond au docteur
Villeneuve et l'invite à entamer les procédures nécessaires pour les besoins
de son service médical [101]. Ce qu'effectivement a fait le docteur Villeneuve
auprès du secrétaire de la province, J. L. Décarie. La requête du surintendant médical est claire. L'augmentation de 41 % de la clientèle asilaire
depuis 1893 justifie amplement le besoin criant de personnel dans les services médicaux. Villeneuve plaide le surcroît de patients, l'absence du docteur Devlin, qui est malade, la fatigue accumulée des autres médecins qui
doivent se partager la tâche et le besoin du surintendant lui-même de
prendre congé ; considérant qu'il n'a pas pris de vacances depuis deux ans,
pourtant, J. L. Décarie ne croit pas pouvoir remédier à cette situation au
cours de cette année, mais il promet d'étudier les suggestions du docteur
Villeneuve.

À la fin de l'année 1918, le surintendant médical, prêt à répondre aux
lettres des requérants, leur fait part de ses difficultés : « [Vu le] grand
nombre de malades (2 500) [. . .] vous devez comprendre que, avec un tel
nombre de lettres à répondre chaque mois, il nous est pratiquement
impossible de vous écrire plusieurs fois par mois [102]. » Inévitablement les
services médicaux dépourvus d'effectifs suffisants pour exécuter toutes
les tâches médicales ont nécessairement répondu, par priorité, aux exigences de leur rôle. Néanmoins, la correspondance ne semble pas avoir été
trop affectée. C'est habituellement avec promptitude que la famille rece-

vait des nouvelles de son malade. Il n'en demeure pas moins que la pratique de la médecine entraînait son lot de frustrations et cela n'était pas l'apanage des médecins de Saint-Jean-de-Dieu. Le docteur Burgess, du Protestant Hospital, réitère dans ses rapports annuels l'impossibilité d'assurer le traitement des aliénés avec si peu d'effectifs à sa disposition.

Le moins que nous puissions dire, c'est que le gouvernement était alerté de la situation de plus en plus dramatique qui se vivait dans les asiles québécois. Étant donné que la population asilaire de Longue-Pointe dépassait en nombre celles de Beauport et de Verdun, il est tout à fait légitime de reconnaître la gravité de la situation à Saint-Jean-de-Dieu. D'autant plus que cette institution était la moins bien servie par le gouvernement. Sœur Sabithe révélait au gouvernement, dans son rapport annuel de 1910, l'insuffisance des montants alloués pour les malades qui étaient à sa charge. Selon sœur Sabithe, la somme de 112 $ par an, par malade, était plutôt maigre, surtout lorsqu'elle était comparée à la pension accordée à d'autres asiles semblables, particulièrement à l'asile de Verdun, qui recevait 142 $ par patient.

Les Sœurs de la Providence, faiblement soutenues par le gouvernement, nageaient seules sur les vagues d'une mer d'indifférence. Malgré une situation financière précaire, elles ont pris soin, à Saint-Jean-de-Dieu, des aliénés, des pauvres et des vieux[103]. Elles ont côtoyé des incohérents, des agités et des violents. Elles ont soigné des idiots, des paralysés et des épileptiques. Elles ont logé, nourri et habillé des démunis. Les Sœurs de la Providence ont dirigé le plus gros asile du Canada dans un contexte sociopolitique où l'État, sœur Sabithe l'a souligné, se faisait plus que discret. Cette communauté religieuse, au cœur de l'action administrative et thérapeutique, a accepté la responsabilité de s'occuper des aliénées de la société. Principales intervenantes auprès des folles et des fous de Saint-Jean-de-Dieu, elles ont été victimes de leur propension à venir en aide à une population de plus en plus nombreuse tout en possédant des ressources très limitées. Le coût peu élevé des services offerts par ces religieuses n'a pas contribué à faire reconnaître leur travail à sa juste valeur[104].

Aux premières loges de la folie, sœur Marie-Octave, sœur Augustine, sœur Sainte-Rose et leurs collègues, parmi les premiers modèles de femmes sur le marché du travail, ont dû faire preuve d'esprit d'entreprise, d'initiative et de dynamisme pour pourvoir à l'entretien de l'institution et de tous ses malades. Le défi était gigantesque, et les normes souhaitées n'ont pu être maintenues auprès de celles et de ceux que la société préférait exclure, abandonner, oublier. L'institution asilaire, gonflée d'illusions, connaîtra assez rapidement un essoufflement qui ne lui permettra pas de répondre aux exigences qu'elle s'était fixées en tant qu'hôpital spécialisé dans les soins des troubles mentaux. L'encombrement des lieux, déjà évoqué, les minces ressources financières et les effectifs médicaux insuffisants sont quelques-unes des raisons qui feront naître la désillusion de l'idéal asilaire.

Mais, au-delà du rêve d'une éventuelle victoire sur la « folie », la réalité est qu'à l'intérieur des murs asilaires, au tournant des XIXe et XXe siècles, plusieurs milliers de femmes et d'hommes ont vécu dans les affres de l'humiliation, de la persécution et de la mort. Parce qu'il est très clair que ce prétendu intermède de vie passé à l'asile s'est transformé pour bon nombre d'entre eux en un temps fort long . . . en une interminable attente . . . d'une guérison annoncée.

C'est cette dimension que nous voulons explorer afin de mettre en relief différentes vies libérées d'une société empreinte d'une orthodoxie comportementale tracée selon des normes trop étroites et trop précises : des vies maintenant « libres » parmi les « fous ». Nous voulons ouvrir toutes grandes les portes de l'asile et pénétrer cet univers clos pour y découvrir les traces d'une société marginale composée de personnalités excentriques, extravagantes, originales qui s'expriment enfin par les voix d'Évariste, de Bernadette, de Thomas, de Joseph-Napoléon, de Marie-Louise et d'Olivine devenus malgré eux les représentants de tous les oubliés des asiles québécois. Nous espérons qu'ils nous pardonneront cette évanescente résurrection de leur passé que nous dévoilerons, dans les pages qui suivent, avec le plus grand des respects.

fin du ch 1

(5)

P90

Cette page est blanche

(5)

CHAPITRE DEUX

Injustement internés

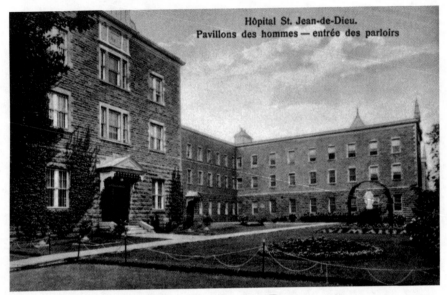

Hôpital St. Jean-de-Dieu.
Pavillons des hommes — entrée des parloirs

fin de la légende

Être enfermé à l'asile, à « l'âsile » comme on le prononçait à l'époque, signifiait que l'on aurait à vivre avec des stigmates le reste de ses jours. Coupée de la société, privée de sa liberté, la personne qui entrait à Saint-Jean-de-Dieu aurait à porter à jamais l'étiquette de « folle », ou d'« aliénée ». Des mots lourds de sens, entachés qu'ils étaient de toute la honte et la crainte que suscitait désormais cette tare aux yeux de tous. Comment d'ailleurs aurait-il pu en être autrement, comment ne pas craindre et ne pas méjuger de ces gens, ces exclus que l'on cachait derrière barreaux et clôtures barbelées ? Non, il ne faisait pas bon être « condamné » à être interné à « l'âsile » en ce début de siècle. Quelle personne saine d'esprit accepterait de s'y laisser enfermer ? C'est ce que se dit le docteur Grondin, médecin à New Glasgow, qui s'informe auprès du docteur Villeneuve des procédures d'internement d'une de ses clientes, Délima.

> *Je n'ai vu la dite Délima [. . .] épouse de Jules [. . .] qu'une fois à mon office le 14 mai dernier (1907) et j'ai eu une conversation d'à peu près une heure avec elle. Je n'ai aucune connaissance spéciale sur son cas, mais ce qui me porte à la croire folle est le fait qu'elle est consentante à se faire renfermer. Pour moi une personne saine d'esprit s'y opposerait de toutes ses forces[1].*

De l'avis même du surintendant de Saint-Jean-de-Dieu, il est nocif pour la réputation de quelqu'un de laisser savoir qu'il a été interné dans cette institution. Le docteur Noël écrit ainsi à une ex-patiente qui lui demande conseil afin de se procurer un passeport pour aller rejoindre ses sœurs aux États-Unis :

> *Mademoiselle,*
> *En réponse à la vôtre du 23 septembre courant (1920) au sujet de votre passeport, j'ai bien l'honneur de vous conseiller de vous présenter au bureau d'Immigration américaine, 337 Lagauchetière Ouest où vous ferez application pour votre passeport. Il est bien entendu que vous ne devrez pas vous vanter d'avoir fait antérieurement un séjour dans cet hôpital [. . .].*

Et, étant interné, si on avait le bonheur de recevoir son congé, on ne se faisait pas prier pour déguerpir :

> *St Lin, 8 février 1920*
> *M. Dr Larose,*
> *Monsieur*
> *Voulez-vous avoir l'obligeance de dire à votre Rév. Sœur Pierre qu'elle m'envoye mon argent et mon chapeau que j'ai oublié étant ou ayant été trop pressé pour partir [. . .].*

Il devient ainsi facile de comprendre pourquoi une bonne partie de la correspondance que les personnes internées adressent aux autorités ou à l'extérieur de l'institution font état du sort « inique » qui leur est infligé. Pour plusieurs, c'est, à tort ou à raison, injustement qu'on les a enfermés à Saint-Jean-de-Dieu.

2.1 Injustement internés ?

C'est à dessein que nous avons mis un point d'interrogation après ce premier sous-titre, de même que c'est à dessein que nous avons choisi d'ouvrir ce deuxième chapitre avec cette section. Comment en effet déterminer si une personne qui dénonce son internement a été injustement internée quand il ne nous est pas possible d'affirmer avec certitude que les gens internés sans s'en plaindre sont, eux, « justement » internés ?

De nos jours, la proportion de personnes internées au Québec est dix fois moindre qu'elle l'a été il y a plus d'une cinquantaine d'années. Il y a bien des raisons à cela. Utilisation d'une pléthore de médicaments qui permettent de mieux contrôler certaines manifestations de la maladie mentale, un meilleur dépistage dans une population qui hésite beaucoup moins qu'avant à consulter un médecin ou un psychologue quand se manifestent des premiers signes de détresse, etc., et, aussi, une tolérance bien plus marquée, en ce début du XXIe siècle, à l'endroit de comportements marginaux, immoraux ou bizarres qui, un siècle plus tôt, justifiaient, aux yeux des familles et des autorités, l'internement à l'asile. Il devient ainsi tentant dans le contexte actuel de juger déplacés ou injustifiés des internements qui paraissaient aller de soi en début de siècle. C'est pourquoi nous avons préféré laisser de côté ici les cas de personnes dont l'aliénation mentale nous apparaissait discutable, pour laisser aux contemporains le soin de déterminer eux-mêmes si un internement leur semblait justifié ou non. Mais, même en usant de ces précautions, ce n'est pas une tâche facile, car, comme nous l'avons indiqué plus haut, rares étaient les personnes qui désiraient être internées et nombreuses celles qui disaient l'être injustement. Or, ces personnes, saines d'esprit ou non, pouvaient souvent s'exprimer de façon très articulée, convaincre des gens à l'extérieur de l'institution de plaider en leur faveur, engageaient parfois des firmes d'avocats, etc. Il devient alors presque impossible au chercheur de faire la part des choses. Nous avons donc choisi, avant de traiter de cas où il apparaît clairement qu'une personne a été internée de façon inappropriée et de cas où l'internement paraissait justifié aux yeux de ses contemporains, de présenter quelques « cas limites » ou ambigus dont les archives de Saint-Jean-de-Dieu abondent.

À cet égard, les cas d'institutionnalisation pour tentative de suicide illustrent bien l'importance du contexte et du danger d'anachronisme dans l'évaluation de la pertinence d'un internement. En effet, alors qu'ils sont de nos jours considérés comme un problème social, le suicide et la tentative de suicide ont longtemps été considérés comme un problème individuel et comme un crime par les autorités canadiennes. Une personne qui échappait à une tentative de suicide était non seulement écrouée pour son crime, mais pouvait difficilement être considérée comme mentalement saine. C'est pourquoi, par exemple, le docteur Villeneuve se rend à la prison de Montréal le 1er septembre 1905 pour y rencontrer Louis B., qui y a été écroué en vertu d'un mandat du lieutenant-gouverneur sous l'inculpation de tentative de suicide. Le 15 septembre, il sera transféré à Saint-Jean-de-Dieu. Le 8 mars de l'année suivante, un certain L.-P. Fortin, de la firme Massey-Harris, ayant reçu le mandat d'« instituer des procédures pour l'élargissement du détenu Louis B. », écrit au surintendant de Saint-Jean-de-Dieu :

> [. . .] car d'après ce que j'en connais il ne peut absolument être considéré autrement que sain d'esprit, ou je me trompe grandement, ce qui peut bien arriver et s'il en était ainsi cela serait ni plus ni moins un acte humanitaire de la part de ceux qui ont réellement pitié de lui de travailler à lui faire ouvrir les portes de sa prison, et de n'en pas l'exposer davantage à devenir absolument aliéné par une détention prolongée.

Le docteur Georges Villeneuve à son bureau. *fin de la légende*

Le docteur Villeneuve lui répond ainsi :

*L'état mental du nommé B. est surtout caractérisé par l'afaiblissement de l'intelli-
gence portant principalement sur ses facultés dites « supérieures » c'est-à-dire celles
qui constituent, à proprement parler, le jugement et qui le rend inapte à diriger
convenablement son existence, d'autant plus que le sens moral étant lui-même très
affecté,[. . .] M. B. est à l'asile surtout parce qu'il est incapable de se conduire de
façon raisonnable, et qu'il compromet ainsi sa santé et expose sa vie. Je considère que
l'asile n'est pas pour lui « une prison », suivant l'expression malheureuse que vous
avez employée, mais un lieu de refuge bienfaisant où il trouve une protection efficace
contre ses penchants et où il est à la portée des soins que réclame son état. Je considère donc qu'il ne peut être libéré, s'il doit être abandonné à lui-même.*

Le 18 mai, ce sont les avocats de la firme Coderre & Cédras qui s'adressent à l'assistant-surintendant de l'hôpital :

Nous admettons, sans peine, que nous n'avons pas la compétence voulue pour résoudre la question délicate de savoir si l'état mental de M. B. peut justifier aujourd'hui son internement dans un asile d'aliénés, mais pour des profanes comme nous, votre patient paraît jouir de toutes ses facultés mentales. C'est aussi l'opinion de certains médecins aliénistes, qui le connaissent et à qui on a parlé de la chose.

Le 22 mai suivant, le principal intéressé s'adresse ainsi au docteur Devlin :

Monsieur le Surintendant,

Ne vous semble-t-il pas qu'il y a trop longtemps que l'on me garde ici ?

C'est mon opinion à moi, laquelle opinion je sais ne vaut rien auprès des autorités de l'asile, mais permettez-moi de vous dire que cette opinion est partagée par d'autres et par des gens qui ne sont pas des irresponsables du moins qui ne sont pas déclarés comme tels par la loi.

Vous ne me connaissiez pas avant-hier, pas personnellement du moins, mais maintenant que vous m'avez vu et que vous m'avez parlé puis-je vous demander ce que vous pensez de moi ?

Ne croyez-vous pas qu'au lieu de continuer à perdre votre temps à m'interroger sur mon passé et sur celui de mes ancêtres il vaudrait mieux de me dire si vous me croyez sain d'esprit et avoir assez de cœur pour ne pas recommencer mes bêtises passées : « te voilà libre, mais garde à toi si tu recommence ».

Vous connaissez le prix de la vie d'un homme si on veut que je devienne enfin un être utile à la société et que je cesse d'être un rebut il serait temps que l'on m'en fournisse l'occasion ! . . .

Vous m'avez paru franc c'est pourquoi je n'y vais pas par quatre chemins, de plus je suis d'avis de m'adresser aux autorités et non aux étrangers.

Pardonnez-moi de vous avoir ennuyé si longuement mais remarquez qu'il s'agit de ma vie.

Votre très humble.

Louis B.

La semaine suivante, on annonçait au patient que le docteur Devlin recommandait sa libération . . .

La question est posée : Louis B. était-il alors injustement interné ? Bien sûr, serions-nous tentés de répondre si l'action se déroulait aujourd'hui, mais pas nécessairement en ce début de XXe siècle lorsqu'une personne qui commettait une tentative de suicide était jugée criminelle et dérangée mentalement. C'est la raison pour laquelle nous avons cru prudent de placer de tels cas dans une sous-section intitulée : « Injustement internés ? »

La famille, l'entourage de la personne internée avait aussi beaucoup à dire quant à sa présence à l'asile. Ce sont généralement eux, ne l'oublions pas, qui font appel aux autorités de l'institution pour faire interner un proche. C'est sur la foi de leurs témoignages sur le comportement de cette personne en famille que, bien souvent, les médecins de Saint-Jean-de-Dieu justifieront un internement. Cependant, tous ces acteurs ne s'entendent pas toujours et ce, pour toutes sortes de raisons.

C'est par exemple le cas de Lucie, internée le 4 août 1908. Peu de temps après son admission, plusieurs demandes, émanant de personnes différentes, réclament sa libération :

Monsieur,

Quelques lignes pour savoir si vous avez fait l'examen sur Mde Lucy [. . .], j'aimerais en savoir le résultat, si elle est assez bien pour revenir ou non. Répondez moi, s'il vous plait aussi vite que vous aurez reçu cette lettre. Ne l'oubliez pas j'aimerais savoir la nouvelle aussi vite que possible. J'ai été voir le chérif de la place et il a dit

P 100
Photographie
Lecture de la légende

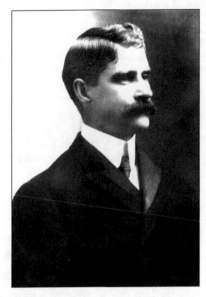

Le docteur J. E. Devlin, surintendant
médical de Saint-Jean-de-Dieu à partir
de 1918.

fin de la légende

qu'il ira la chercher aussi vite qu'il aura la réponse de vous. Son adresse au chérif est
Mr Cherrif Cosson, Sweetsburg Qué
Une réponse aussi vite que possible [. . .]

Et, un peu plus tard, le 1er décembre 1908 :

Cher Monsieur,
Comment est Mde George [. . .] (née Lucie [. . .]) est-ce qu'elle est assez bien
pour sortir ?
Tâchez donc de la laisser sortir car son père est mourant et pour qu'elle puisse le
voir. Tâchez de la laisser sortir.
Répondez au plus vite.

Puis, le 4 juillet 1910, cette lettre du Grand connétable de Sweetsburg :

Monsieur,

Je vous écrit concernant Dame Lucie [. . .] épouse de George [. . .] actuellement
à l'Hôpital St. Jean de Dieu.

Cette dame est détenue depuis une couple d'années. À cette époque son état phy-
sique et mentale était déplorable le tout causé par le maltraitement de son époux.
Depuis j'apprends que son état physique est excellent. Je connais cette dame depuis
25 ans, je peux dire que cette personne a des manières très étranges et a toujours
manifesté des idées querelleuses même avec ses voisins cependant elle a toujours vécu
avec ses enfants, un inconnu l'aurait jugé comme folle au premier abord.

Aujourd'hui son époux est mort il ne lui causerait point de trouble, elle a un garçon
agé de 18 ans et un frère de 26 ans qui peut la maintenir et la faire vivre honorable-
ment.

Si vous pouviez juger après votre examen qu'elle pourrait retourner au milieu de sa
famille vous accorderiez une grande faveur à tous ses parents et aux amis des can-
tons de Dunham. J'ose espérer une réponse de vous si vous lui permettez sa libéra-
tion ou non.

Votre obéissant serviteur,

Joseph B.

Grand connétable

Quelques pièces manquent au dossier, mais nous savons que le 21 décembre 1911, en réponse à une lettre du docteur Villeneuve, que c'est désormais un avocat, F. X. A. Giroux, de Sweetsburg, qui a pris l'affaire en mains :

Cher Monsieur,

J'ai bien reçu la vôtre du 20 courant, concernant Dame Lucie [. . .], épouse de
M. [. . .].

Je suis surpris d'apprendre qu'elle souffre encore d'aliénation mentale, vu qu'on
m'avait dit qu'elle était mieux.

Je puis comprendre qu'elle se croie victime de persécution, et j'imagine qu'une personne, même avec l'usage de toutes ses facultés mentales, qui serait détenue malgré elle aurait aussi quelque chose à dire dans ce sens, et pourrait paraître irraisonnable. Ne croyez-vous pas que si elle était rendue aux siens et à la liberté, elle aurait beaucoup moins à dire au sujet de cette prétendue persécution ? . . .

Le docteur Villeneuve aura beau répondre à cet avocat que, selon lui, « [. . .] les idées de persécution dont souffre cette malade ne sont pas fondées sur la conduite des personnes de son entourage, mais bien sur le délire qui existe dans son cerveau », rien n'y fait et, quelques mois plus tard, c'est encore au grand connétable de Sweetsburg de prendre la plume : « Tous les parents et les gens intéressés dans cette localité espèrent qu'elle obtiendra sa liberté. » Le grand connétable nous apprend qu'elle a été placée à l'asile à la suite d'une plainte :

Pour ce qui concerne la loi criminelle, nous pouvons la traduire devant un Juge de paix ici à Sweetsburg sous l'accusation contre elle. Le plaignant se présentera et je suis positif qu'il retirera sa plainte. C'est moi qui a dirigé la plainte contre elle. Je me suis servi d'une expression dangereuse, dans le moment la pauvre femme demeurait avec son mari, il la maltraitait, et elle était devenue furieuse.
À présent les circonstances sont différentes, elle a un fils qui peut la maintenir honorablement ainsi que ses frères et ses sœurs.

Quelques semaines plus tard, c'est auprès du secrétaire de la province que l'assistant du surintendant médical de Saint-Jean-de-Dieu aura à se justifier. Ensuite, en décembre 1913, le surintendant avise le secrétaire de la province que l'état de la patiente s'est suffisamment amélioré pour qu'elle puisse être transférée à son lieu d'origine.

S'il arrivait, dans un cas comme celui-ci, que les autorités médicales se montrent réticentes malgré la volonté de la famille, il arrivait aussi, à l'inverse, que la famille se montre, elle, hésitante à laisser sortir un proche et ce, malgré l'avis des médecins. C'est ce qui se produit en 1918 lorsque le docteur Devlin écrit à la famille de Charles en lui annonçant que ce dernier « [. . .] serait susceptible d'être mis en sortie ». Son père répond ainsi au surintendant :

> *Monsieur,*
>
> *J'ai reçu la vôtre concernant mon fils Charles [. . .]. duquel je recevais justement une lettre il y a quelques jours où malheureusement je n'avais trouvé aucune raison de croire à la possibilité de sa sortie immédiate de votre hôpital. Son état mental s'est assurément beaucoup amélioré mais il me parait garder encore certaines de ses fausses idées.*

Comme Charles est détenu sous mandat du lieutenant-gouverneur (il était accusé d'avoir obtenu de l'argent sous de faux prétextes), la famille chargera le docteur B. Bordeleau de Sainte-Thècle de s'adresser directement au Secrétaire Provincial pour s'opposer à sa libération :

> *Monsieur le Ministre,*
>
> *Je vous transmets une lettre du Surintendant médical de l'hopital St. Jean de Dieu, à Mr Ephrem [. . .] de St. Stanislas au sujet de son fils Charles [. . .] interné à St. Jean de Dieu.*
>
> *La famille ne demande pas cette libération, ni ne la désire parce que ce serait exposer ce jeune à retomber dans les mêmes habitudes.*
>
> *Voici en peu de mots l'histoire de ce jeune homme : D'abord c'est un malade épileptique qui abusait de drogues et de liqueurs fortes. Il avait la manie de forger chèques, billets et autres effets de commerce ; j'ai moi-même été une de ses victimes [. . .].*
>
> *Le jeune homme comprend qu'il n'est qu'une loque humaine, nuisible à la société, et*

veut demeurer à l'hôpital, malgré que le Surintendant dise qu'il serait susceptible
d'être mis en congé.
Je crois que dans l'intérêt de la société et de l'individu, il ne devrait pas être émis de
nouveau mandat pour libérer ce Mr Charles [. . .].

Quelques jours plus tard, le surintendant médical s'adresse directement au ministre :

Monsieur le Ministre,
J'ai l'honneur de vous informer que Charles [. . .] a maintenant suffisamment
recouvré la raison pour être libéré de l'asile. Depuis deux ans, il n'a présenté ici
aucun délire et son état mental s'est grandement amélioré. Il travaille tous les jours
à l'asile et désire être libéré afin de se créer une carrière dans la vie. Pour les raisons
susdites, je suis d'opinion qu'il pourrait être déchargé définitivement de l'asile, et je
vous prie de bien vouloir, en conséquences, faire émettre par le Lieutenant-gouver-
neur le mandat nécessaire en pareil cas.

Et, dans ce cas-ci c'est, semble-t-il, la famille qui aura eu raison (ou
le dernier mot !) car, sorti de l'hôpital le 10 février 1919, « ce pauvre malade
ne put s'adapter en dehors et 20 jours après son élargissement, le
3 mars 1919, il était réinterné ».

Ces deux derniers exemples illustrent bien comment, dans de pareils
cas, il devient pratiquement impossible pour l'observateur extérieur de se
faire une idée de la pertinence de l'internement d'un individu. Et, comme
l'état de folie peut parfois être relatif, dépendant qu'il est des opinions,
perceptions et jugements de valeur, les disputes familiales autour de l'internement d'un proche rendent les choses encore plus difficiles. Dans le
cas de l'internement d'Israël B., ce sont son frère et sa sœur qui s'inquiéte-
ront d'un internement illégitime. Eugène s'adresse ainsi au docteur Villeneuve le 11 mars 1910 :

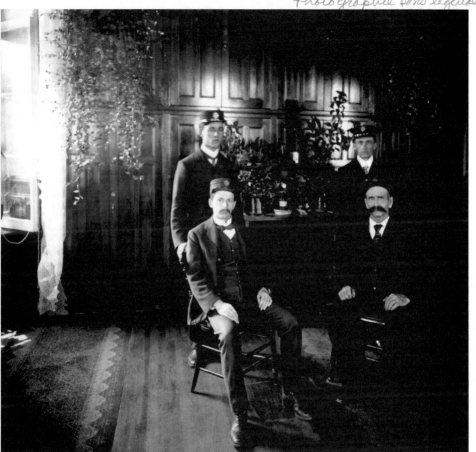

Monsieur Villeneuve,

Vous M'excuserez si je me permet de vous écrire ces quelques lignes pour avoir le résultat de mon frère Israël [. . .] Ma sœur Madame Pierre [. . .] ma ecrie en me disant quil a été administré la semaine dernière et que son mari a été le voir immediatement et il lui on poser des questions a mon frère et il leur a repond corectement et il mon ecris en me disant qu'il n'était pas fou du tout. Et sur leur rapport j'ai été voir le sous-secrétaire de la province et il ma dit que s'il avait pas été malade qu'il m'aurait donner la quittance et il lui aurais donner sa liberté [. . .].

Monsieur je va vous donner la raison que ces enfants l'ont fait renfermer c'est parcequ'il avait une petite somme d'argent et c'était pour lui enlever son argent comme il l'ont fait.

C'est n'est pas un homme qui est fou c'est seulement un homme qu'il est seul et pensif et il l'ont fait renfermé pour cette raison. La j'ai conté la même chose au Sous Secrétaire et il ma dit que c'était bien de valeur qu'il fut tombé malade et sa prenait des enfants sans cœur d'agire de la pareil façon envers leur père [. . .]

Le Dr Villeneuve acquiescera à la demande de la sœur d'Israël, jugeant son état assez bon pour qu'il parte en « congé d'essai ». Par contre, il ne manquera pas d'admonester Eugène, à qui il écrira quelques jours plus tard : « [. . .] j'ai l'honneur de vous informer que votre frère a été mis en congé d'essai, samedi de la semaine dernière, à la demande de votre sœur [. . .]. En le plaçant à l'asile, ses enfants n'ont agi que dans l'intérêt de leur père [. . .]. Il est malheureux que vous puissiez faire ainsi, sans aucune justification, une accusation aussi grave, contre ses enfants[8]. »

Les archives de Saint-Jean-de-Dieu abondent ainsi en dossiers dont la pertinence d'interner un individu nous apparaît discutable ou pour le moins ambiguë. Des cas comme celui de J. P. McC., à propos duquel le surintendant écrit : « La particularité de sa condition mentale ne réside pas dans son inhabileté à s'exprimer rationnellement, mais dans son inaptitude à se conduire rationnellement. » En effet, le patient aurait tendance à se conduire irrationnellement lorsqu'il abuse d'alcool, et à l'hôpital, comme il ne peut consommer, il paraît sain d'esprit, raison qui justifie donc qu'on l'y garde enfermé ...

2.2 « Injustement » internés

Plusieurs dossiers s'avèrent cependant beaucoup moins ambigus et, dès lors, beaucoup plus faciles à interpréter. C'est le cas des personnes qui s'estiment injustement internées et qui paraissent ne pas jouir de toutes leurs capacités intellectuelles. En fait, les archives de Saint-Jean-de-Dieu regorgent de lettres tantôt délirantes, tantôt incohérentes de personnes qui estiment être « injustement » internées. Nous nous arrêterons ici sur quelques cas intéressants.

Normalement, un patient qui estime avoir été injustement privé de sa liberté peut avoir recours à une procédure légale, appelée *habeas corpus*, en vertu de laquelle tout citoyen peut faire tester par la cour la légalité d'une détention. Du fait qu'ils mettent en opposition des acteurs dont le point de vue diffère quant à la santé mentale d'un individu, les dossiers d'*habeas corpus* constituent des sources précieuses pour les chercheurs. Cela dit, certains sont plutôt déroutants, comme celui de cette riche veuve qui cherche à sortir parce qu'elle estime être flouée par ceux qui sont chargés de gérer ses affaires durant son internement. À la suite de rapports financiers que lui a envoyés son curateur, elle écrit au docteur Villeneuve :

> *Docteur,*
> *Accordez-moi donc d'aller à Montréal avec la force d'employer un homme de profession pour faire rendre compte au curateur au bout d'une année et me sortir des*

griffes d'un tel démon cela me couterais encore moins cher que de lui laisser encore
un an dans les mains . . . A 3 par cent aujourd'hui le plus fort montant est à la
banque. Je le crois pas capable de faire aucun prêt en sûreté, il est plus habile débi-
teur que prêteur [. . .]

Votre victime,

Veuve Geo [. . .]

La veuve semble bien être en mesure de suivre pas à pas l'administration de ses biens qu'elle croit mal gérés. D'ailleurs, elle croit avoir été injustement internée. Son dossier révèle des appuis à cet égard, tels une lettre
d'avocat datée du 21 mai 1897 et, surtout, un certificat qui vient soutenir
sa résolution d'invoquer l'*habeas corpus*, signé par trois médecins et ainsi
libellé : « Nous, soussignés, médecins pratiquant dans la paroisse de
Saint-Vincent-de-Paul, Comté de Laval, certifions, par les présentes,
avoir vu et examiné Mme Georges, née Rosalie, et déclarons qu'elle jouit
de toutes ses facultés mentales. »

La procédure d'*habeas corpus* aura donc lieu, en cour supérieure, en
mars 1899, devant le juge Pagnuelo. À un moment donné de la présenta-
tion des témoignages devant le juge, il est question de prétendues taches
sur la peau de la requérante. Elles auraient été causées, selon la veuve, par
du « jus de manche à balai » qu'on lui aurait jeté au visage (!) :

QUESTION PAR LA COUR À MDE. [. . .]

Q. — Qu'est ce que vous entendez par ce jus de manche à balai ?

R. — J'entends qu'il y a une société secrète qui a été proclamée par nos curés en
nous disant que nous en voulions pour faire perdre le prix des gages des engagés.
Notre curé a dit cela . . . Ce serait trop long de vous expliquer de la manière que
c'est. C'est une société secrète . . .

QUESTION PAR LA COUR À MDE. [. . .]

Q. — C'était la société du manche à balai, cela ?

R. — Dans le livre, on a trouvé le manche à balai.

Q. — A quoi servait le manche à balai ?

R. — Dans le livre, il parlait du manche à balai, ils mettent la main d'abord sur le manche à balai et ils lui faisaient faire trois fois le tour du poêle, et ensuite ils se confondaient.

La veuve restera internée jusqu'en 1906[10] . . .

Dans un autre cas, un patient poursuit carrément le docteur Villeneuve pour internement abusif et réclame une indemnité de 25 000 $. Au départ, le docteur Villeneuve ne croit pas que cette poursuite ira très loin. Il écrit au secrétaire de la province, en novembre 1897, que, selon lui, « les griefs dont se plaint M. B. sont imaginaires et sont l'œuvre d'un cerveau en délire d'un persécuté ». Il ajoute : « Sa cause est tellement ridicule que je doute fortement qu'elle aille jusque-là [en procès]. » Pourtant, il y aura procès, un procès très médiatisé, devant juge et jury, que le demandeur perdra[11].

Il est clair aussi, et cela arrive souvent, que certains patients plaident de façon cohérente pour leur libération à certains moments, tout en admettant, à d'autres moments, que leur santé mentale puisse être chancelante, comme René, par exemple, qui écrit au docteur Devlin afin de l'aviser qu'il s'est adressé aux tribunaux pour obtenir une requête en *habeas corpus*. « Tous vous me savez parfaitement sain d'esprit, écrit-il, et c'est pour cela que vous avez refusez de me recevoir au commencement, et ensuite vous me recevez sans me faire subir un examen médical. Mais ce n'est pas la raison pour laquelle je m'adresse à vous aujourd'hui, car j'ai laissé au tribunal le soin de me rendre justice. Mais si je vous écris c'est pour ceci, vous savez que je suis enfermé dans la salle Saint-Augustin et le soir je couche dans une cellule au milieu de fous furieux et toute la nuit c'est des cris de morts et c'est des chants, c'est des coups de pieds et de poings dans les portes [. . .] je ne puis pas concevoir que je sois dans une salle de fous furieux n'étant aucunement malade mentalement. » Pourtant, à la suite de son évasion de l'institution, au lendemain de Noël de la même année, il demandera à être réadmis par la voix de son avocat le 19 avril 1922[12].

Plus lyriques encore sont les lettres que J.-Fortunat adresse à sa famille. Bien qu'il admette parfois être malade mentalement et avoir besoin d'être interné (dans un institut neurologique, signifiera-t-il à sa conjointe), il leur écrira, entre le 23 février et le 25 du même mois, pas moins de 12 lettres dénonçant son internement :

23 fév. 1937
[. . .] Je suis après mourir ici pour une bêtise de fou ma pauvre femme ne me comprend pas [. . .]

3:10 pm, Taudis, le 23 fév. 37
Mes chers petits enfants. Ma seule consolation alors que je peux encore écrire est de venir vous parler dans mon malheur. Les cœurs malheureux ont souvent beaucoup aimer et bien aimer dans le bon sens en donnant de l'amour et de la protection ce qui n'est pas toujours compris. Aimer et rien à manger est un amour bien maigre. Est-ce que je vais attendre en vain, écris moi ou téléphone moi pour me dire ton dernier mot. Ta dernière parole et celle de mon cher petit Georges seraient une consolation dans ce tombeau que je ne mérite certainement pas [. . .] ils sont en train de me tuer [. . .] Il y a une limite aux larmes, les yeux finiront par sécher et se fermer [. . .]

4:30 pm, Taudis, 23, 37
[. . .] Votre papa veut encore vous parler j'attends encore que tu vas faire ce que tu

*m'as dit, me sortir tout de suite, c'est un cas d'urgence, ils me font mourir. Je laisse à
ton cœur de décider au plus vite [. . .] Je suis malade mais bien capable de guider
vos pas mes chers petits enfants [. . .]*

7 pm, Taudis, 23 fév. 37.
*Je suis mort au monde mais le cœur palpite encore et les vibrations affectueuses s'en-
volent vers vous sur les ondes du vent sans peut-être vous atteindre, mais mon intention est là. Avec les mauvais traitements que j'ai ici ça ne peut pas être bien long car
je me sens faiblir[13] [. . .]*

Finalement, conséquence inattendue suscitée par des personnes qui
estiment ne pas être folles et avoir été injustement internées : la question
des assurances souscrites au nom des patients. Ainsi, comme le souligne
le chancelier de l'archevêché de Saint Boniface au Manitoba qui s'adresse
à la supérieure de Saint-Jean-de-Dieu :

Ma chère sœur,
Nous sommes en difficultés relativement à M. L'abbé L.
*M. L'abbé L. avait une police d'assurance contre la maladie. Il a fait de lui-même
un règlement avec cette compagnie. Il a réclamé l'indemnité partielle c'est-à-dire
qu'il a répété (là comme ailleurs !) qu'il était sain d'esprit, capable de gérer ses
affaires, etc. La compagnie, heureuse de s'en débarrasser, a tout réglé[14] !*

Saisissant l'occasion, la compagnie d'assurance prenait donc acte
de la déclaration du patient et évitait de payer une indemnité totale
(« somme beaucoup plus élevée », au dire du chancelier), ce qui, bien sûr,
ne faisait pas l'affaire de Monseigneur !

2.3 Injustement internés

Conflits familiaux, désir de vengeance, souhait de se débarrasser d'un époux querelleur, d'une sœur immorale, d'un père que l'on dit gâteux ou d'une mère encombrante, les raisons ne manquent pas pour ceux qui voyaient alors dans l'internement d'un proche à l'asile un moyen pratique d'avoir la paix. La psychiatrie, même de nos jours, est loin d'être une science exacte, et les médecins de l'institution devaient parfois se fier aux déclarations de proches qui cherchaient à faire interner quelqu'un. Comme on jugeait alors que des manifestations de folie pouvaient être intermittentes ou résulter de crises circonstancielles, seul le témoignage de proches pouvait faire foi du comportement d'une personne au quotidien.

Dans les cas illustrés ici, les internés auront eu la chance de voir quelqu'un de l'extérieur de Saint-Jean-de-Dieu prendre leur défense. C'est le cas de Jean-Baptiste, qui recevra l'appui d'un groupe de citoyens de son village. On le croit injustement interné. Le 8 septembre 1912, peu après son admission, un avocat avertit ainsi la supérieure de l'institution :

> *Ma chère Sœur,*
>
> *Je dois vous avouer bien sincèrement, que lorsque je me suis présenté à l'asile, hier, j'avais l'intention bien arrêtée d'examiner les documents de [Jean-Baptiste] pour en faire le sujet d'un « test case » devant les tribunaux.*
>
> *Seulement, j'oubliais les recommandations que m'avait faites ma sœur (Marie Raoul), de ne jamais exercer mon ministère au détriment des Religieuses.*
>
> *Aussi ais-je écrit aux trois amis de [Jean-Baptiste], qu'il m'était impossible d'intervenir, dans les circonstances.*
>
> *Il n'y aurait rien de surprenant qu'ils chargent un autre avocat de prendre ses intérêts, car ils sont déterminés à risquer n'importe quel montant pour le faire sortir.*

Comme je serais peiné de voir une autre affaire Butt [ou Hutt ?], se produire à votre Asile, il serait prudent de prévenir le docteur Villeneuve de bien vérifier les documents en question. Parce que si je crois mes renseignements, il y aurait une erreur fatale.

La réaction des autorités de l'institution ne se fera pas attendre : dix jours plus tard, le surintendant, le docteur Villeneuve, écrit au père de Jean-Baptiste, celui-là même qui a fait interner son fils.

Cher Monsieur,

Je dois vous informer que nous désirons obtenir de vous des renseignements complémentaires sur la conduite de votre fils avant l'internement et les faits qui ont motivé cette mesure. Je vous prie donc de venir à l'asile vendredi matin, le 20 courant, si vous le pouvez [. . .]

Décidé à faire enquête de son côté, le docteur Villeneuve écrit quelques jours plus tard au curé de Saint-Michel-de-Napierville, où réside Jean-Baptiste :

Révérend Monsieur,

Un monsieur Faille, de votre paroisse, a envoyé auprès de moi un avocat, concernant l'internement de Jean-Baptiste [. . .] fils. Cet avocat m'a rapporté qu'un monsieur Faille ainsi qu'un groupe important de citoyens de St Michel, tout en admettant que M. [Jean-Baptiste] présentait des singularités dans sa conduite, n'était nullement dangereux et que son internement était injustifiable. Je crois même que M. Faille a demandé à cet avocat de prendre des procédures « d'habeas corpus » pour faire élargir M. [Jean-Baptiste] de l'asile. Sur ma recommandation que c'était une affaire dans laquelle il importait de procéder avec prudence, vu le caractère des actes que l'on reprochait à M. [Jean-Baptiste], cet avocat a ajourné toute action à 15 jours, afin de me permettre d'observer davantage M. [Jean-

Baptiste] *et de prendre des renseignements. Je vous écris pour vous prier de vouloir bien me communiquer ce que vous connaissez, personnellement de la conduite de J. Bte. [. . .] fils, et, ce qu'on en dit, généralement dans votre paroisse.*

Trois jours plus tard, le curé de Saint-Michel répond au docteur Villeneuve :

Cher Monsieur,
En réponse à votre lettre n° 10905, j'ai l'honneur de vous informer des faits suivants.
J. B.[. . .] fils (il peut y avoir une dizaine d'années) a aimé une jeune fille du voisinage. Cette jeune fille l'a refusé parce qu'elle connaissait son état mental. Depuis, il a été confus et il a vécu beaucoup plus en sauvage, au point qu'il a abandonné l'église et les pratiques de la religion. Il a eu l'habitude de maltraiter son père en paroles des plus injurieuses[15] [. . .].

Le témoignage du curé allait dans le même sens que ceux de deux personnes que le docteur Villeneuve avait interrogées le 26 septembre, témoignages dans lesquels il était reproché audit Jean-Baptiste son intempérance, ses blasphèmes, colères, excès de langage, mais pas nécessairement quelque pathologie mentale nécessitant un internement asilaire. Le 14 novembre, Jean-Baptiste recevait son congé de Saint-Jean-de-Dieu.

Il n'est vraiment pas rare de trouver quelque conflit familial à la source du placement d'un proche à l'asile. Dans le cas de Mélina, il semble que le frère ait profité de l'absence de la mère afin de faire interner sa sœur. La mère de Mélina écrit ainsi au surintendant de Saint-Jean-de-Dieu :

Cher Ami,
Je vous écris pour vous demander si Mélina [. . .] est à l'asile. Je suis sa mère et je voudrais savoir. Cet été, je me suis absentée de la maison et durant mon absence,

*mon fils et son épouse l'ont placée en un endroit que j'ignore sans mon consentement
et en fait, je n'en ai rien su pour un bon moment. Elle n'est pas folle, elle est simplement comme elle est née et je me suis toujours parfaitement arrangée avec elle.
[. . .] Si ma fille est chez vous, est-ce que je peux la faire sortir, mon fils me dit que
lui-seul peut la faire sortir. S'il vous plaît soyez assez gentil pour dire à une dame
âgée et troublée la vérité à propos de tout cela et comment je peux la récupérer, j'en
ai le cœur presque brisé et si ma fille est là, pourriez-vous lui lire cette lettre [. . .]*

Selon ce que l'on comprend du dossier, entre-temps, le 29 septembre,
Mélina aurait écrit à une belle-sœur : « [. . .] Je vais bien et je m'arrange
bien mais je m'ennuie beaucoup [. . .] dis-moi comment est Mère, je m'en
fais beaucoup pour elle. Aussi je voudrais que tu me dises quand je vais
quitter cet endroit. Tu seras contente d'entendre que le docteur Villeneuve qui est le médecin en chef de cet hôpital dit que je vais assez bien
pour pouvoir partir d'ici. Henry et sa femme ont pensé que j'étais folle et
ils m'ont placée ici, mais je ne suis pas folle du tout Dieu merci. » L'époux
de cette belle-sœur (son autre frère donc), résidant à Lowell (Mass.), écrit
peu après au surintendant Villeneuve : « Ma sœur [Mélina] me dit que
vous lui avez dit qu'elle était assez bien pour revenir à la maison. Ma mère
est très anxieuse et voudrais que je la prenne avec moi à Lowell et prendre
soin d'elle parce qu'elle ne peut s'entendre avec l'épouse de mon frère. J'ai
décidé qu'elle pouvait venir chez moi. »

Le 19 novembre suivant, le docteur Villeneuve écrit au grand connétable de Sweetsburg, M. Boisvert : « Comme vous êtes au fait des circonstances qui ont provoqué l'internement de cette personne, je vous prie
de vouloir bien me communiquer au plus tôt tout ce que vous savez. » Le
2 décembre, M. Boisvert répondait ainsi au docteur Villeneuve : « [. . .]
Elle demeurait avec un de ses frères qu'a marié une américaine, et il ne s'accorde pas, cependant le frère par un acte notariel il est obligé de maintenir

sa sœur. A cette époque la mère était aux États Unis, depuis elle est de retour. Je n'ai aucun doute que si elle retourne chez elle que tout ira bien. La personne a jamais été bien intelligente. » Le jour même, le docteur Villeneuve écrit à la famille pour l'informer que Mélina « est assez bien pour quitter l'asile [16] » . . .

Il n'est en effet pas rare de constater que certains membres de la famille ont recours à l'asile afin de se débarrasser d'un parent gênant, et il devient souvent difficile de faire la part des choses lorsqu'une partie de la famille dit une chose et qu'une autre prétend le contraire. Le dossier d'Évariste laisse voir un tel conflit familial. Deux lettres du curé de la paroisse font foi de la santé mentale d'Évariste : « Je soussigné, curé de la paroisse de Rivière Joseph, certifie par les présentes n'avoir remarqué aucun signe de démence chez Monsieur Évariste [. . . il] me semblait vivre bien paisiblement avec les siens [. . .] »

À propos de son comportement à la suite d'un congé, le curé écrit, le 13 juillet 1919 : « Je [. . .] certifie [. . .] n'avoir remarqué aucun signe de démence chez lui durant les cinq mois qu'il a passés ici l'automne 1918 ; avoir eu l'occasion de parler avec lui plusieurs fois chez lui, au presbytère ou ailleurs, et n'avoir entendu que des paroles sensées de sa part. »

Il semble bien que, le congé d'Évariste étant terminé, on projetait de lui faire réintégrer l'asile, d'où la lettre d'appui du curé, et celle-ci de son avocat, qui écrivait ainsi, le 17 juillet courant, au docteur Laviolette de Saint-Jean-de-Dieu :

Cher Monsieur,

Le porteur de cette lettre, M. Évariste [. . .], est passé à mon bureau, il y a quelques jours, et m'a raconté son histoire ; depuis, j'ai pu vérifier les faits & il semble que son épouse et une partie de sa famille tiennent à le laisser à l'Asile plutôt pour garder ses biens au détriment d'une autre partie de la famille, que parce qu'ils le croient dément, et qu'ils le craignent. Ce qu'ils craignent le plus, c'est qu'il prenne possession de ses biens. J'ai communiqué avec plusieurs personnes désintéressées des environs, dont le Rév. J. A. Mondou, curé de la paroisse et tous semblent de cette opinion. Comme de raison, si après examen, vous trouvez que M. [. . .] est dément, je n'insiste plus, et le cas se trouve réglé.

Je comprends que ce sont ceux qui font enfermer un patient qui doivent demander sa remise en liberté, mais dans ce cas-ci, ces mêmes personnes ont intérêt à ce que M. [. . .] demeure à l'Asile, malade ou non. Dans la circonstance, si après examen, vous le trouvez assez bien, ne pourriez-vous pas recommandé sa mise en liberté, à la demande de son fils ?

Cependant, les cas les plus fréquemment rencontrés d'internement discutable concernent des époux qui cherchent à faire interner un membre du couple, généralement l'épouse, est-il nécessaire de le préciser ? À cet égard, comme les époux ont priorité dans la décision de laisser ou non sortir une personne internée, la famille doit parfois user de subterfuges afin d'aider un proche à contourner les règles usuelles de sortie. C'est ce que fera, nous le verrons plus tard, la sœur de Domithilde, internée à Saint-Jean-de-Dieu le 22 avril 1917, devant le refus de l'époux de laisser sortir sa conjointe.

Laissons d'abord la parole au mari de Domithilde, Louis P., qui insiste pour que sa femme reste à l'asile en dépit du fait que les aliénistes estiment cette dernière en état d'obtenir un congé. Louis P. se plaint d'ailleurs d'être harcelé par la famille de son épouse à cet égard :

Cher Monsieur,

Depuis quelques temps les parents de ma femme qui est internée sont à me fatiguer et essaient par toutes sortes de moyens de la faire sortir de l'asile [. . .] tant qu'elle ne sera pas dans un état satisfaisant je m'objecte car je ne voudrais pas me retrouver dans la triste nécessité de la faire interner de nouveau [. . .] je sais que ses sœurs disent qu'elles en auront soin, mais c'est un moyen pour atteindre le but qu'elles visent mais je sais que c'est moi qui serai encore dans le trouble [. . .].

Or, en dépit de la lettre que nous venons de voir (écrite le 5 juillet !), le dossier de la patiente révèle bel et bien une demande de congé, datée du 7 juillet, signée par ce même époux :

Je donne à madame [. . .], sœur de ma femme, l'autorisation de lui donner une vacance en dehors de l'hopital si les médecins le jugent à propos.
(signé) Mr Louis P.

Pourtant, le 17 du même mois, c'est un époux furieux qui s'adresse au docteur Villeneuve :

Il y a quelques jours je vous écrivais vous priant de ne point laisser sortir mon épouse de l'asile sans m'en donner au préalable un avis, je vous mettais en garde contre ses sœurs [. . .] J'ai appris ces jours-ci qu'elle était rendue chez une de ses sœurs [. . .] ce qui est loin de me plaire [. . .] je m'attendais en vertu de l'autorité due au chef de famille, que je devrais être celui qui aurait été le premier mis au courant de sa mise en liberté [. . .].
Sachant que les membres de sa famille, depuis plusieurs années, lui ont mis toutes sortes de chimères dans la tête, que j'ai été en lutte avec eux durant tout ce temps et convaincu qu'ils sont peut-être la cause de sa maladie [. . .] je suis à me demander s'ils n'essaieront pas, maintenant qu'elle est en liberté, de me causer des ennuis.

Le docteur Villeneuve se défend quelques jours plus tard : « [. . .] si, Monsieur P., votre épouse a été mise en congé au soin de sa sœur, c'est que cette dame est venue ici avec une lettre de votre part l'autorisant à venir la chercher. »

Qu'a-t-il bien pu se passer entre le 5 et le 17 juillet ? La réponse à cette énigme se trouve dans la signature du billet présenté par la sœur de Domithilde aux autorités de l'asile, laquelle signature ne correspond pas du tout à celle que l'on retrouve au bas des lettres de l'époux ! Il s'agissait donc d'un faux, ce que s'empresse de confirmer Louis P. par l'entremise d'un, puis de deux avocats :

> [. . .] *Le dit Louis P. [aurait] donné un écrit ou autorisation de sa main ce qui est faux. Mme [. . .] a fait un faux [. . .]*
> [. . .] *La lettre du 7 juillet [. . .] est une contrefaçon.*

Domithilde et sa famille n'allaient pas s'arrêter là. De crainte que l'époux ne cherche à faire interner sa femme de nouveau, celle-ci fait bientôt une demande de séparation de biens, comme le confirme une lettre du docteur Gauthier, mandaté par l'époux pour aller visiter l'ex-patiente :

> *Cher confrère,*
> *Auriez-vous l'obligeance de me dire de quel genre de folie souffrait Mde P. [Domithilde] lors de son séjour à l'asile en date du 4 mai au 12 juillet 1917.*
> *Elle demande aujourd'hui une séparation de biens d'avec son mari. Ce dernier m'a demandé d'aller la visiter. J'y suis allé et n'ai rien trouvé de bien anormal.*

L'époux reviendra à la charge par l'intermédiaire d'un avocat et demandera que Domithilde soit internée de nouveau. Le 30 novembre, le docteur Villeneuve écrit à la sœur de cette dernière : « Nous recevons une longue lettre de M. le notaire J. Raiche [. . .] nous avertissant que Mme [. . .] serait une cause de graves ennuis pour son mari [. . .] » (selon le notaire en question), « elle lui a causé des ennuis, le poursuivant ; par l'entremise d'avocats [. . . lui] occasionnant de grandes dépenses [frais d'avocat, voyages et autres] » et, ayant passé une journée dans la résidence de son époux, aurait « passé la journée à mener le train dans la maison [. . .] et prononcé des paroles tout à fait indécentes ».

Sommées par le docteur Villeneuve, les sœurs de Domithilde feront une dernière tentative pour empêcher son retour en institution, et c'est leur avocat, maître Boivin, qui écrira au docteur Villeneuve en ces termes :

[La sœur] *me dit avoir eu soin de sa sœur durant trois mois et qu'elle est en état de prouver que sa sœur, Mme [. . .] n'est pas troublée et que ses deux autres [sœurs] sont aussi de la même opinion qu'elle n'est pas troublée. Que l'avocat Louis Lussier de Ste Hyacinthe et l'avocat Cloutier de Waterloo ont été consultés et sont au courant de tous les faits dans cette cause. Le dernier a commencé les procédures légales pour avoir une pension de son mari. Lussier conseille une séparation de corps et biens.*

Évidemment si P. réussissait à la faire interner de nouveau à Saint-Jean-de-Dieu, l'action serait par le fait même déboutée. Il y a d'autres raisons que les avocats en question pourraient vous donner qui condamneraient ledit P. On dit entre autres qu'il désirerait la mort de sa femme pour se remarier. Inutile de vous en dire plus long[18].

Quoi qu'il en soit, malgré les tentatives de ses sœurs, Domithilde devra réintégrer l'asile un peu plus tard d'où elle obtiendra un congé définitif le 22 mai 1918.

Les pièces contenues dans le dossier d'Angelina laissent aussi fort perplexe. Après qu'elle eut été internée en septembre 1914, son frère s'adresse au docteur Villeneuve en ces termes :

Je suis allé la voir encore hier comme ma sœur [n'a] jamais [eu] de maladie mentale. Je l'ai trouvé la même rien de changé de ce qu'elle a toujours été. Comme il y

avait beaucoup de désaccord dans son ménage avec son mari [. . .] comme le
Dr M. est l'ami de M. [. . .] il a pensé qu'il lui disait la vérité en disant que sa
femme ne savait plus ce qu'elle faisait lui citant toutes sortes d'actes qui sont faux il
l'a fait séquestrée à St Jean de Dieu lui disant qu'il la menait à l'Hôtel Dieu [. . .]
Son mari la maltraitait mais elle ne nous disait jamais beaucoup tout ce qu'il lui fai-
sait souffrir. Pour moi docteur mon idée c'est qu'il ne s'accordait pas et il voulait s'en
débarrassée et il m'a dit à moi, Je voulais lui montrer que j'étais le maître.

À la fin du mois d'octobre, un mois et demi seulement après son
admission, Angelina est envoyée en congé. Interrogé par les autorités de
l'institution sur son comportement à l'extérieur de l'institution, son époux
répond de la façon suivante au docteur Villeneuve le 21 janvier 1915 : « Il
m'est encore bien difficile de voir si la guérison est parfaite car elle
demeure chez ses parents et je suis allé la voir que tous les quinze jours. »

Au mois de juin 1917, par la voie d'une firme d'avocats, l'époux d'Angelina s'adresse au docteur Villeneuve : « L'état de santé de Mme [. . .], au
dire de son mari, est loin de s'être améliorée : au contraire, il semble qu'elle
est aujourd'hui pire que jamais [. . .]. Il est venu me consulter pour la faire
interner de nouveau, mais je dois vous dire que, cette fois, elle s'objecte
absolument à retourner à l'Hôpital. » En fait, l'avocat aurait besoin des
services du docteur Villeneuve pour la faire interdire, car de cette façon « il
pourrait légalement la faire interner », et il ajoute : « Dans le but d'obtenir son interdiction sans trop de bruit autour d'elle, je vous saurais gré de
me faire tenir votre certificat. »

Le 18 juin suivant, le docteur Villeneuve lui répliquera sèchement :
« [. . .] je dois vous informer qu'il nous est impossible d'émettre un certificat d'interdiction dans le cas de cette personne, vu qu'elle a quitté l'Hôpital Saint-Jean-de-Dieu le 29 août 1916, en sortie définitive, avec, dans
nos registres, à cette époque, la mention de *guérie*[19]. »

Dans certains cas cependant, la réaction des autorités de Saint-Jean-de-Dieu ne se fait pas attendre. Dame Pierre, née Françoise, est admise le 9 avril 1910 à la demande de son époux. Le 17 septembre de la même année, le curé de sa paroisse écrit au docteur Villeneuve :

J'ai constaté que son mari ivrogne et paresseux la brutalisait physiquement et mora-lement mais je n'ai pas remarqué qu'elle dut être envoyée à l'Asile ou Hôpital de St Jean de Dieu. Elle a fait prendre son mari en état d'ivresse avec témoins et l'a fait mettre en prison. Pendant ce temps, elle a placé ses deux enfants à l'orphelinat de la rue Guy et s'adressant à la société protectrice des femmes et des enfants, pour laquelle je lui ai donné une lettre, elle songeait à demander que son mari fut renvoyé en Bre-tagne pour échapper aux menaces de ce même mari qui avait menacé devant témoins de la tuer. Ces menaces répétées de son mari lui avait fait à cette femme comme une idée fixe, mais je n'ai pas constaté de folie. Vu l'infidélité de son mari constatée, vu les mauvais traitements dont elle portait les marques, elle a toutes les raisons de se sépa-rer de son mari. C'est elle qui a gagné, par ses pensionnaires, de quoi acheter le petit terrain et la petite maison de la rue Frontenac mais son brutal de mari a fait mettre tout à son nom. Au total, pourvu que cette femme soit à l'abri de l'enquête et des coups de son mari bavard et blagueur de 1re classe, elle est capable de faire sa vie [. . .]
Je m'adresse, Monsieur le Docteur, à votre loyauté, dès là que cette personne, me dit-on, affirme que son mari a réussi à vous tromper et à vous faire prendre le change sur le compte de sa femme. À vous de voir si, tout examiné de sang froid, elle n'a pas droit à être libérée de sa réclusion forcée.

Il faut préciser que le dossier d'admission de Françoise indiquait, comme symptôme de la maladie, le délire de persécution, diagnostic qui n'est pas rare dans ce type d'internement où un tiers tente de faire admettre une personne qu'il menace et maltraite lui-même. Malheureu-sement, dans ce cas-ci, c'est la parole du mari qui avait primé et toutes les plaintes de mauvais traitements et de menaces de mort de la part de Françoise ne pouvaient, aux yeux du médecin, que corroborer son diagnostic et la faire admettre comme patiente. Dans ce cas-ci, heureusement, le docteur Villeneuve n'hésitera pas à changer d'opinion. Il faut dire que l'époux de madame l'y aura aidé un peu :

> M. l'Abbé,
>
> *En réponse à votre lettre en date du 17 septembre 1910, j'ai l'honneur de vous informer que je suis prêt à autoriser la sortie de Mme Pierre [. . .], à la requête de toute personne responsable et respectable, qui m'en fera la demande. Ce que je désire, c'est qu'en sortant d'ici, elle soit assistée et protégée ; car j'ai vu son mari, hier, et il m'a produit la plus vilaine impression, par sa grossièreté et ses violences de langage[20].*

Bien que le docteur Villeneuve paraisse sensible à la situation de cette jeune dame, deux réflexions viennent à l'esprit ici : et si l'épouse avait, elle, tenté de faire interner ce mari au comportement fort équivoque et qui avait fait si vilaine impression sur le surintendant de l'asile ?

Et si, par malheur, il ne se trouvait pas de personne « responsable » et « respectable » pour faire une demande de libération et qui soit prête à l'assister et la protéger ?

Il faut cependant admettre que tenter de départager qui disait vrai et qui mentait lors de ces admissions ne devait pas être chose facile pour les médecins de Saint-Jean-de-Dieu. À preuve ce qui s'est passé après l'admission de Joseph Henri à la suite d'une requête de son épouse née Hermine. Est-ce parce que le patient, admis le 21 novembre, a fait appel au secrétaire provincial (le 9 décembre), lui disant qu'il a été admis sur les déclarations fallacieuses d'une femme (« malade hystérique », écrit-il) et que, de surcroît, il s'agit cette fois-ci d'un homme qui a été admis sur les déclarations de son épouse ? Toujours est-il que le 23 décembre, un mois après son admission, les docteurs Noël, Devlin et Larose font passer une longue entrevue au patient au cours de laquelle on semble passer au crible tous les éléments et événements mis de l'avant par l'épouse afin de justifier l'internement de l'époux. Trois jours plus tard, le 26 décembre, c'est à l'épouse d'être convoquée à une entrevue devant les mêmes aliénistes. L'entrevue est longue, une dizaine de pages, et surprend l'épouse qui fera remarquer à la suite d'une question assez personnelle : « R. — Non, je ne me rappelle pas. Mais [. . .] je ne m'attendais pas à assister à un interrogatoire comme ça. » Trois jours plus tard, le 29, une autre longue entrevue, avec l'époux cette fois.

Il n'y a pas que les conflits familiaux qui peuvent entraîner des internements contestables. On trouve parfois des cas où une personne reste à l'asile en raison de vides juridiques ou parce que les autorités ne savent que faire. C'est le cas de la célèbre « Affaire Duclos ». Le 19 mars 1906, Alexandre Duclos décharge une arme à feu sur un ami, Alphonse Desrosiers, le blessant gravement. Duclos est alors accusé de tentative de meurtre. Emprisonné, Duclos sera par la suite transféré à Saint-Jean-de-Dieu, en vertu d'un mandat du lieutenant-gouverneur, pour examen, et il y restera jusqu'à son procès. Il sera acquitté, les psychiatres l'ayant examiné jugeant qu'il avait agi sous l'emprise d'une crise de folie passagère. Le docteur Villeneuve certifiera par la suite que Duclos ne présente plus de signes de folie. Donc, en principe, le lieutenant-gouverneur aurait dû signifier son congé de l'asile à Duclos, mais comme ce dernier paraît, au yeux de plusieurs, s'en tirer plutôt facilement malgré les lourdes accusations qui pèsent contre lui, il semble qu'on hésite sur la conduite à suivre. Le journaliste Olivar Asselin prendra la défense de Duclos :

> *Duclos étant innocent au sens du jury, et sain d'esprit au sens du D*^r *Villeneuve et*
> *du représentant du ministère public, l'acquittement créait une bizarre situation. Le*

juge suivit la ligne de conduite que lui dictait la loi et mit le prisonnier à la disposi-
tion du « Lieutenant-Gouverneur en conseil », autrement dit du cabinet.

Pourquoi Duclos est-il resté depuis à Saint-Jean-de-Dieu ? Quelles influences se sont
exercées pour le priver de liberté ? En vertu de quel principe de droit le Procureur-
Général a-t-il pris sur lui de le faire détenir dans un milieu où la raison la plus solide
aurait bientôt sombré ? [. . .]

Voilà donc quatre mois et demi qu'un homme reconnu sain d'esprit par des méde-
cins, par un jury, par le Procureur-Général lui-même, est illégalement séquestré
parmi les fous[22] ?

Ainsi, pour toutes sortes de raisons, mais principalement à la suite de conflits familiaux, il pouvait arriver qu'une personne se retrouve enfermée à l'asile de façon plutôt abusive. Bien que les quelques cas que nous avons présentés ici diffèrent quant au contexte ou aux péripéties ayant entraîné un internement contestable, les personnes internées eurent toutes en commun d'avoir pu compter sur des appuis extérieurs — des parents, le prêtre du village, un médecin, un avocat, un journaliste — qui vinrent à un moment ou à un autre au secours de « l'aliéné ». Sans ces appuis, qui donc aurait pris au sérieux les appels à l'aide d'un « pauvre fou » ou d'une « pauvre folle » internée à Saint-Jean-de-Dieu ?

Le dernier recours

En l'absence d'une personne de l'extérieur vers qui se tourner, lorsque tous les recours sont épuisés, nombreux sont ceux et celles qui s'adresseront aux autorités gouvernementales afin de dénoncer un internement qu'ils croient injustifié. Dans les dossiers de cette époque on trouve des appels à des députés, à des ministres, au gouverneur général du Canada, au gouvernement français ou encore à la Maison-Blanche. À plusieurs reprises, au cours de la période étudiée, on s'adresse au Premier ministre de la province, Louis-Alexandre Taschereau notamment. Et ce dernier répond aux patients. Mais il serait illusoire d'imaginer que, là comme ailleurs, les lettres et appels à l'aide en provenance de Saint-Jean-de-Dieu sont pris très au sérieux par les autorités. Ainsi, les réactions du Premier ministre sont-elles invariables : avant de répondre aux patients il prend soin d'écrire au surintendant de l'hôpital :

Québec, le 8 septembre 1921
Mon cher Docteur,
Je reçois d'un de vos patients, M. J.-H. L., la lettre ci-incluse.
Venant d'une telle source, je crois devoir vous la soumettre avant de répondre.
Sincèrement à vous,
L. A. Taschereau

Plusieurs années plus tard, le message reste le même :

Québec, le 16 mai 1931
Mon cher Docteur,
Je vous envoie ci-inclus une lettre d'un M. R. F. McA.
Voulez-vous avoir l'obligeance, en me retournant cette lettre, de me dire ce que je
devrais lui répondre ?
Sincèrement à vous,
L. A. Taschereau [23]

Le 15 juillet 1924, à la suite d'une missive semblable, le surintendant conseille ainsi le Premier ministre :

Photographie sans légende

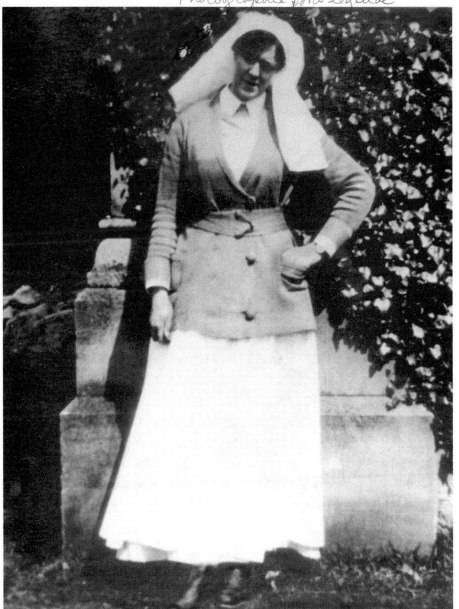

Monsieur le Premier Ministre,

[. . .] Elle est atteinte de délire de persécution accompagné d'agitation motrice, ce qui la rend incapable de s'adapter à la vie extérieure dans la société. Je vous conseillerais de lui dire que vos médecins de cet hôpital sont d'opinion qu'elle a encore besoin de traitement et de repos dans cette institution pour sa santé générale. Je vous retourne sous ce pli, la lettre de madame G. que vous m'avez envoyée.

Cependant, à cette occasion, le docteur Devlin se fera admonester de la façon suivante par le sous-secrétaire de la province :

Monsieur,

L'honorable secrétaire de la province me prie de vous transmettre la lettre ci-incluse, qui s'explique par elle-même. Veuillez donc lui dire comment il se fait que les malades puissent transmettre des lettres au Secrétaire d'État à Ottawa, sans que les autorités de votre hôpital ne s'en aperçoivent. La chose arrive, malheureusement, trop souvent, et est de nature à nuire à la bonne réputation de votre hôpital.

Le message, semble-t-il, ne tombera pas dans l'oreille de sourds, comme il apparaîtra quelques années plus tard après qu'une patiente de Saint-Jean-de-Dieu se sera adressée au maire de Montréal, Camilien Houde. En réponse au directeur du service social de la ville à qui le maire a confié le dossier, le surintendant écrit :

Cher Monsieur,

En réponse à votre demande [. . .]

Je ne crois pas qu'il soit nécessaire de donner suite à la lettre qu'elle a adressée à notre Maire, lettre qui n'avait pas été censurée par l'administration de notre institution.

Lorsque l'on constate qu'il pouvait être relativement facile de faire admettre un proche à l'asile en fournissant une version plutôt personnalisée des symptômes manifestés par le futur patient, et lorsque, en contrepartie, on voit à quel point sont ténus les recours d'une personne s'estimant injustement internée, on ne s'étonne plus de la mauvaise réputation qu'a acquise notre système asilaire au milieu du XXe siècle. C'est à cette époque que circulent toutes sortes de rumeurs à propos d'épouses dont les maris cherchent à se débarrasser et d'internements arbitraires en tout genre. C'est dans un tel contexte que nous ne nous étonnons pas de la lettre écrite au docteur Noël, surintendant de Saint-Jean-de-Dieu, par mademoiselle G., inquiète de la possibilité qu'on puisse la faire interner de force :

> *Je suis en très parfaite santé, je ne perds pas une minute de mon travail, je suis une personne très gaie, ingénieuse. Je travaille dans une manufacture comme dessinatrice-tailleur. Je serais prête à recevoir une garde-malade de votre hôpital. Je voudrais lui expliquer de vive voix une affaire qui vous intéresserais beaucoup, quitte à payer son déplacement.*

Une infirmière, aussi assistante sociale, sera envoyée auprès de mademoiselle G. Elle acheminera vers le surintendant, le 10 mars courant, le rapport suivant :

> *Mlle G. se plaint que son frère, manufacturier de [. . .], veut la faire interner. Il croit qu'elle vit misérablement avec son salaire insuffisant ; qu'elle reçoit des visiteurs à des heures indues et qu'elle nuit à la bonne renommée de la paroisse [. . .]. Il s'est plaint en ce sens au curé de cette paroisse et celui-ci fit enquête. Mlle G. ne peut pardonner au prêtre d'avoir voulut s'ingérer dans ses affaires et elle ne fait plus de religion depuis.*

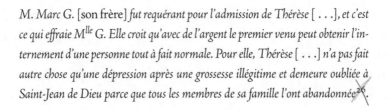

M. Marc G. [son frère] fut requérant pour l'admission de Thérèse [. . .], et c'est ce qui effraie Mlle G. Elle croit qu'avec de l'argent le premier venu peut obtenir l'internement d'une personne tout à fait normale. Pour elle, Thérèse [. . .] n'a pas fait autre chose qu'une dépression après une grossesse illégitime et demeure oubliée à Saint-Jean de Dieu parce que tous les membres de sa famille l'ont abandonnée[26].

Chimère, paranoïa ? Peut-être, mais cet exemple illustre pour le moins ce qu'était devenu l'asile d'aliénés aux yeux de la population québécoise à cette époque. On comprend mieux, à la lecture de tels passages, comment Saint-Jean-de-Dieu ou Saint-Michel-Archange en vinrent à acquérir le statut peu enviable de « squelettes dans le placard » de notre société. Pas étonnant que, quelques années plus tard, l'abolition de ce système asilaire ait constitué l'un des fers de lance de la Révolution tranquille au Québec.

fin du ch 2

(5)

CHAPITRE TROIS

Fatum amoureux

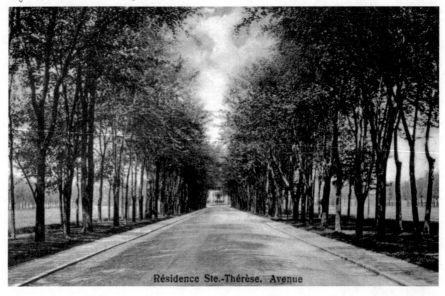

Résidence Ste.-Thérèse. Avenue

Pourquoi [. . .] *suis-je devenu pour toi un tourment, un fléau, un spectre ?*

GEORGE SAND

Assise dans un coin sur une chaise berçante en bois, elle va et elle vient sans entrain. Son regard est vide, ou plutôt très lointain. Sa mâchoire est molle, et une sialorrhée (salivation exagérée) continuelle mouille le haut de sa robe. Elle semble ignorer le brouhaha de la salle. Rien ne la distrait, elle s'oublie elle-même, à un point tel qu'elle urine sous elle sans en éprouver la moindre inquiétude. Aucun soupçon d'incommodité, aucun frisson, juste le balancement doux d'un corps bercé par un ailleurs, un incompréhensible, un univers intérieur fermé sur la réalité présente. Une religieuse s'approche d'elle et lui dit que son mari l'attend au parloir. Son visage s'illumine, son regard prend vie, ses lèvres esquissent un léger sourire.

Un fragment de vie gardé sous silence se dévoile. L'affectueux, le sensible et le touchant s'ajoutent aux récits de tous ces quidams gardés à l'asile pour cause temporaire ou chronique d'aliénation mentale. Plusieurs de ces êtres perdus, égarés et troublés, hommes ou femmes, maintenant plongés dans un monde teinté d'illusions, sont néanmoins, civilement des personnes mariées. Ce sont les histoires de ces individus, plus précisément de leur union conjugale perturbée par la folie de l'époux ou de l'épouse, soumis à l'enfermement asilaire, traitement par excellence à la fin du XIXᵉ siècle contre la folie, qui retient maintenant notre attention.

Comment des amoureux, engagés pour la vie, font-ils pour admettre, à peine quelques mois après le mariage ou plusieurs années plus tard, que leur bien-aimé, sans préavis, s'est transformé en un être méchant, mesquin et terrifiant ? C'est derrière les portes closes de l'Hôpital du Mont-Saint-Jean-de-Dieu que sont enfermés les conjointes et les conjoints devenus insupportables, incontrôlables, presque indésirables.

C'est par le biais de la correspondance entretenue entre les époux pendant l'hospitalisation, mais principalement celle échangée avec le surintendant médical, que nous mettrons au jour les sentiments affectifs qui perdurent entre mari et femme, malgré la maladie et l'internement. Vu la rareté des lettres de la personne internée colligées dans les dossiers médicaux de l'asile, nous proposons dans ce chapitre de laisser les conjointes et les conjoints, demeurés au sein de leur famille, raconter les sentiments qu'elles ou ils entretiennent à l'égard de leur « paramour » devenu fou.

Pour le meilleur et pour le pire

3.1

C'est le 16 septembre 1895 qu'Ernest, âgé de 25 ans, unit sa destinée, pour le meilleur et pour le pire, à celle de sa jeune dulcinée. Journée mémorable, remplie de souhaits et de promesses (!). Une romance qui malheureusement devait se transformer en cauchemar pour sa jeune épouse. Sans le savoir, le jour de ses noces elle prit pour mari un homme dépressif, atteint de délire chronique de persécution. « Je ne pouvait prévoir un malheur semblable a celui dont je suis la victime », avoua-t-elle. Avant même de célébrer leur sixième anniversaire d'épousailles, la bien-aimée d'Ernest était devenue l'objet de ses persécutions. Après quatre mois de dépression et de délire, madame Ernest fit compléter les « blancs d'admission[1] » pour demander l'internement de son époux à Saint-Jean-de-Dieu. Ernest quitta le 5 mai 1901 la vie conjugale pour faire face à la vie institutionnelle dans un asile de fous.

Au cours de cette première année d'hospitalisation, madame Ernest envoie une lettre toutes les deux semaines à la sœur supérieure afin d'avoir des nouvelles de l'état de santé physique et mentale de son époux. Et, si une réponse se fait attendre plus d'une semaine, elle s'adresse aussitôt au docteur Villeneuve, surintendant médical, pour lui exprimer ses inquiétudes.

Hull 21 Avril 1902

Mr. Le Surintendant

Je sousigné Mde Ernest [. . .] viens vous demander de bien vouloir me donner des nouvelles de mon mari car depuis un certain temps j'ai a regretter de la négligence de la part des personnes qui ont charge de répondre a mes lettres Jusqu'à l'automne dernier je recevais une lettre a toute les deux semaines. A présent je suis obligé d'écrire deux fois avant d'avoir une lettre. Je ne doute pas cher Docteur que vous devez vous faire une idée de l'inquiétude dans laquelle je suis. Il y aura un an bientôt que j'ai placer mon mari sous vos soins avec toutes l'encouragement dont vous avez bien voulu me donner. C'est la raison pour laquelle je me suis décider de vous écrire aujourd'hui car je sais que vous agirer en consience et que vous prendrez cette cause en considération.

Donc je compte sur vous pour savoir dans quelle état mon mari se trouve a présent et pour savoir si vous espérer pouvoir ramener mon mari a la santé s'il y a quelques espoir j'espère que vous m'en donnerai l'assurance.

Je me souscris votre très obliger

Mde Ernest [. . .].

Sans en connaître la fréquence, nous savons que madame Ernest se rend occasionnellement à l'hôpital. On ne sait pas d'après le dossier si elle rend vraiment visite à son époux ou si elle ne fait que rencontrer le surintendant médical[2]. L'harmonie est plutôt difficile entre Ernest et sa femme. Il la croit responsable de sa réclusion et lui en garde rancune. Par contre, Ernest reçoit la visite de sa mère, lorsque celle-ci voyage à Montréal, et de temps à autre de son frère. Ces derniers communiquent avec madame Ernest afin de lui transmettre leurs impressions sur l'état du malade.

Hull 8 Juin 1902
Docteur G. Villeneuve
Docteur, je m'adresse de nouveau à vous aujourd'hui afin de vous mettre au courant de l'inquiétude dont je me trouve de nouveau en ce moment. [. . .] je viens de recevoir une lettre de mon Beau-Frère qui ma jeter de nouveau dans l'inquiétude la plus profonde, il me disait qu'il y avait plus d'un an que son frère était interné à la Longue-Pointe qu'il avait été le voir et qu'il le trouvait plus malade que l'orsqu'il est entré.

De toute évidence, Ernest n'est pas sous le joug de sa femme. Car, lorsqu'il y a mauvaise entente entre les époux et que le malade montre une nette amélioration et qu'un congé lui serait favorable, il n'est pas rare que l'aliéniste sollicite la coopération d'un membre de la famille autre que le requérant. Dans ce cas-ci, le docteur Villeneuve maintient, dans sa correspondance, qu'il ne peut consentir à la libération d'Ernest étant donné l'absence d'amélioration de son état mental.

Depuis plus d'un an, madame Ernest doit donc faire face seule aux responsabilités parentales, domestiques et économiques. Au cours des quelques années passées avec son mari, avant l'internement, le jeune couple avait, par le fruit de son travail, réussi à acquérir une maison dans la région de Hull. Tout porte à croire que ce bien a été vendu puisque, quelques années plus tard, les lettres du surintendant médical sont expédiées toujours à Hull, mais à une autre adresse. Le temps passe et la situation paraît pénible pour madame Ernest : elle se trouve dans un bien triste état et sa santé s'affaiblit. Malgré tout, les lettres de madame Ernest, teintées d'inquiétude et d'espoir de guérison, se multiplient au cours des ans. Avec assiduité, elle s'adresse aux surintendants médicaux : le docteur Villeneuve, le docteur Devlin, le docteur Noël. Elle s'adresse aussi aux sœurs supérieures : sœur Marie-Octave, sœur Marie-du-Rédempteur, sœur Sabithe, sœur Amarine, sœur Marguerite-d'Écosse, sœur Léon-Eugène. Malgré les années qui passent et les successions à ces postes, les nouvelles concernant Ernest demeurent inlassablement les mêmes : bonne condition physique, état mental stationnaire.

Hull 12 juillet 1925

Monsieur,

Permettez-moi de m'adresser a vous pour avoir des nouvelle sur l'état de santé mental de Mr. Ernest [. . .]. Il est interner a Saint-Jean-de-Dieu depuis 24 ans le 5 mai dernier Je reçois de ses nouvelles régulièrement toutes les mois à peu près, on me dit que son état physique est bon, mais pour son état mental qu'il n'a pas changé et qu'il est difficile de dire s'il pourra avoir améliorations. Mais que en m'adressant au Docteur Devlin peut-être serait-il en état de vous renseigner sur ce point.

Comme vous pouvez en juger Docteur vous me renderiez certainement un grand service si vous pouviez m'obliger sur ce point.

Je me souscris votre très obliger

Mme Ernest [. . .].

Près de trois décennies passeront sans qu'aucun signe de guérison se manifeste et sans que madame Ernest abandonne son époux : « [. . .] votre mari est en bonne santé physiquement. Il souffre de délire chronique et est peu susceptible de guerison ». En dépit de la récurrence des nouvelles peu encourageantes que madame Ernest reçoit et de l'économie de mots que ces missives affichent, fidèle à son habitude, fidèle à son époux, elle manifeste encore après trente ans son désir de recevoir des nouvelles d'Ernest. Pour la millième fois peut-être, elle trace sur le papier l'essence même de son sentiment devenu quasiment obsessionnel :

> *Hull 16 février 1931*
>
> *Monsieur,*
>
> *Les dernières nouvelles que j'ai reçu concernant l'état de santé physique de Mr Ernest [. . .] sont celle-ci son appétit est régulier et son sommeil s'effectue bien.*
>
> *Maintenant Docteur pour ce qui concerne son état mental ont me dit de m'adresser a vous.*
>
> *Vous m'obligerai beaucoup en me mettant au courant de son état mental.*
>
> *Je me souscris votre très obliger*
>
> *Mme Ernest [. . .].*

Depuis plus d'une décennie déjà, l'état d'Ernest est des plus navrants. « Il est toujours délirant. Il parle seul très souvent : il entend des voix venant du dehors. Toutes ses facultés intellectuelles sont affaiblies. »

Cette histoire d'amour manquée, ratée, du moins bouleversée par l'empreinte d'un malheur logé dans le cerveau d'un homme affecté par une maladie mentale, semble presque invraisemblable, assurément unique. Toutefois, elle n'est qu'un aperçu des tristes destins amoureux de nombreuses femmes et de nombreux hommes qui ont vu leurs rêves romanesques anéantis par le spectre de la folie.

Cependant, certaines personnes comme Tancrède et Laura n'ont pas supporté de vivre avec une conjointe ou un conjoint victime d'insanité et ont tenté d'y remédier.

Monsieur Tancrède [. . .] est en instance devant le Tribunal religieux de Mont-
réal, demandant, par requête, que le mariage qu'il a contracté avec Marguerite
[. . .] le 30 mai 1904, soit déclaré nul à cause de la folie de sa femme. Ce Monsieur
me dit que Marguerite [. . .] a fait un séjour assez prolongé à l'Hôpital S.-Jean
de Dieu, et qu'elle y est retournée à plusieurs reprises.

L'annulation de mariage semble un moyen utilisé pour mettre un
terme définitif à une relation conjugale devenue indésirable. Excédée par
les frasques d'un mari devenu insupportable, Laura décide d'entreprendre
les démarches nécessaires pour faire annuler son mariage. L'attestation de
folie rédigée et signée par le surintendant médical de Saint-Jean-de-Dieu
demeure un document essentiel. Le séjour à l'asile est, en définitive, la
meilleure preuve à présenter pour se libérer d'un époux aliéné.

Il y a actuellement à l'archevêché une instance en nullité de mariage, présentée par
Dame Laura [. . .], épouse de Paul (alias Désiré) [. . .]. Elle attaque le mariage
pour consentement vicié par la folie de l'époux. Celui-ci aurait fait un séjour à Saint-
Jean-de-Dieu, vers 1904.

Néanmoins, plus nombreux sont ceux et celles qui ont inévitablement supporté les frasques, les troubles et les extravagances de leur
malade. Au rythme des saisons, pendant des mois, des années voire des
décennies, Juliette, Stephens et l'époux de Fédora ont inlassablement sou-
tenu leur famille, assumant seuls les responsabilités éducatrices, domestiques et financières, s'attribuant ainsi les tâches tant de la sphère privée
que de la sphère publique, indépendamment des stéréotypes sociaux clairement définis pour les femmes et les hommes de leur époque. Ces
épouses et ces époux, involontairement plongés dans un univers de folie,
sont devenus des victimes impuissantes face à leur avenir, ayant comme

seul réconfort, seule souffrance (!) les vœux qu'ils ont prononcés devant Dieu, soit d'aimer et de chérir une personne, maintenant folle, jusqu'à la fin de leurs jours.

Dès les premiers jours de son mariage, Juliette remarque avec inquiétude les comportements bizarres de son époux.

Je dois vous dire que, mariée depuis 14 ans, je m'aperçois depuis bien longtemps, pour ne pas dire dès le début, d'un état mental qui m'a souvent donné de grandes inquiétudes. Huit jours après mon mariage mon mari fût pris, dans la nuit, d'un délire complet, sans que rien dans la journée ait pu me faire prévoir cette crise. Le lendemain matin d'ailleurs, il n'y paraissait plus. Quelque temps après cette première alerte, et à la suite de la perte d'un jeune frère qu'il adorait, il a été atteint d'un accès de neurasthénie des plus grave, ne dormant jamais pendant des mois et disant la plupart du temps, des choses bizarres, avec des entêtements inouïs pour des futilités. [. . .] De la neurasthénie qui durait depuis 6 mois à l'état aiguë il est alors passé subitement à la plus grande gaîté, se voyant riche et faisant des projets merveilleux. Depuis ce temps, nous avons passé notre vit dans l'une ou dans l'autre de ces exagérations.

Il est vrai que ces « exagérations » peuvent par moments mettre beaucoup de couleur et de piquant dans une vie de couple. Sauf que l'euphorie passée, il faut faire face aux dépenses extravagantes engagées, reprendre les tâches quotidiennes délaissées, et bien sûr supporter un amoureux devenu taciturne et ayant perdu toute joie de vivre. Les comportements excessifs de l'épouse de Stephens, terriblement jalouse, sont également une réelle source de préoccupation pour son mari.

J'ai épousé Dame Harriet [. . .] le 20 Août 1896. [. . .] A peu près huit mois après notre mariage, j'ai constaté qu'elle avait des accès de rage et de jalousie ter-

ribles. Quand ces accès de rage, dont je parle, la prenaient, elle m'injuriait, me traitait de toutes sortes de chose, et me lancait à la tête, ce qu'elle avait sous la main. Au commencement de l'Été de 1900, par dérision et par malice, elle a pris son anneau de mariage, et l'a jeté dans le poêle.

L'époux de Fédora, qui s'est peut-être marié pour les mauvaises raisons, vit une expérience conjugale cauchemardesque.

[. . .] *cédant à une forte pression morale qu'on exerçait sur moi, je résolus de l'épouser, en espérant qu'en l'entourant d'affection et de bons soins, son cœur ulcéré finirait par se cicatriser. « Quos vuit perdere jupiter domentot. » Je l'épousai le 23 novembre 1898. Cinq semaines plus tard, je partais avec elle à Ottawa pour y visiter mes sœurs qui m'avaient pressé de l'épouser. Elle y fut reçue comme une reine. Mes sœurs furent aux petits soins pour elle. Nous étions arrivés le samedi soir, veille du jour de l'an, et, le lendemain de ce jour, en revenant à Montréal, elle ne cessa de pleurer accusant ma sœur ainée de l'avoir insultée, [. . .], de l'avoir traitée de putain et d'avoir enfin terminé en disant : Vous me faites honte ! Or, je connaissais mes sœurs et j'étais tout ahuri de ce que ma femme me racontait avec grands renforts de larmes. C'était le monde renversé, je ne pouvais croire cela possible. Néanmoins, j'écrivis à ma sœur une lettre de reproches. Sa réponse ne tarda pas. Elle ne comprenait rien à toute cette histoire n'ayant jamais ni pensé ni dit un seul mot à ce sujet. Elle terminait et disant que ma femme était une misérable menteuse faiseuse d'histoires. Ma femme prit la lettre, la déchira avec fureur, me disant : « tu sais bien que c'est vrai, je t'ai entendu, toi, comploter contre moi avec ta sœur. J'étais cachée et j'ai tout entendu, je ne suis pas sourde. » Alors comme un éclair, la pensée qu'elle souffrait de la manie de la persécution me traversa l'esprit ; je me rappelai toutes les histoires qu'elle m'avait faites au sujet de ses parents et je compris que j'avais épousé une folle.*

Vivre avec un fou ou une folle engendre des situations toutes plus exceptionnelles les unes que les autres. Les rebondissements sont nombreux et ils surgissent au rythme des délires, des hallucinations, des phobies ou des manies aiguës qui animent un époux devenu subitement fort, riche et invincible ou une épouse traumatisée par ses persécuteurs. Parfois c'est plutôt la déprime, la mélancolie ou la catatonie de l'être cher qui réussit à annihiler toute forme d'énergie, au sein du foyer, pour faire place au plus grand des découragements. Bien que la maisonnée retrouve une forme d'accalmie lorsque la dépressive ou l'agité est enfin interné, de façon irrationnelle cette pause tant désirée n'est toutefois pas appréciée comme un repos bien mérité. Les inquiétudes mêlées à un chagrin de plus en plus envahissant accompagnés d'une profonde nostalgie suffisent à accaparer toutes les pensées de celle ou de celui qui croyait enfin avoir recouvré une certaine liberté.

C'est à l'âge de 30 ans que Julie fut internée à Saint-Jean-de-Dieu. Mariée depuis six ans et mère de deux enfants, Julie est reconnue épileptique depuis quatre ans et demi. Elle est excessive, loquace et violente envers les étrangers, et même envers ses propres enfants qu'il lui arrive de frapper. Résident de Sorel, François-Xavier rend visite à son épouse pendant la belle saison, lorsque des bateaux font la traversée jusqu'à Montréal. Entre-temps, ils correspondent ensemble et François-Xavier communique au docteur Villeneuve les informations reçues par sa femme afin d'en vérifier l'exactitude.

Sorel, 18 nov./05

Mon cher Docteur,

Je viens de recevoir une lettre de ma femme me disant que d'après elle, elle est bien mieux et me demande d'aller la chercher. Avant de faire de semblables dépenses pour un pauvre homme comme moi, Je prends la liberté de vous écrire, pour vous

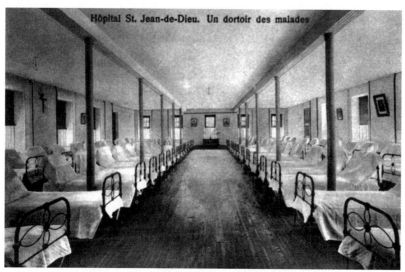

Hôpital St. Jean-de-Dieu. Un dortoir des malades

fin de la légende

demander votre opinion sur sa prétendue guérison. La croyez-vous assez bien pour
que j'aille la chercher ?

Vous voudrez bien l'avertir charitablement, sans trop la surprendre, de crainte
qu'elle retomberait, que notre petite fille Marie-Louise est morte et qu'elle a été
enterrée mardi dernier, le 14 courant. Notre petit garçon, le seul enfant qui nous
reste, est bien.

Une réponse obligera infiniment,

Votre tout dévoué serviteur

Frs. Xavier [. . .]

Comme seule réponse, seul réconfort pour François-Xavier, une
lettre du docteur Devlin, assistant-surintendant médical, dépourvue
de toute sensibilité malgré la situation tragique vécue par une famille au
summum de ses malheurs. Aucun écho sur la réaction de Julie. Aucun
mot de condoléances. Moins de quinze jour après le décès de sa fille, François-Xavier recevait une note froidement laconique.

143

27 novembre 1905

Monsieur F.-X. [. . .]

Sorel Qué.

Monsieur,

En réponse à votre lettre du 18, j'ai l'honneur de vous informer que madame [Julie], bien qu'elle jouisse physiquement d'une bonne santé, n'est pas encore assez bien mentalement pour qu'il soit recommandable de la faire sortir de l'asile, même sous simple congé d'essai.

Votre tout dévoué,

Assistant-surintendant médical.

Cette missive maladroite ne nous permet pas de savoir comment a réagi Julie. Nous pouvons seulement espérer que sœur Marie-Octave est intervenue dans ce dossier, alors que de toute évidence, le docteur Villeneuve était absent de Saint-Jean-de-Dieu. Les lettres qui ont suivi nous permettent toutefois de constater que François-Xavier demeure positif, malgré les circonstances, et garde l'espoir de voir revenir sa femme, qui va de mal en pis.

Sorel 22 janvier 1906

Monsieur le Docteur

Vous allez me trouver un peu négligeant de ne pas avoir répondu a votre toute bonne lettre, ce n'est pas que j'ai oublié que mon devoir était de vous écrire immédiatement, mais pardonnez moi ce retard c'est du à la maladie. Maintenant que je suis mieux je m'empresse d'écrire aujourd'hui je vous remercie bien sincèrement de l'intérêt que vous me porter dans là personne de mon épouse qui vous n'en doutez pas est loin d'être oublier de ma pensée et je vous demande de nouveau ce qui se passe. Je vous crois bien sincère je sais que si ma femme est assez bien portante au printemps que vous serez assez bon comme par le passé pour me dire la vérité. J'at-

tends donc de vous monsieur une réponse au plus vite et si elle est favorable, soyez certain que j'obéirai à vos ordres je ferai ce que vous me direz, mais je souhaite et je prie que les bons soins que vous lui donner fasse en sorte que je puisse aller chercher ma femme au printemps. J'ai grand espoir dans la bonté de Dieu et en vous. Je sais que vous épuiserai tout ce que vous savez dans l'art médical pour me rendre heureux en me rendant ma femme plain de santé. Je termine ma lettre en vous souhaitant la réalisation entière de tout vos désirs et que le Ciel vous accorde une longue vie pour continuer le bonheur de ceux qui vous sont chers.

Je demeure votre tout dévoué serviteur

Xavier [. . .]

Internée depuis plus de six mois, Julie n'accuse aucun signe d'amélioration, selon le docteur Villeneuve, et son état mental est loin d'être satisfaisant. Elle s'achemine vers la démence. Les crises d'épilepsie se multiplient et sont chaque fois plus longues. Elle devient alors surexcitée et très violente : elle frappe celles et ceux qui l'entourent, déchire ses vêtements, brise les objets qui sont à sa portée. Dans ces conditions, le docteur Villeneuve ne peut pas recommander de la faire sortir de l'asile pour un congé. Le printemps venu, une nouvelle évaluation de l'état mental de Julie est demandée par le docteur Devlin :

St. Jean de Dieu 10 avril 1906

Monsieur le Docteur Devlin,

Assistant Surintendant médical de l'Hôpital St.Jean de Dieu.

Cher Monsieur :

Suivant vos instructions j'ai le 9 avril fait l'examen de Dme Frs. Xavier [. . .], née Julie [. . .] et internée à l'Hôpital St.Jean de Dieu, le 24 mars 1905 sous le numéro 7918. C'est une épileptique. Les troubles du caractère sont très accusés. Il y a chez elle, irritabilité et variabilité d'humeur, réactions impulsives passagères, colères violentes, etc. etc. sans provovations elle se précipite sur les autres malades en criant et gesticulant et les sœurs ont été obligées de la mettre dans la Salle Sainte-Madelaine, car pendant ses accès délirants cette malade doit être l'objet d'une surveillance constante. Sous les circonstances je crois qu'il serait imprudent et même dangereux de laisser la malade retourner dans sa famille, car on doit tenir compte de son caractère irritable et impulsif.

Votre dévoué

JB de Grosbois

Médecin interne[10].

Beaucoup de tristesse et d'inquiétude se dégagent des lettres des épouses et des époux adressées au surintendant médical et s'informant de l'état de santé physique et mentale de leur tendre moitié. La vie à deux, remplie de projets heureux et soudainement transformée en une aventure romantique angoissante, s'apprivoise tant bien que mal. La folie étiole chaque jour davantage l'idée d'un retour à la vie normale. Malgré les déceptions, les contrariétés et les soucis qu'entraînent la vie avec un conjoint enfermé pour folie, le fol espoir d'une guérison éventuelle ne cesse d'être entretenu.

3.2 Fol espoir

Oh Docteur mon mari sera-t-il condamné a vivre encore bien longtemps en contac avec ces pauvres infortunés. Je vous en supplie ne ferez vous rien pour rendre la liberté au père de mes pauvres petits enfants. Si vous saviez comme il fait froid au logis et comme le pain nous semble dur quand le père n'y est pas pour le partager.

Les situations rocambolesques, périlleuses ou dramatiques provoquées par une mère hystérique ou un père maniaque sont imprévisibles. Malgré tous les efforts que déploie la famille pour affaiblir les effets dévastateurs que propage la maladie mentale en son sein, elle est inévitablement entraînée dans un maelström infernal. Les jours et les nuits de tous les membres de la famille sont ponctués des impondérables que sème l'aliéné. La fatigue se fait sentir et le découragement atteint son apogée lorsque les limites de l'infranchissable sont dépassées par le fou ou la folle qui, dans ses moments de délire, semble oublier que la personne qu'il ou elle harcèle, menace ou violente n'est autre que l'être aimé. Au fil du temps, l'amour se fait discret, l'intimité se fait rare, la tendresse devient un vague souvenir, parfois une chimère à laquelle il fait bon s'accrocher pour tenter de croire que cet esprit déséquilibré a déjà été sain.

L'histoire de Bernadette et de Damase illustre bien par quel genre de revirement une vie conjugale classique, peut abruptement se convertir en cauchemar d'amour. À peine âgée de 20 ans, Bernadette met au monde son premier enfant, un petit garçon. Au cours des premières semaines qui suivent cet heureux événement, son entourage remarque qu'elle est bizarre, différente, changée. Le curé de la paroisse de Papineauville, Eph. Rochon, est réclamé auprès de Bernadette afin de vérifier les dires de personnes dignes de foi qui prétendent qu'« elle a fait plusieurs actes de folie » : elle a coupé en morceaux des chats vivants, disant vouloir en chasser le mauvais esprit ; elle a violemment attaqué son mari ; elle a cherché à faire du mal à son nourrisson. Le curé Rochon rend visite une première fois à Bernadette pendant environ un quart d'heure. Il remarque qu'elle est particulièrement amaigrie et très cernée. Cette visite n'est toutefois pas concluante et ne lui permet pas de déceler de traces de folie chez Bernadette. Une deuxième rencontre, plus longue, permet cette fois au curé Rochon de tirer de nouvelles conclusions. Au cours de leur entretien, Bernadette donne à plusieurs reprises la preuve qu'elle n'a pas tout son esprit. Ses propos sont confus. Par exemple, elle affirme qu'un étranger est son enfant et qu'un autre est son beau-frère. C'est le curé Rochon qui, le premier, entrera en contact avec les autorités de Saint-Jean-de-Dieu afin de la faire interner.

De plus en plus dangereuse, Bernadette est admise à Saint-Jean-de-Dieu le 7 juin 1909, soit plus d'un an après les premières démarches du curé Rochon. La demande d'admission est accompagnée d'un examen mental signé par le docteur E. McKay, qui la prétend folle et recommande l'internement. Bernadette n'a que 21 ans lorsqu'elle est admise à Longue-Pointe. Elle souffre d'excitation maniaque, d'affaiblissement de la mémoire, d'épilepsie et d'hallucinations. Durant la première consultation médicale, son discours est incohérent. Indépendamment des questions qui lui sont posées, elle répète de façon délirante : « [. . .] la fin du monde qui se prépare et je ne veux pas que le monde brûle [. . .] je n'ai pas mangé j'ai peur que le feu [. . .], c'est la fin du monde. » À la suite de cette entrevue, on la déclare atteinte de folie des dégénérés. Selon l'aliéniste français Valentin Magnan, ce diagnostic « [. . .] qualifie puis désigne une personne atteinte d'anomalies graves, notamment psychiques, intellectuelles, attribuées à une hérédité morbide ». Les notes prises par l'aliéniste révèlent que la mère de Bernadette a été internée à Saint-Jean-de-Dieu après son quatrième accouchement et qu'un de ses frères présente, lui aussi, des attaques de folie. On attribue la cause immédiate de la folie de Bernadette à son accouchement.

Les semaines et les mois passent. L'état de Bernadette ne présente aucune amélioration. Ses crises d'épilepsie s'accompagnent de délire violent, son esprit paraît affaibli, elle devient démente et gâteuse. Malgré l'absence de nouvelles rassurantes et le pronostic d'incurabilité émis par le docteur Villeneuve, Damase demeure confiant et plein d'espoir de reprendre la vie commune avec sa jeune épouse. Les nombreuses lettres que Damase adresse au surintendant médical pour s'enquérir de l'état de santé physique et morale de sa femme illustrent avec sensibilité son grand désir de retrouver sa Bernadette.

> *Papineauville 8 juillet 1909*
> *A Monsieur le Surintendant médical Dr G. Villeneuve*
> *Monsieur,*
> *Ainsi qu'il est écrit que toute personne voulant retirer un malade est prié d'écrire et, bien Monsieur, moi Damase [. . .] époux de Madame Damase [. . .] n° 9421 serai à votre bureau Hôpital Saint-Jean de Dieu le 13 courant ou advenant quelque empêchement j'y serai certainement le 14 je vais avec l'espérance de retirer ma femme si vous le jugez à propos*
> *Damase [. . .]*

C'est avec célérité que le docteur Villeneuve répond à la lettre de Damase.

> *Monsieur Damase [. . .],*
> *Mon cher monsieur,*
> *en réponse à votre lettre en date du 8 juillet courant. Je regrette de vous informer que je ne pourrai pas permettre de retirer votre femme de l'asile, sous congé d'essaie parce que son état mental ne justifie pas cette mesure.*
> *Votre dévoué*
> *Sur. Méd.*

Plein d'espoir, Damase est certain que l'état de son épouse s'améliore. Séparé de son épouse depuis un mois et demi, Damase se fait insistant auprès du doceur Villeneuve pour qu'il accorde un congé à Bernadette.

> *Papineauville 26 juillet 1909*
> *A Monsieur Dr G. Vil. Surin. Méd.*

Monsieur,

Je viens bien respectueusement m'informer de la santé de mon épouse Mde. Da-mase [. . .] n° 9421 lors de ma visite elle me paraissait bien tranquille et vous demande de me la renvoyer dès qu'elle sera en état de s'en venir

Votre Serviteur,

Damase [. . .]

En toute délicatesse, le surintendant médical tente de signifier à Damase l'état réel de Bernadette.

Monsieur Damase [. . .],

Monsieur,

En réponse à votre lettre du 26 juillet courant je dois vous dire que la santé de Madame [. . .] est assez bonne, mais son état mental est toujours le même. Nous lui donnons les meilleurs soins, mais nous craignons beaucoup qu'elle ne guérisse pas.

Votre dévoué,

Surintendant médical.

Damase envisage le pire.

Papineau ville 6 novembre 1909

À Mr le Docteur G. Villeneuve S. médical.

Monsieur,

Ayant appris par des intermédiaires que ma femme Mad. Damase [. . .] n° 9421 était bien malade je voudrai savoir si tel est le cas si elle est dangereusement malade toujours que je ne voudrais pas qu'elle meure à l'hopital loin de moi si elle peut sup-porter encore la fatigue du voyage veuillez me l'envoyer j'irai l'attendre à la gare. Veuillez donc s.v.p. me répondre aussitôt.

Votre L. Damase [. . .]

Effectivement, Bernadette est malade « physiquement », mais il n'y a aucune raison de s'inquiéter. Ce qui n'est toutefois pas le cas de son état mental.

Damase [. . .],

Cher monsieur :

Votre femme souffre actuellement des fièvres typhoides mais son état n'est pas inquiétant pour le moment. Dans tous les cas, comme le voyage pourrait lui faire beaucoup de tort, il est préférable de toute façon qu'elle reste ici et je ne puis vous l'envoyer comme vous le demandez.

Je demeure,

Cher monsieur,

Votre bien dévoué,

Surintendant Médical.

L'absence de l'être cher se fait tout particulièrement remarquer le jour de la Saint-Valentin.

Papineauville 14 février 1910,

A Monsieur le Surintendant Dr Villeneuve.

Monsieur,

Je viens m'informer de l'état de santé de ma femme Madame Damase [. . .]. Comment est-elle nous serions grandement content si elle revenait son petit garçon s'ennui beaucoup ainsi que moi et nous prions Dieu qu'elle en revienne.

Je demeure

Votre Ser.

Damase.

Le docteur Villeneuve répond encore une fois à Damase en tentant, cette fois-ci, d'être plus explicite sur l'état mental de Bernadette.

Papineauville, Québec.

Cher monsieur :

En réponse à votre lettre du 14 février courant, je regrette de vous dire qu'il n'y a aucune amélioration dans l'état mental de votre femme. Elle a encore des attaques d'épilepsie qui s'accompagnent de délire violent et je crois que son esprit est affaibli. Dans ces conditions, je crois que ce serait une imprudence de la renvoyer chez vous, parce que, elle exige des soins et une surveillance constants. Je ne puis donc pas vous autoriser à venir la chercher, car elle ne pourrait prendre soin d'elle même, ni vous rendre aucun service.

La résignation semble gagner Damase.

Papineauville 12 mars 1910

A Mr. Dr G. Villeneuve. S. M.

Monsieur

Je suis bien peiné de voir que ma femme [. . .] est toujours dans le même état que même loin de s'améliorer les crises augmente d'intensité donc il faut s'y résigner tout en vous priant bien respectueusement de m'en faire parvenir des nouvelles de temps a autre

Votre Ser.

Damase [. . .]

Le docteur Villeneuve propose alors à Damase de ne lui écrire qu'une fois par mois. Une façon polie de lui suggérer de continuer d'écrire régulièrement, mais moins souvent.

Papineauville, Qc.

Cher monsieur,

En réponses à votre lettre du 12 mars courant, je dois vous informer qu'il n'y a aucun changement dans l'état de votre femme, depuis ma dernière lettre. Si vous désirez être renseigné, de temps en temps, sur l'état de votre femme, vous n'aurez qu'à m'écrire, comme par exemple, tous les mois, et je vous répondrai toujours. Nous n'avertissons les parent que lorsque l'état du malade est suffisamment amélioré pour permettre la sortie ou lorsque l'état d'un patient inspire des craintes sérieuses. Je vous prie par conséquent, de vouloir bien en prendre note.

Je demeure,

Votre bien dévoué.

Surintendant Médical.

L'état de santé de Bernadette continue à préoccuper et à inquiéter Damase.

Papineauville 28 mai 1910,

A Mr. Le Dr Villeneuve S. M.

Monsieur,

Comment est ma femme [. . .] voilà deux semaine que j'ai écrit et n'ayant rien reçu je la crois malade sérieusement. Veuillez m'en donner connaissance.

Bien à vous

Votre Serviteur

Damase [. . .]

Après une année de correspondance assidue avec Damase, le docteur Villeneuve, sans détour, soumet enfin son pronostic quant aux chances de guérison de Bernadette.

Cher monsieur,

En réponse à votre lettre du 28 mai courant. Je dois vous informer qu'il n'y a aucun changement dans l'état de votre femme. Ainsi que je vous l'ai déjà dit, la maladie que présente vote femme est incurable. Nous n'avons absolument aucun espoir de guérison. Cependant. Elle ne peut pas être renvoyée de l'asile dans ces conditions

parce que je suis convaincu que vous ne pourriez lui donner ni les soins ni la sur-
veillance nécessaires.

Je demeure,

Votre bien dévoué,

Surintendant médical.

p.s. Veuillez donc ne jamais oublier, lorsque vous écrirez au sujet de votre malade,
de mentionner le numéro inscrit sur sa carte[13].

Bercé d'illusions ou pénétré d'un amour indéfectible, Damase a entretenu pendant des années le fol espoir que sa Bernadette retrouverait « son génie ». Il entretenait un amour chimérique envers une femme qui ressemblait de moins en moins à celle qu'il avait épousée.

L'histoire de Maria et de Cléophas est, elle aussi, très émouvante. La maladie de Cléophas survient après vingt-huit ans de mariage. Aucun signe de folie n'avait, jusque-là, porté ombrage au couple, qui a donné naissance à 18 enfants. Peu d'informations sur la maladie de Cléophas ont été colligées dans son dossier médical. Les bribes de renseignements recueillies sur les différents formulaires d'admission indiquent que Cléophas, manœuvre âgé de 52 ans, vivait avec sa femme et quatre de ses enfants. Sa première attaque se déclare le 1er février 1904. Il devient excessif en ce qui a trait à son travail : à lui seul, il veut abattre l'ouvrage habituellement effectué par une dizaine d'hommes. En phase maniaque, il commence à être violent et ne dort presque plus. La cause de cette attaque demeure inconnue à la famille. Séparée de son mari et préoccupée par son état, c'est auprès du docteur Villeneuve que Maria tente d'être rassurée.

St. Hyacinthe mai 12, 1904

Docteur Villeneuve

Voulez vous a voir la bonté de me donner des nouvelles de monsieur Cléophace

[. . .] *pour me dire si il prand du mieux ou si en prand pas car je suis bien incette*
Une réponce silvous plat.
Mme [Maria]

Les réponses du docteur Villeneuve ne lui font toutefois aucune promesse quant à la guérison possible de la maladie de Cléophas.

21 mai 1904,
7607 Cléophas [. . .]
Mme C. [. . .]
St Hyacinthe, P.Q.
Madame,
J'ai le regret de vous informer que l'état de votre mari ne s'est pas amélioré et qu'il présente même peu de chance de guérison. Nous craignons qu'il ne soit atteint de paralysie générale. Comme nous désirons beaucoup avoir des renseignements sur le début de sa maladie, nous vous prions de passer au bureau des médecins lorsque vous viendrez à l'asile ou de faire cette recommandation à ceux qui viendront de la part de la famille
Votre etc.

Six mois ont passé ; seule ou avec l'aide d'un proche, Maria continue d'adresser de courtes lettres au docteur Villeneuve, tentant ainsi de calmer son anxiété et ses inquiétudes.

St.Hyacinthe Oct 26, 1904
Docteur Georges Villeneuve Surintendant Médical
Hospice St. Jean-de-Dieu, Montréal,
Monsieur,
En réponse à la vôtre du 11 courant, il m'a fait peine d'apprendre que mon mari

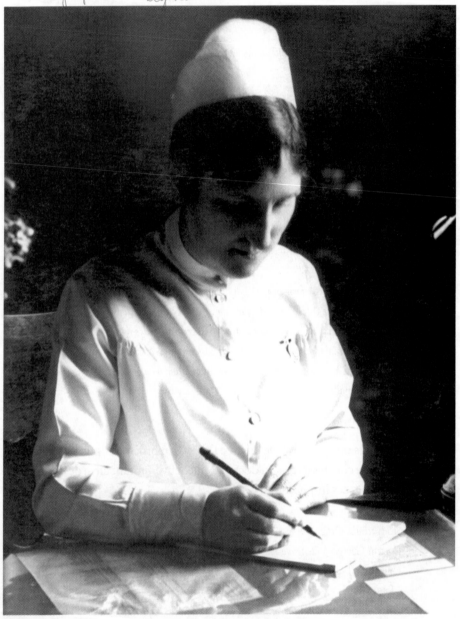

paraît toujours dans le même état et ce qui me fait plus de peine encore c'est que vous dites qu'il est incurable. Bien que je conservais peu d'espoir pour ce qui regarde une guérison compléte j'avais toujours espéré qu'il s'opererait un mieux sensible pour qu'il puisse revenir au milieu de nous. Vous dites qu'il arrive quelque fois de parler de sa famille. Veuillez, s'il vous-plait dans ses moments là lui assurer comme nous serions fiers tous ensemble de le voir revenir si toutefois la chose était possible. Je termine en comptant toujours sur vos bons soins pour lui et me souscris votre très reconnaissante
Madame [Maria].

Maria désire les meilleurs soins pour celui avec qui elle a partagé sa vie pendant près de trente ans. Entre ses visites occasionnelles à son époux ou celles de ses enfants à leur père, c'est auprès du docteur Villeneuve qu'elle s'informe des moindres changements dans l'état de son mari. Néanmoins, ses inquiétudes demeurent patentes.

St Hyacinthe 20 Avril 1905
Monsieur Dr Villeneuve j'ai reçu votre lettre et vous me dite que mon mari ne change pas qu'il est toujour dans le même état et j'ai eu des nouvelles des personnes qu'il ont été a l'hopital et il m'on dit que vous étiez obligé de le renfermé dans une sélune je vous demande s'il vous plat de me dire si s'est vrais oui ou non. Une réponse au plus vite
Madame [Maria].

7 juin 1905
Madame Cléophas [. . .]
Saint-Hyacinthe, Qué.
Madame,
En réponse à votre lettre du 30 mai, J'ai l'honneur de vous informer que votre mari,

M. Cléophas [. . .], n'est pas renfermé comme on a voulu vous le faire croire et qu'il est traité exactement comme les autres malades de sa catégorie, c'est-à-dire avec tous les égards que mérite sa situation.

Votre tout dévoué[19]

Il y a près d'un siècle, installés sur le coin d'une table dans un appartement vétuste ou assis à un bureau dans une résidence très cossue, des hommes et des femmes, avec une expérience de vie complètement différente, étaient pourtant devant un malheur similaire et essayaient, tant bien que mal, de traduire les mêmes inquiétudes et les mêmes espoirs concernant leur bien-aimé. Certains arrivaient à transcrire avec facilité l'essence de leur chagrin, tandis que d'autres, avec beaucoup de peine et peu de mots, traçaient sur le papier leur désarroi.

Plein d'espoir, Azarie laisse parler son cœur.

Révde Sœur.

Depuis que ma chère femme est partie j'ai laissé ma ferme et je ne puis y retourner c'est très abandonné, si elle ne peut revenir a son gênie, je vais être forcé a vendre cela car va se perdre, j'espère chère sœur que le M.D. va faire tout en son pouvoir, rappelant toute sa science pour voir sil ne trouverait pas un remède capable de la ramener a son sens morale.

Je suis pas riche mais mon cœur donnerait beaucoup pour quelle reviendrait a la santé et bientôt.

J'ai bien hâte qu'on m'apprenne quelle prend du mieux.

Je termine dans cette espérance.

Votre tout devoué Serv.

Azarie [. . .][20]

François-Xavier chérit lui aussi « l'illusion » de voir revenir sa chère épouse qui lui manque tant. Julie, nous l'avons vu, est épileptique et le docteur Villeneuve entretient peu d'espoir de voir guérir sa malade qui tend vers la démence.

Monsieur,

J'ai été heureux d'apprendre l'amélioration qui s'est faite sur l'État de santé de ma chère épouse, quoique ce soit en faible mesure cela me donne espoir de la voir revenir à son état naturel et d'avoir le bonheur de la voir revenir chez moi. Je bénirai ce jour car vous ne devez pas douter de l'ennuie que me cause cette séparation. Confiant dans la miséricorde du Bon Dieu et dans les bons soins que vous lui prodiguez j'espère voir bientôt des jours meilleurs.

Je compte sur votre charitable cœur pour me donner de nouveaux détails sur son état de santé. Je me propose d'aller la voir à l'ouverture de la navigation en vous remerciant de l'intéret que vous me portez.

Je me souscris.

Votre humble serviteur

Frs. Xavier [. . .]

Sorel 30 mars 1906.

Malgré la difficulté que représente, pour plusieurs, la rédaction d'une lettre adressée au surintendant médical de Saint-Jean-de-Dieu, madame Alfred relève le défi de lui livrer ses sentiments les plus inquiets.

Dunham 10 mai 1908

Monsieur je vous écriet un mot afin de vous témoigner la paine et l'inquietude que je prouve a l'égard de mon mari et de voir mes pauvre petit anfants pleurez a tous les jour pour leurs pèrre je vous asur que cela arache le cœur d'une mère et quant j'ai été le voir je lez trouver trait bien dans son ider car il parlet bien et tous ce quille iya

je lez trouver bien faible et je nesé pas si il est pire out si il est la même chose q'uille
était quant j'ai lez vus mais aux si jarait bien aimer a vous voir mais faut croire que
s'était imposible de vous voir puis que je vous et pas vus et aux si jai pas pus voir la
Supérieure et la sœur qui prand soin de mon mari medi que l'anneuis le frécante
beaucoup et quille parle souvant de sa famille et cela medonne a croire que si il était
a sa maison avec sa famille quille pranderait des force plus vite, monsieur je seuis
convincut et je sez bien que mon mari a eux bien du bon soins et je vous an remer-
cie infiniment mais il faut que je vous dise que je seuis désider a aller le charcher cette
semaine ludi je serez la antre un heur et de mi a deux heurs je va prandre un Char-
tier pour nous faire mener a lapital et il iya un de ses neveux un homme fard qui
viens avec moi pour aider a amprendre soins et vous medite sur votre lettre que vous
motoriser pas a aller le Charcher car je pourait pas anprandre soins dans létat ou il
est et bien monsieur je pansait bien que vous voudrier pas me le laisser an mener et
vus que monsieur le curé a signer les papier je lez vus et je leuis et parlez et il madi
quille était abien la et que je faisait une grande anbardé d'aller le charcher mais que
vous manpaichriez pas de lanmener et je met toute antre les maisn du bon dieu et je
luis porterez toute les bon soins posible [. . .] si il a amourire il moura avec sa
famille et je demeure pour la vie.
Madame Alfred[18]

Ces histoires d'amours malheureuses, tourmentées par le spectre de la folie, n'ont pas connu de dénouements heureux. Quand une personne est unie pour la vie à une folle ou à un fou enfermé à l'asile, la vie à deux bascule dans un univers inconnu et sans promesses. Totalement chavirés par les incertitudes d'un pronostic rarement encourageant et trop souvent d'une réelle tristesse, les époux sont prisonniers de la folie qui s'immisce cruellement entre eux. La maladie se dresse comme le pire des obstacles au fol espoir du retour à une vie normale.

Photographie   - Lecture de la légende

Hôpital St Jean de Dieu.
Etang du Parc St. Michel.

fin de la légende

3.3 Doux sentiments

S'il est ici question de doux sentiments d'attachement, d'espoir et d'assistance à l'égard des malades internés, c'est bien parce que la récurrence de telles manifestations nous a surpris. Effectivement, c'est avec étonnement que nous avons pris connaissance de nombreux témoignages soulignant l'intérêt et l'amour de l'époux ou de l'épouse à l'égard de sa tendre moitié. À une époque où les mots d'amour et les discours enflammés étaient bien souvent dilués et servis à petites doses entre amoureux, nous n'avons pas de déclarations sentimentales truffées d'une tendresse infinie à présenter. Les lettres étant rarement envoyées directement à l'être cher mais plutôt au surintendant médical, discrétion et bon goût étaient de rigueur. Il n'en demeure pas moins que ces lettres sont le seul moyen de montrer l'existence effective de liens affectueux maintenus pendant la période d'internement.

C'est le 8 juin 1916 que Jimmy écrit à son épouse Eugénie, âgée de 25 ans et internée pour la deuxième fois, à la suite d'une difficile période puerpérale. Plein de ressources, nullement découragé, Jimmy tente sa chance auprès du surintendant pour organiser une rencontre avec son épouse.

> *Bien chère épouse,*
>
> *En réponse à ta lettre que je vien de recevoir qui ma fait bien plaisir. Je tavait dit que jirait te chercher au 10 mais je suis oubliger retarder à plus tard, car jai pas pu retirer largent que je devait retirer et jen ai pas assez. Sa me peine bien de la peine mais cest impossible pour asteure oublie pas de faire lire la lettre par le gérant Mr. Villeneuve voullez vous être assez bon de payer le passage et le butin assez convenable pour montée cela mexenterait des depenses. Je gagne pas absolument bien cher cest pas la raison que je vous demande cela et je vous retournerez cette argent là aussitôt*

que je laurai retirer. Ces vrai que cest pas le règlement mais si ces possible. Vous me
direr quelle jour que vous aller l'envoyer afin que je me rendre au char|et repond moi
tout de suite je vois rien autre choses pour aujourd'hui je finit en te faisant mes plus
tendre amitiées.

Ton époux
Jimmy

Aurore s'inquiète pour son mari, mais cherche également à savoir si ses lettres lui parviendront réellement.

Mon cher époux,
Comme je n'ai pas reçu encore de tes nouvelles depuis que tu es rendu à la Lasile de
la Longue pointe et jaimerais sil était possible de me donner des nouvelles de sa
maladie si elle sest aggravée depuis, et si tu es bien traiter et bien soigner pour moi
tu dois bien penser que je suis très inquiete de toi. Jespère bien aller te voir bientôt
avec mes petits enfants. Jai bien hâte dy aller.|Je suis a chambly avec mes enfants aus-
sitôt je pourrai laisser un moment jirai avec eux. Tu adresseras ta lettre comme ceci
[. . .].
Je termine en te donnant un doux baiser ainsi que tes petits enfants quils pensent
toujours à toi.

Ton épouse dévouée
Aurore.
/Veillez sil vous plait de me répondre à la place de mon mari car il ne sait pas écrire,
vous mobligerai beaucoup en le fesant
votre toute dévouée
Dame [Aurore]

Pendant près d'un an, Albert a écrit régulièrement au surintendant médical afin de s'enquérir de l'état de santé physique et mentale de Maria, son épouse. L'espoir de guérison évoqué par le surintendant médical a assurément motivé Albert à s'enquérir des progrès observés chez son épouse.

> *Granby, 19 novembre 1918.*
>
> *Monsieur le Docteur,*
>
> *J'ai reçu votre lettre me disant que ma femme malade éprouvait une légère amélioration du coté mental. Je sais que c'est une maladie bien longue mais cependant je désirerais savoir si elle en reviendra.*
>
> *Monsieur veillez me dire combien de fois par mois que nous pouvons écrire pour avoir des nouvelles vous avez peut-être des temps réserver pour cela.*
>
> *Je demeure votre très obligé*
>
> *Albert [. . .]*[19]

Maria bénéficia d'un « congé d'essai » de trois mois durant lequel on crut à une guérison complète. Le renouvellement du congé pour trois mois supplémentaires ne fut toutefois pas aussi heureux. Elle fut réadmise à Saint-Jean-de-Dieu et n'obtint un second congé qu'en 1923. Malgré d'autres tentatives de « congés d'essai », Maria était toujours internée en septembre 1926. Loin d'être une exception, ce scénario de récidive est récurrent dans les dossiers que nous avons consultés. Les taux de guérison sont faibles à Saint-Jean-de-Dieu, tout comme dans la majorité des asiles pour aliénés[20].

Le cas de Célina illustre bien cette réalité. Elle est atteinte de folie périodique, « [. . .] c'est-à-dire, quelle présente à des époques indéterminées, des attaques d'agitation qui ont aussi une durée indéterminée. Dans l'intervalle de ces accès, elle redevient à peu près normale, avec cette distinction, [. . .] que son intelligence commence à faiblir ». Célina fut donc internée une première fois à Saint-Jean-de-Dieu en 1893, une seconde fois en 1903, une troisième fois en 1905 et une quatrième fois en 1908. L'état de santé mentale de Célina périclite à chaque crise et le pronostic du docteur Villeneuve est peu encourageant. Célina chemine vers une folie permanente. En 1910, Célina est toujours confiée aux soins du docteur Villeneuve, et son époux, Adolphe, attend assidûment des nouvelles de sa femme.

> *Southbridge,*
>
> *20 juin 1910*
>
> *Monsieur,*
>
> *Un mot pour vous demander comment est la santé de ma femme. Car voilà au-delà de trois mois qu'on a pas reçu de nouvelle d'elle on ne sais pas qu'est-ce-que cela veut dire, car elle avait habitude de nous écrire à tous les semaines, nous autres voilà trois lettres qu'on lui a envoyé et nous avons pas reçu aucune réponse, car si elle a pas d'argent ou de papier pour maller ses lettres car écrivez-nous et lui en enverras on crois que ses lettres sont arrêtés là je voudrais bien savoir pourquoi que ses choses là existe, vous me direz aussi dans quelle salle qu'elle est.*
>
> *Je suis votre tout dévoué*
>
> *Adolphe [. . .]*
>
> *J'attend de vous une réponse au plus tôt.*

Depuis le mois de mai, Célina se trouve dans une période de « manie aiguë ». Elle est gardée dans le quartier des agités. Bien qu'une légère amélioration caractérise son état quelques jours avant juillet, elle demeure très agitée[21].

Les lettres demeurent le meilleur moyen de rester en contact avec l'être aimé. Surtout lorsque l'asile est à « l'autre bout du monde » et que les frais de transport grèvent considérablement le budget familial. Peu importe, certains époux sont prêts à faire des pieds et des mains pour être dans les bras de leur bien-aimée le jour du nouvel an . . .

Révérande Supérieure Sœur Marie Octave

Ma très révérande supérieure,

Le temps des fêtes approche rappidement, veuillez donc me faire dire si je pourrais avoir ma femme et quel jour je pourrais aller la chercher, croyez ma très révérande supérieure que je tenterais l'impossible pour qu'elle vienne se promener quelques temps ; pour moi je crois que c'est ce qui lui lui ferait plus de bien.

Veuillez me donner une réponse pour samedi

Votre respectueux serviteur

Joseph [. . .]

Ces touchants témoignages révèlent toute la sensibilité affective qui demeure présente entre époux pendant l'éloignement imposé par la maladie de l'être cher. Il est vrai qu'il s'agit de courts extraits et que la douceur amoureuse y est suggérée plutôt qu'exprimée. Néanmoins, ces lettres évoquent des sentiments et des émotions préservés et entretenus, malgré l'enfermement. C'est l'une des facettes trop souvent oubliées et pourtant tellement essentielles lorsqu'il est question de la réalité asilaire du fou, de la folle. Ernest, Julie, Bernadette, Cléophas et Célina, troublés, hallucinés, agités et violents ont connu l'expérience asilaire et ont été séparés de leur « paramour ». Ces histoires, moins rares qu'on ne l'aurait cru, révèlent que les patientes et les patients de Saint-Jean-de-Dieu n'étaient pas que des « fous », des « folles », mais des épouses, des époux, des parents, et qu'ils avaient une vie à l'extérieur de l'asile, une vie qu'ils souhaitaient reprendre avec ceux et celles qu'ils aimaient.

Bien aimé Liboire. J'ai reçu aujourd'hui, ta lettre dattée du 17, à laquelle je m'empresse de répondre et qui m'a fait une bien agréable surprise en lisant et relisant ces quelques mots si bien pensés de ta part ; [. . .]

Il n'a pas été question au cours de ce chapitre d'histoires roma-nesques, fantaisistes ou fictives. Il s'agit bel et bien des bribes de vie de femmes et d'hommes qui ont vu leur bien-aimé prendre la route de l'asile pour y séjourner le temps d'une saison ou d'une génération/Les lettres conservées dans les dossiers médicaux des archives de l'Hôpital Louis-H.-Lafontaine, entre les formulaires d'admission et les notes d'évolution mentale sont de beaux témoignages de la persistance des liens d'affection qui se prolongent au-delà des murs de la folie.

La mémoire que véhiculent, encore aujourd'hui, ces bouts de papier effrités, jaunis et poussiéreux ouvre la voie à de nouvelles interpréta-tions sur le sort des familles qui ont pris soin d'une personne insensée. Au-delà des diagnostics et des données quantitatives cumulées pour décrire la folie, nous pouvons maintenant fournir des explications concernant la réa-lité affective des personnes condamnées à aimer une folle ou un fou.

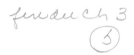

P168

Cette page est blanche

③

CHAPITRE QUATRE

Familles en danger

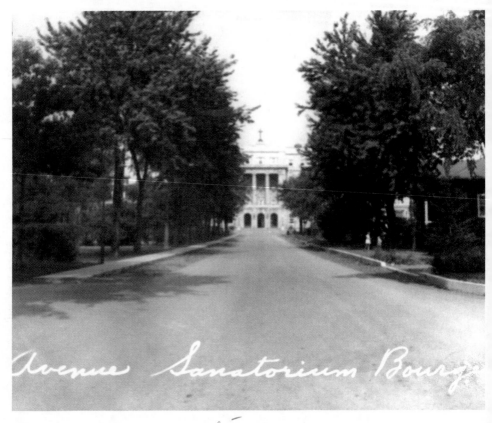

Avenue Sanatorium Bourg

Il est vrai que les sentiments amoureux qui perdurent entre époux malgré l'internement asilaire peuvent étonner. Cela s'explique en partie par les anecdotes, sur les personnes enfermées pour folie, qui perpétuent l'idée selon laquelle le requérant souhaite être délivré d'une « faiseuse de trouble ». Ce genre d'histoires où justement on insiste sur le fait que l'époux veut se débarrasser d'une femme devenue insupportable. Le poids qu'exerce la folie sur l'union conjugale est méconnu et inévitablement sous-estimé. Pourtant, le dérèglement de l'esprit qui survient chez les aliénés contient souvent tous les ingrédients nécessaires pour faire éclater le couple. Bien que nous ayons souligné, dans le chapitre précédent, les inquiétudes, la tristesse et l'attention entretenues par l'épouse ou le conjoint d'une personne aliénée, il n'en demeure pas moins que, dans certains cas, les sentiments à l'égard de l'être aimé se transforment en peur, angoisse et horreur. La folie devient une ombre indésirable et profondément dangereuse qui plane au-dessus d'une vie de couple devenue suicidaire.

Je fus éveillée par les cris de maman qui disait : « Son père, son père, pourquoi veux-tu me tuer ? » En m'élançant dans la cuisine, je vis mon père frapper ma mère avec un « rondin ». Mon frère Henri, et moi, nous nous élançons sur papa et lui ôtons le morceau de bois, mais aussitôt saisissant un tisonnier, il en frappa ma mère, qui était à genoux, suppliant papa de ne pas la tuer. [. . .] mon frère cour[ut] chercher

du secours. A peine venait-il de sortir que je vis mon père saisir une hache à portée
de sa main et en trancher le cou de ma mère. Puis il commença lui même à se don-
ner des coups de hache sur la tête et dans le cou, Je saisis la hache des mains de papa
et lui dis : « Papa, pourquoi fais-tu cela ? » « Il le faut bien, mon enfant », répondit
papa. Je montai immédiatement en haut, après avoir jeté la hache dans la boîte à
bois, et habillant précipitamment mes deux petites sœurs pour sortir

Fouiller les milliers de pages conservées dans les dossiers des patientes et des patients de Saint-Jean-de-Dieu internés entre 1873 et 1921 nous a révélé une multitude de cas de folie. Notre intérêt s'est arrêté sur les nombreux cas de violence conjugale. Des femmes et des hommes qui font souffrir leur conjoint ou leur conjointe parce qu'ils sont hantés par un délire de persécution ou par des « idées de jalousie », voilà un phénomène qui nous est apparu comme récurrent chez les personnes internées pour aliénation. Les reproches, les insultes et les critiques désobligeantes à l'égard de l'être aimé révèlent le climat familial difficile dans lequel doit survivre le couple.

Afin d'illustrer les travers et les tourments que peuvent générer de telles situations au sein du milieu de vie familiale, nous avons préféré nous attarder principalement aux cas masculins d'une folie causée par des idées de jalousie et de persécution. Notre intention n'est nullement de souscrire à une approche sexiste attribuant la violence conjugale uniquement aux mâles. Nous avons été à même de constater les actes cruels et insensés que peut commettre la gent féminine : comme Asilda qui a brutalement blessé « son mari, lui causant une lésion corporelle grave à savoir en le frappant avec un instrument » tranchant au pénis » ; Victoria qui a menacé de mettre le feu à la maison et de tuer son mari ; Philomène qui répète qu'elle va tirer sur son mari et ses enfants. Ces trois patientes, accusées de menaces ou de tentative de meurtre, étaient tourmentées par la jalousie.

Cependant, il s'avère que les notes médicales, très utiles à notre propos, sont rarissimes dans les dossiers des patientes comparativement aux notes médicales portant sur les patients jaloux qui se croient généralement persécutés. De plus, les femmes sont plus souvent les auteures d'une correspondance explicite sur les malheurs familiaux engendrés par les illusions dans lesquelles sombre leur époux devenu fou dangereux. C'est donc au masculin que s'écrira ce chapitre.

4.1 Je crains pour ma vie

C'est une atmosphère de terreur qui règne dans les chaumières des familles aux prises avec des hommes souffrant d'idées de jalousie et de délire de persécution. Le climat familial devient insoutenable, atroce, impossible. Les menaces verbales alimentent le discours quotidien de ces hommes qui se croient persécutés et qui se transforment rapidement en persécuteurs. L'injustice est au centre de toutes leurs pensées, « ce sont des malades chez lesquels les tendances agressives et la soif de vengeance [. . .] constituent le fond même de la maladie et en sont la manifestation constante[5] ». C'est un grand malheur pour les épouses qui subissent les aléas des impulsions effroyables provoquées par leur conjoint dont les facultés se conforment à leur délire.

La famille, de toute évidence, est en danger, mais la principale victime est certes celle qui occupe toutes les pensées d'un mari jaloux convaincu de l'infidélité de sa femme. Les blâmes, les critiques, les reproches dont sont assaillies les épouses sont basés sur des illusions ou des hallucinations persistantes. L'aliéné dangereux soumet toute sa famille à un régime tyrannique. Plongée dans une angoisse paralysante, la famille est sur ses gardes et surveille les moindres faits et gestes d'un mari ou d'un père pathologiquement jaloux et persécuté. Émilie, terrorisée par les menaces répétées de son époux Thomas, craint pour sa vie. Elle croit que son mari a le cerveau malade et qu'il est devenu dangereux :

> . . . il demeura convaincu que quelqu'un voulait l'empoisonner, soit moi ou d'autres personnes. [. . .] Il me dit un soir, de ne pas faire comme Cordélia Viau, ajoutant tu sais ce qu'il lui est arrivée. En l'entendant parler ainsi, je fus saisie de frayeur et je me jetai à ses genoux en le priant de ne pas m'appeler de ce nom que je ne méritais pas. A partir de ce moment, j'ai commencé à avoir peur de mon mari.
> [. . .] Le trente Mars, il me dit que je le trompais, que je faisais de sa maison une maison de prostituées et il me mentionna les noms des hommes avec lesquels il prétendait que j'allais en rendez-vous. Il me dit qu'il y avait longtemps que j'agissais ainsi et qu'il allait mettre fin à cela, qu'il fallait que cela finisse. Il ajouta : « C'est le temps, tu as le cou assez long, je vais te scier le cou et ensuite, je te mettrai de bons "screws" dans la tête. » [. . .].
> Dans le cours du mois de Juillet, l'été dernier, il était parfaitement sobre aussi, je lui demandai de me rendre un petit service ; il refusa. Je lui dis alors sans colère et sans songer à rien qu'il était paresseux. En entendant ces paroles, il s'exclama : « Moi, je suis paresseux, » puis il me saisi avec fureur et me lança avec violence le côté sur une cuvette. Je ressentis des douleurs au coté pendant plusieurs jours. Je lui dis que je ne le comprenais plus ; qu'il fallait qu'il eût perdu la raison pour avoir ainsi failli me tuer, que ce que je lui avais dit n'était pas assez grave pour se fâcher et m'assaillir d'une telle manière. Si tu prenais de la boisson, lui dis-je, j'attribuerais ta conduite à la boisson, mais tu n'en prends pas ; vraiment, je ne te comprends plus. » — Il me dit : « excuse moi, pardonne-moi, je ne sais pas pourquoi je t'ai fait cela : je suis malin. »
> Un autre fois, la veille de Noël, il me demanda d'aller dans la Ville pendant la soirée. Je lui dis que nous n'avions pas d'argent à dépenser et qu'il valait mieux employer notre argent à payer nos dettes. » Il entra en fureur, et saisissant un

couteau de table, il me le lança dans le côté en me disant : « Tu es toujours la même vieille fille. »

Les épouses de Moïse, de Noé, de Charles et de Zotique sont, elles aussi, terrorisées. Elles vivent dans l'incertitude et la peur. Elles craignent les pensées délirantes de leur époux et les actes de violence, de colère ou de vengeance qu'elles provoquent. C'est le curé Vaillancourt, du village de Sainte-Thérèse, qui prend l'initiative d'informer le surintendant médical de Saint-Jean-de-Dieu de tous les problèmes que cause Moïse à sa famille ainsi qu'à tout le voisinage.

Sainte-Thérèse de Blainville 7 février 1908
Je soussigné curé de Ste Thérèse, certifie que monsieur Moïse [. . .] est dans un temps de folie pire que jamais. Il devient dangereux pour sa femme, ses enfants, et aussi les voisins ont grand peur de lui — ce matin, en particulier il a brisé les vitres de la maison, il a battu et blessé sa femme, il va devenir furieux, je le crains. Il faut qu'il soit interné sans retard. Il est devenu un sujet de crainte et un danger pour le voisinage. Le maire est absent aujourd'hui pour un malade.
Que l'on nous envoie des blancs à remplir et on les remplira. Je prends tout sous ma responsabilité personnelle. Je sais que le maire signera. [. . .].
Jos. Vaillancourt, ptre, curé.

Célanire en a assez de vivre dans la peur. Elle prend sa destinée en main et décide de dénoncer, devant le greffier de la paix du village de Sainte-Scholastique, les menaces de mort proférées par son époux à son égard.

Dénonciation de Célanire du village de Ste.Scholastique, dans le District de Terre-bonne reçue sous serment, devant moi, soussigné Juge de Paix dans et pour le Dis-

trict de Terrebonne à Ste.Scholastique ce 17ième—jour de Mars en l'année 1906
lequel déclare :

Que dans le village de Ste. Scholastique, district de Terrebonne, le 15 Mars mil neuf
cent six, Noé [. . .] son époux, blanchisseur du même lieu, a menacé de mort la
déposante, et ce sans aucune provocation, et de manière à faire croire qu'il était sur
le point de mettre sa menace à exécution et que depuis il a plusieurs fois répété les
mêmes menaces, de telle sorte que la déposante craint vraiment pour sa vie, et elle
demande que le dit [. . .] soit tenu de fournit caution de garder la paix. Et elle a
signé.
Assermentée, prise et reconnue devant
Moi, à Ste.Scholastique, dit district
Les jour, mois et an en premier lieu mentionnés
(signé) Célanire [. . .]

L'épouse de Charles est apeurée et tente, elle aussi, de trouver une solution. C'est auprès du surintendant médical qu'elle s'adresse afin de protéger sa famille et le voisinage du danger que son époux représente.

Monsieur le Surintendant
Je suis l'épouse de Charles [. . .] je vis avec lui à la deuxième étage chez mon fils
Julien et je suis obliger d'en avoir soin et je suis toujours malade et il faut que je suis
sans cesse a le surveiller. Il a toujours envie de briser je ne puis me reposer souvent
des partits de nuits il fouille et je ne puis le perde de vu je ne puis lui dire une parole
qu'il se fâche et me menace de me frappe et voilà deux coup de poing qu'il me donne
et si je ne me sauvait pas j'en aurait reçu un grand nombre de coup il me dis souvent
si j'avais ma hache je te débiterais en morceaux il m'a couru avec un couteau je suis
oubligé de caché les couteaux de table.
Il a envoyé une grosse roche a un enfant nommé Potvin ma bru avait beau lui crier
rien n'y a fait, s'il l'avait attrappé il l'aurait sans doute tué.

Il menace nos petits enfants et je crains d'un jour a l'autre que nous ayons des malheurs.

Ce que dis mon fils sur sa lettre est vrai a propos de scandale je ne puis le faire habiller et il m'a en haine ainsi que mon fils qu'il nous fait craindre pour l'avenir.

Il a menacé aussi un enfant de monsieur Calonis [. . .] que si l'enfant ne s'était sauvé il y aurait eu du danger. Il est sans pitié il n'en a jamais dit beaucoup et je crois que dans ses courses il emprunte des allumettes et pendant que l'on dors il mette le feu.

Il a été trois jours sans mettre ses patalons rien que ses caleçons allait au jardin sortait dans la cour et ne voulait pas du tout se rhabiller, maintenant il a été trois jours de suite qu'il ota sa chemise et son cor et se promène il met seulement qu'un surtout ouvert et va au quai de Longueuil deux fois par jour.

Il devient plus mauvait chaque jour, j'espère que vous nous le laisserai pas longtemps.

Je demeure avec considération.

Votre humble servante
Mme Charles [. . .]

Épuisée par les paroles menaçantes et les actes violents dirigés contre elle, madame Zotique peut respirer calmement depuis que son mari est interné. C'est à Saint-Jean-de-Dieu qu'elle rencontre le docteur Villeneuve et qu'elle témoigne des faits et gestes de son époux qui, au cours des six derniers mois, lui ont empoisonné la vie.

Le premier janvier à deux heures mon mari ayant pris de la boisson la veille, m'a dit que j'avais pris les clefs sous lui (il les avait mi entre le lit et la paillasse) et que j'étais allée à la maison où il avait mi sa boisson et que j'y avais mis du poison c'était pour rencontrer [. . .] encore il me refusa le souhait de bonne année me fit tant de reproche et de menaces que je fus obligée de partir de ma chambre et de me renfermer dans la chambre voisine où était ma sœur a 4 heures il vint à la porte après avoir fait du bruit marchant vite faisant battre les portes du poël et du fourneau, j'eu peur et je lui refusai ce qu'il me demanda alors, triste jour.

Le 8 janvier après m'avoir fait beaucoup de reproches parce que je j'étais venue du village à pied avec ma petite fille. Tu ne te contente pas d'avoir servi de femme au vieux [. . .] pour toute la semaine tu t'enviens rencontrer encore ton cochon. Je lui dit, la petite peut bien le dire si on a rencontré quelqu'un : ferme ta gueule je te la casse et il prit sa botte pour me frapper. Du 14 au 15 avril il me jeta en bas du lit toute endormie, je fus le reste de la nuit incapable de rester coucher sur le côté gauche sans ressentir des douleur dans la hanche et au bras gauche dont j'avais une déchirure qui me faisait souffrir laquelle je m'étais faite en tombant il me dit cette fois de m'en aller et ce n'était pas la première est-tu content de ce que tu viens de faire lui dis-je. Non je le serai quand je t'aurai mis à la porte et demain matin tu vas y aller. Oh ! Que c'est lais de faire des scènes semblables devant tes enfants c'est un scandale, ferme ta gueule je te la casse et il prît un bâton pour me frapper mais la petite lui dit papa ne battez pas maman, elle me prit par la main venez vous coucher avec nous dans l'autre chambre j'ai peur et elle tremblait comme une feuille et était très pâle, tous ces reproches d'infidélité sont toujours accompagner de celui du poison qu'il dit que je lui donne et aux enfants. [. . .] Une autre fois il me dit c'est toi qui est un scandale pour tes enfants (maudite chienne) avec tes galoppages de truie la nuit, [. . .]. Ma sœur l'a entendu me dire tu mériterais que je t'assomme ou bien je devrais t'assomer ou encore je ne sais pas ce qui me retiens de prendre la hache et de te flamber la servelle. A la fin de mai ou au commencement de juin il me poussa violemment du lit je ne sais si c'est avec ses pieds et ses mains, j'eus les reins bleues et sensibles pendant plusieurs jours il me dit encore de m'en aller qu'il ne voulait plus me voir. Le 17 juillette il me dit, mener une vie de répouvé comme tu en mènes une je devrais te tuer. Le 24 du même mois il me dit encore puisque tu ne veux pas changer de vie et te convertir vas-t-en vas-t-en vas-t-en maudit serpent [. . .][19].

Moïse, Noé, Charles et Zotique sont jaloux, possessifs et méchants.

Ils se livrent tous à des actes odieux et violents. Ils ont une perception erronée de la réalité et sont convaincus que les illusions qui les habitent sont des réalités. Ils se sentent menacés et ont l'impression d'être les victimes d'un complot, généralement manigancé par leur épouse.

4.2 Troubles conjugaux et accusations

Les « jaloux délirants » et les « persécutés-persécuteurs » sont considérés comme des aliénés très dangereux. Les idées qu'expriment ces hommes tourmentés ont un point de départ faux ou mal interprété, mais éminemment logique selon leurs déductions. Ils font des liens entre des événements, des gestes ou des paroles qui vraisemblablement n'ont rien en commun et ne reposent sur aucune preuve sérieuse. Ils sont troublés par des pensées chimériques qu'ils croient véridiques. On remarque chez ces patients une récurrence de certaines idées délirantes qui affectent leur perception de la réalité. De façon générale, ils croient que l'on cherche à les faire mourir en les empoisonnant. Ils sont convaincus de l'infidélité de leur femme et sont nombreux à nier la paternité de quelques-uns ou de tous leurs enfants.

La folie de Noé

Noé est blanchisseur, âgé de 36 ans, marié depuis onze ans et père de trois enfants. Arrêté sur la plainte de sa femme qui l'accuse d'avoir proféré des menaces de mort à son encontre, il passe plus de deux semaines à la prison de Sainte-Scholastique avant d'être transféré le mardi 3 avril 1906 à Saint-Jean-de-Dieu. Il est alors anxieux, insomniaque et nourrit des idées de persécution.

Noé a passé quatre ans de sa vie à l'asile bien que les notes de l'aliéniste versées à son dossier médical ne fassent rapport que de la période du 5 avril au 15 juin 1906. Seuls les premiers mois de son hospitalisation sont donc documentés. Pour la suite, c'est grâce à la correspondance de son épouse et de son père qu'il nous a été possible de suivre l'évolution de son état mental. Au cours des premières semaines de son hospitalisation, Noé est réticent au sujet de son délire qu'il croit conforme à la réalité. Néanmoins, il est bavard et coopératif. Il devient de plus en plus incohérent, loquace, joyeux, mais d'une joie extrêmement expansive, voire maladive. Il rit seul ; il semble avoir des « hallucinations auditives ». Noé raconte qu'il existe une société secrète qui lui permet de voir des femmes nues. C'est le 25 avril qu'il révèle cette histoire à son médecin :

> M'avoue ce matin que c'est une société secrète qu'il n'a connue qu'au commencement de février dernier, mais il la connaît surtout depuis qu'il est ici. C'est une société qui donne la vie du monde, on lui fait voir des choses drôles, des femmes nues etc, il y en a qui viennent danser devant lui, qui lui procurent les plaisirs sexuels. « Tous les hommes qu'il y a ici sont des employés de cette société ». On remarque qu'il rit seul.

Au cours du mois de juin, son état se dégrade, il s'enferme dans le mutisme. Il ne s'occupe à rien. Aucune distraction ne l'intéresse. Il refuse de manger. Il entretient les mêmes récriminations contre sa femme. Selon lui, elle lui a été infidèle et il nie la paternité de deux de ses enfants. Son épouse demande régulièrement au surintendant médical des nouvelles de Noé, mais il refuse obstinément de la voir. Il recevra la visite de ses parents et de ses frères. Noé réclame sa sortie. Selon l'aliéniste, il est hors de question qu'il se remette en ménage avec sa femme contre qui il entretient toujours des griefs d'infidélité.

L'arrestation et l'internement de Noé reposaient sur les accusations de sa femme, qui craignait pour sa vie et celle de ses enfants. Il est facile de mettre en doute les accusations de l'épouse de Noé, de les qualifier d'exagérées et de conclure qu'effectivement ses infidélités étaient fondées et que, dès lors, l'internement lui semblait être la solution pour se débarrasser d'un époux devenu indésirable.

Selon Noé, il a été arrêté parce que ça n'allait pas avec sa femme. L'entente n'y était pas car sa femme se conduisait mal. Il affirme l'avoir surprise deux fois avec un autre homme dans sa maison. Et, lorsqu'il était absent, des hommes venaient habiter chez lui. Il l'a même surprise avec son oncle et, une autre fois, avec un dénommé Ismaël qui sortait de la chambre et reboutonnait son pantalon au moment où, lui-même entrait dans la maison. Cette situation devenait insupportable, d'autant plus que tout le voisinage était au courant et que Noé faisait l'objet des conversations des gens. Ces derniers jasaient sur la conduite de sa femme et considéraient qu'il était un mari beaucoup trop patient. Les soupçons ont commencé lorsque sa femme lui refusa à plusieurs reprises le « debitum conjugale ». Elle le repoussait à l'approche de ses règles pour ne pas avoir d'enfants. (Ils ont eu six enfants ensemble, dont seulement trois sont vivants, la plus jeune étant âgée de 2 ans.) Ce qui l'exaspère est de nourrir deux enfants qui ne sont pas de lui. Il n'a aucune preuve formelle, rien que des soupçons fondés sur les manières, les clins d'œil de sa femme et les signaux que les gens sur la rue lui envoient. Pendant qu'il rodait autour de la maison, il a entendu du monde laisser sous-entendre que ces enfants n'étaient pas les siens et qu'il les nourrissait pour rien. Cette idée ne le quitte plus.

La version des faits que donne l'épouse nous indique que Noé, en début d'année, avait décidé de changer de religion pour devenir protestant. S'il ne le faisait pas, il risquait d'être poursuivi et arrêté. Aucun autre motif ne justifiait ce changement. Une semaine après ses idées de religion, il devint très affectueux envers elle et très jaloux. Ses sentiments étaient exagérés, démesurés, immodérés. La nuit, souvent, il se levait et disait entendre du bruit dehors. Un matin, il se leva, prit une hache et fit le tour de la maison en courant. Il était convaincu qu'il y avait eu, toute la nuit, du monde autour de la maison.

Malheureusement, les documents consultés dans le dossier de Noé ne permettent pas de déterminer s'il a été arrêté parce qu'il courait autour de la maison une hache à la main ou si ce geste impulsif n'en est qu'un parmi bien d'autres. Cette situation cependant n'est pas sans rappeler une histoire parue dans *La Presse* deux années plus tôt, plus précisément en mars 1904, concernant la mort tragique d'une femme qui avait été frappée à coups de rondin et de tisonnier pour ensuite se faire couper la tête à coups de hache par son mari qui l'accusait d'infidélité et était convaincu qu'elle voulait l'empoisonner. La similarité entre ces deux histoires souligne justement toute la violence que peut générer le délire de persécution et des « idées de jalousie ». Bien entendu, nous ne sommes pas en mesure, à partir de la correspondance consultée, de confirmer la fidélité de cette femme ; de toute façon, là ne se situe pas notre intérêt. Ce que nous pouvons toutefois affirmer, c'est que Noé souffrait d'une « folie des dégénérés » accompagnée d'un délire de persécution. Un délire qu'il raconta lui-même avec bonhomie à son médecin. Les accusations contre sa femme devinrent des idées obsessionnelles auxquelles il crut jusqu'au moment de sa libération et cela, malgré les tentatives de sa femme pour reprendre contact avec lui. /

St Cholastique 23 avril 1906
Mr Dion
Je vous écris quelques mots pour vous demandé des nouvelle de mon maris [. . .] si ils est mieux ou plus mal j'en suis bien inquette je m'ennuis beaucoup je pence sou-

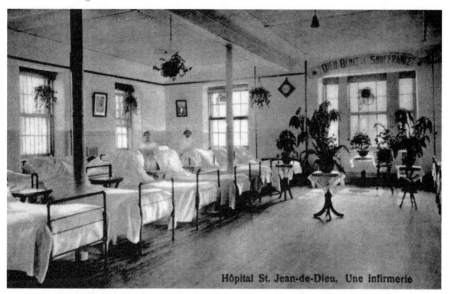

Hôpital St. Jean-de-Dieu. Une infirmerie

fin de la légende

vent a lui si mon marie s'informe de sa famille vous lui direz qu'il son tous bien si
mon maris désire de me voir vous lui direz que je pourez y aller le cept de mai si mon
marie est plus mal faite attention de ne pas le laissez sortir car je crains pour mes
jours.
Je termine en désirant une reponce au plus vite
Je suis son épouse
Madame Noé [. . .]

Saint-Eustache 23 novembre 1908
Mon D. Villeneuve
Excusé moi ci je me permet de vous etcrire cé pour savoir des nouvelle de mon marie
cil prend du mieux oux il est plus mal mais anfents ne sesce pas de prié Dieu pour
leur père il estime leurs père pour leur père il ne font pas comme lui. Mon marie il
dit que ses pas tout a lui moi je sait ce que j'ai promie an la fasse de Dieu je tiendré
ma promèse tant que je vivré je lui pardonne les inculte qui me fait je né pas peur

183

de paraite de van Dieu sur ce rapare la on est tout bien vous donné la main a mon
marie pour moi cil veux la recevoir.
Je suit votre tout dévoué
Dame Noé [. . .]
Une réponce au plus vitre sil vous plais.

24 août 1909
Madame Noé [. . .]
St Eustache, Qué.
Madame,
En réponse à votre lettre du 9 août courant, je dois vous dire qu'il n'y a pratiquement
aucun changement dans l'état mental de votre mari et il professe à votre égard les
mêmes sentiments c'est-à-dire qu'il a exactement les mêmes idées. Il m'est donc
impossible de vous donner aucune garantie et je crois même qu'il ne voudra jamais
vivre avec vous. Sa santé est meilleure et il se prete d'assez bonne grâce à certains
travaux faciles qui sont pour lui une source de distraction. Comme je vous l'ai déjà
expliqué, votre mari ayant été transféré de la prison de Ste Scolastique à l'asile, je ne
puis le mettre en liberté sans l'autorisation du Gouvernement. Si ses parents veulent
le prendre chez eux et s'en rendre responsable, ils devront s'adresser au gouverne-
ment, pour obtenir sa sortie.
Votre dévoué,
Surintendant médical

Malgré l'absence d'amélioration de son état, les autorités de l'asile décident de libérer Noé en juin 1910 : le patient est alors atteint de tuberculose pulmonaire et ses jours sont comptés.

Montréal, 19 mai 1910
Madame Noé [. . .]

St. Eustache, Qué.

Madame,

En réponse à votre lettre du 7 mai courant, j'ai l'honneur de vous informer que M. Noé [. . .], père de votre mari, m'a demandé sa libération et s'engage à le garder chez lui et à en prendre soin. La santé de votre mari n'est pas bonne. Il souffre de tuberculose pulmonaire, et bien qu'il puisse encore se livrer à quelque occupation, il n'y a pas de doute sur l'issue fatale de sa maladie, à plus ou moins brève échéance. Dans ces conditions, comme votre mari ne désire pas retourner chez vous, à cause des idées que vous savez, je ne crois pas qu'il puisse y avoir d'objection à ce qu'il s'en aille chez son père. Votre mari a encore à votre sujet, à peu près les mêmes idées, mais il ne professe pas de mauvais sentiments, et je ne crois pas que dans l'état de sa santé il puisse faire aucun tort. Je vous pris donc, en conséquence, de faire tout votre possible pour donner cette satisfaction à votre pauvre mari.

Je demeure,

Votre bien dévoué

Sur. Médical.

La toupie de Thomas

Interné à Saint-Jean-de-Dieu depuis deux semaines, Thomas « ne s'occupe à rien, passe ses journées assis près d'une fenêtre à regarder dehors ». Taciturne. Il y a trois mois à peine, Thomas travaillait comme gardien au musée des Beaux-Arts à Ottawa, et sa vie chamboula du tout au tout. Pourtant sobre, il sortit dans la rue et se mit à interpeller les gens, à arrêter les chevaux, à crier à pleins poumons. Thomas, en plein délire, voulait dire à tous « qu'ils avaient une toupis sur la tête qui leur parlait et qui lui parle à lui aussi ». Arrêté pour avoir troublé l'ordre public, il fut conduit à la prison d'Ottawa où il fut gardé pendant quinze jours avant d'être transféré à la prison de Montréal, à cause d'une histoire de vol, non réglée, survenue cinq ans plus tôt. De là, après avoir fait du chambard et désespéré les gardiens, il fut transféré à Saint-Jean-de-Dieu.

Trois jours après l'admission de Thomas, le docteur Devlin le rencontre afin de connaître son histoire un peu mieux et de découvrir la nature de son délire. Thomas ne se révèle pas facilement. Devlin entend tout de même Thomas lui dire qu'il a des misères avec sa femme et que cela dure depuis quatorze ans, soit depuis le tout début de son mariage. Devlin cherche à en savoir un peu plus, mais Thomas se referme : « Ce sont des affaires personnelles. » Devlin aborde un autre sujet, s'intéresse à son histoire familiale, aux emplois qu'il a occupés et à ses habitudes quant à la consommation d'alcool. Il buvait régulièrement. Une petite « brosse » de deux ou trois jours de temps en temps, sinon un verre avec les amis. Mais, depuis qu'il a été drogué, il a une aversion pour la boisson. Avec subtilité, docteur Devlin réussit à amener Thomas à parler de son délire. Il note tout :

Depuis 3 ½ mois il a une toupis sur la tête, il l'a prise à l'hopital on lui a donné des remedes, et sa femme lui avait donné des remedes la veille, il a vu le diable durant la nuit il fut enervé terriblement, tous les muscles se sont contractés, et au meme moment il a senti une pression sur le cerveau et une voix lui a parlé. Le lendemain cette voix lui fit faire plusieurs fois le chemin du presbytère à l'hopital et il a sa toupie depuis ce temps la et tout le monde en a une comme lui.

Le lendemain, le docteur Devlin tente de percer le mystère qui entoure les rapports de Thomas avec son épouse. Thomas refuse de discuter de ses problèmes de ménage et demande à sortir. Il sollicite l'intervention du Gouverneur général qui « débaptisera l'asile ».

Il est libre penseur depuis 3 ½ mois et si on ne le laisse pas sortir il y a une machine sous la direction du soleil qui prendra sa défense, cette machine est la continuation

de celle des Francs autrefois — C'est cette machine qui conduit le monde et il faut
que tous les pays deviennent libres penseurs comme l'est la France.

Les entrevues suivantes ne permettront pas au docteur Devlin de
connaître les causes des difficultés conjugales de Thomas. Ce sujet
demeure tabou. Thomas ne veut rien dire sur sa vie de couple pas plus que
sur son délire ni même sur aucun sujet. C'est au docteur Villeneuve qu'il
fera, en tout premier lieu, des révélations pour le moins étonnantes.

Nous avons tout en main pour prouver que nous sommes Napoléon II, les registres,
je peux meme vous prouver que vous etes mon frère, et que vous etes fils de Napo-
léon I. On se sert kinétographe pour se tenir en communication avec les astres. Me
demandé si je connais les signes dont Uranus se sert tic et tic — C'est Dieu qui regit
tout l'Univers, et ce sont les astres qui se servent du kinétographe, mais Dieu est en
train d'arreter cela —
Je suis moi un fils de Napoleon I et d'Eugenie dernière femme du juge Loranger
autrefois Gérome Bonaparte — ma sœur est Marie Louise ici dans ce couvent sous
le nom de Rosalie — Napoleon I est à Lisbonne sous le nom de Drolet.

C'est le docteur Devlin qui prend note de toute l'histoire de Thomas
après lui avoir demandé quelques précisions. Toutefois, Thomas refuse
d'expliquer à Devlin pourquoi son père est parti du Canada, c'est à son
père, et à lui seul, de répondre à cette question. Quant à sa mère, elle s'appelait Romano Catholico. Ancienne impératrice Antoinette, femme de
Napoléon Ier, elle serait morte trois ans plus tôt à l'âge de 155 ans. Thomas
continue d'énumérer les noms des autres membres de sa famille.

Mon frere est Jean Rezier en charge de la salle Saint-Jean-Baptiste et il aura pour
compagne Anne de Persival qui est sa sœur et aussi la mienne et qui demeure à
Ottawa actuellement.

Devlin apprend également que Thomas « Napoléon II » aura pour compagne Hortense qui est en réalité sœur Julie. Thomas affirme qu'il n'est sous les ordres de personne, sauf, bien entendu, du souverain maître, « créateur du ciel et de la terre et maître de tous les astres qui se balancent dans l'espace ». Il est chargé d'une mission extraordinaire consistant à prouver à tout le monde qu'il est Napoléon II. C'est dans la cour intérieure de l'institution, arborant une barbe à l'impériale et des moustaches originales, que Thomas débite de longs discours. Il répète des mots, les uns à la suite des autres, sans aucun sens.

La dernière note que le docteur Devlin verse au dossier de Thomas est datée du 9 octobre 1902. « Le patient a écrit hier une lettre à sa sœur en véritable jargon, tous les mots sont des néologismes à terminaison italienne[3]. » C'est tout, comme si nul autre ne s'était intéressé de nouveau à Thomas, atteint de dégénérescence mentale et de délire polymorphe.

La jalousie de Zotique

Zotique est interné à Saint-Jean-de-Dieu le 9 août 1897. À la suite d'un examen mental, dont peu de traces subsistent dans le dossier, l'aliéniste considère qu'il présente les caractéristiques d'une forme incurable de maladie mentale, la dégénérescence mentale.

Zotique, cultivateur, âgé de 49 ans, marié et père de famille, présenta dès les premières années de son mariage des « idées de jalousie » et, trois ans avant son admission à Saint-Jean-de-Dieu, un délire de persécution. Les récriminations, les injures, les menaces de mort ainsi que les coups et blessures infligés à sa femme sont les accusations sur lesquelles repose la mise à l'écart de cet homme considéré comme étant dangereux.

Ce sont d'abord les manifestations de jalousie de Zotique qui perturbent le ménage. Dès l'annonce de la naissance d'un premier enfant,

Photographie - Lecture de la légende

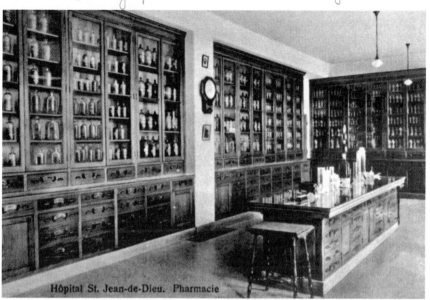

Hôpital St. Jean-de-Dieu. Pharmacie

fin de la légende

Zotique devient méchant. Il accable la future mère de reproches et lève la main sur elle. Cette grossesse est vécue dans la peur et les pleurs. Quelques années plus tard, Zotique reconnaîtra le premier-né, celui-là même qu'il rejeta lors de sa naissance, comme étant le seul de ses enfants qui soit légitime. Il est convaincu que sa femme le trompe. Sa jalousie devient excessive. Zotique prétend qu'il a surpris sa femme avec un autre homme. Les observations, les preuves et les allégations avancées contre son épouse sont, à bien des égards, les mêmes que celles exprimées par Noé.

À ses « idées de jalousie » s'ajoute un délire de persécution. Le climat familial est tendu. Les enfants sont inquiets et impuissants devant les fulminations de leur père. La mère subit reproches, calomnies et coups. Zotique est convaincu que sa femme, sa belle-sœur et un voisin manigancent un complot contre lui : ils veulent le tuer. Cette pensée ne lui laisse

189

aucun répit, cette obsession le hante. Suspicieux, il se méfie de sa femme et de ses enfants, qui selon lui tentent de l'empoisonner. Il critique les faits et gestes de son épouse, l'accuse de mettre du poison dans la nourriture, dans l'eau, le lait et la crème. Il refuse de manger ce qu'elle cuisine, sinon en petite quantité, ou de boire ce que ses enfants lui servent. Qu'à cela ne tienne, il a une vache qu'il trait lui-même et prépare ses repas. Il désapprouve et critique les allées et venues de sa femme et cela, même si elle ne fait que descendre à la cave pour chercher du vin lorsqu'ils ont des invités. Il la frappe souvent et il menace de l'assommer, de la tuer.

Pendant son hospitalisation, Zotique entretient l'idée que tout le monde agit secrètement autour de lui pour le tuer. Et, même s'il est convaincu qu'il va mourir s'il retourne chez lui, il éprouve de la suspicion envers les membres du personnel de l'asile. Depuis quelques semaines, il a remarqué qu'on avait mis du poison dans ses verres, ses remèdes et dans l'huile de castor. Il le sait parce que cela lui monte à la tête et qu'il devient comme un homme en fête. Cela lui fait mal dans le creux de l'estomac et il devient accablé. Il sait que les gens qui l'entourent parlent de lui et complotent pour le tuer. Après neuf années passées en institution asilaire, un congé de trois mois est accordé à Zotique ; sa femme accepte de le reprendre.

Monsieur le Dr Villeneuve

Hospice St Jean de Dieu

Longue-Pointe

Monsieur,

Je viens auprès de vous solliciter une faveur. Ce serait d'envoyer une lettre à mon mari lui disant d'aller à St Jean de Dieu pour régler ses affaires avec vous, avant que les trois mois soient écoulés c'est-à-dire avant le 17 courant.

C'est chose qu'il a dit plusieurs fois, mais dont il ne parle plus, il pense faire ses labours et je crains qu'il ne soit assez bien, il a des moments tout à fait pénibles ; j'ou-

blie complètement ces moments lorsqu'il n'est plus malade comme il le dit. Il ne m'a
fait aucun mal mais il commence ses reproches et je crains qu'il se fâche.

Vous me rendriez un grand service et à lui en, l'invitant à aller régler. Je ne sais pas
comment je pourrais faire autrement pour lui annoncer son départ.

J'attends pour mercredi soir.

Toute à vous

Dame Zotique [. . .]

Saint-Constant 8 Octobre 1906 ✗.

Avant même que prenne fin ce « congé d'essai » en milieu familial et
que la sortie définitive soit effective, l'épouse de Zotique réclame l'aide
du surintendant médical. Zotique a recommencé à lui faire des reproches
et elle a peur qu'il la frappe. Cette femme vit à nouveau dans la crainte.
Âgé de 58 ans, Zotique est admis encore une fois à Saint-Jean-de-Dieu.
Les documents consultés dans son dossier médical ne nous ont pas permis de déterminer si Zotique a obtenu un autre congé ou s'il a terminé sa
vie derrière les portes closes de l'asile.

Nous ignorons quelle était exactement la procédure suivie par les
aliénistes lors de l'admission d'un nouveau patient. Les notes médicales
inscrites dans les dossiers nous indiquent que les malades étaient rencontrés presque quotidiennement les premiers jours, ce que nous ne pouvons
vérifier en ce qui concerne les patientes, après quoi le suivi médical s'effec-
tuait de façon très aléatoire, selon les disponibilités de l'aliéniste et les
bonnes dispositions des patients. Les données recueillies permettent
d'évaluer l'état mental du patient, mais également de réunir tous les éléments se rapportant aux événements ayant été à l'origine de l'internement.
Ces trois hommes ont révélé leurs perceptions, leurs craintes et quelques
bribes de leur délire. Un délire susceptible d'entraîner des comportements
atroces, ignobles, irréversibles et d'une tristesse infinie.

Scènes de drames

> *Il va pour sortir, trouve la porte ouverte et s'imagine que sa*
> *femme a fait entrer des ennemis ; il lui applique un pistolet*
> *chargé sur le front, pour lui faire avouer où elle les a cachés.*
> *Cette scène est avouée par lui-même, seulement, il affirme*
> *qu'il ne voulait qu'effrayer sa femme et non la tuer. Singu-*
> *lière leçon que celle où il n'y a entre la vie et la mort, que l'in-*
> *tervalle d'une détente.*
>
> Dʳ VILLENEUVE

Certaines histoires, malgré les indices de comportements bizarres, insensés et violents d'un époux reconnu pour avoir des accès de furie, connaissent parfois des dénouements tragiques. C'est avec stupeur que les lecteurs de la presse écrite des principaux quotidiens de la province peuvent obtenir les moindres détails des tristes circonstances du meurtre d'une voisine, d'une amie, d'une simple connaissance ou d'une parfaite inconnue. Ces drames de la folie se produisent dans des circonstances révoltantes et sont d'une indicible horreur.

Célestin fut admis à Saint-Jean-de-Dieu le 22 mars 1920. C'est le shérif de Joliette, J. A. Gaboury qui se porta requérant. Célestin fut interné en prévention parce qu'il était accusé du meurtre de sa femme. Âgé de 47 ans, ancien forgeron, Célestin ne travaillait plus : il était aveugle et présentait des troubles de l'audition. De tempérament plutôt « disputeux », il lui était arrivé de menacer sa femme avec un couteau, convaincu qu'elle voulait l'empoisonner. Cette idée envahissante de persécution l'obsédait. Il ruminait sans cesse cette accusation contre sa femme. Et un jour, il en a eu assez. Ses soupçons étaient devenus, pour lui, une évidence. Il devait échapper à une mort certaine, causée par un empoisonnement. À grands coups de hache, il se libéra de sa persécutrice : il tua sa femme. Voici la déposition de M. Jean J. Denis, RCMP concernant le meurtre de Rose-Délima, ainsi que la description de cet acte monstrueux[16].

Déposition

Dans le cours de l'été dernier, Célestin [. . .] est venu me voir cinq ou six fois à mon bureau pour m'informer que sa femme lui faisait prendre des pilules, l'empoison-nait, cherchait à le faire mourir et pour me demander comme avocat de prendre les procédures nécessaires pour le protéger. Je connaissais la femme de Célestin et sa famille depuis longtemps et mon impression générale avait toujours été que Célestin ne jouissait pas de toutes ses facultés mentales. Alors, je n'ai pas cru à ce qu'il disait. Mais cependant, j'ai voulu prendre toutes les précautions nécessaires et j'ai fait venir sa femme à mon bureau et je l'ai questionné.

La femme de Célestin était une femme excellente et respectable qui s'était dévouée depuis des années à travailler à la journée pour faire vivre son mari aveugle et ses enfants et il n'y a aucun doute qu'il était dans l'erreur quand il prétendait que sa femme l'empoisonnait. Cette femme allait communier tous les matins. J'ai dit à la femme de Célestin ce que son mari m'avait dit et voici ce qu'elle me répondit en substance :

« J'ai fait tout ce que j'ai pu pour avoir soin de mon mari et il a dans la tête que je l'empoisonne et je ne peux pas lui sortir ça de la tête. Il prétend que je lui donne des pilules je ne lui en donne pas et je ne lui donne aucun remède. Il est parfaitement libre de prendre les remèdes qu'il veut et quant à moi, je ne lui en donne pas. »

J'ai dit à madame Célestin : « comment se fait-il que votre mari persiste absolument dans la pensée que vous lui donnez des remèdes. » Parce que chaque fois que j'avais vu Célestin, ce dernier m'avait réitéré de la manière la plus formelle et la plus abso-lue que sa femme lui donnait des remèdes et surtout des pilules et il n'y avait rien au monde pour détacher Célestin de cette obsession.

La-dessus, madame Célestin m'a répondu : « Vous le connaissez comme moi, je ne peux rien en faire, il n'a pas sa raison. » Je lui ai dit : « Vous devriez le faire envoyer dans un asile d'aliéné » Elle m'a répondu qu'elle préférait le garder avec elle d'autant plus qu'il était inoffensif. Là-dessus je lui ai répondu : Êtes-vous bien certaine qu'il est inoffensif ? Et ne croyez-vous pas qu'il y a du danger pour vous-même ? » Elle m'a répondu que « non, il ne m'a jamais frappée et je m'en méfie, je prends mes précautions ».

C'est la dernière entrevue que j'ai eu avec la femme de Célestin.

Pour revenir aux déclarations que faisait Célestin comme ci-dessus, ces déclarations sont publiques et notoires à Joliette. Ainsi Célestin a fait ces déclarations à moi-même, à mon associé et à mon secrétaire à mon bureau quand je n'y étais pas.

Célestin venait à mon bureau et m'attendait pendant des heures pour me répéter toujours la même chose. Et s'il a cessé de venir à mon bureau, c'est parce que j'ai fini par lui demander de ne plus venir. Dans le même temps, Célestin est allé voir le curé de sa paroisse et lui a répété la même chose qu'il [. . .] d'après ce qui m'a été répété. Il allait voir un ou plusieurs médecins à Joliette et il leur faisait toujours la même plainte. Célestin paraissait tellement convaincu que je l'ai même vu à plus d'une reprise pleurer dans mon bureau parce qu'il se disait persécuté et qu'il ne pouvait trouver personne pour le défendre et le protéger. La vérité est qu'il s'est adressé à tous ceux qui auraient pu le défendre et le protéger s'il avait réellement eu besoin de défense ou de protection, les avocats, les médecins, son curé etc. etc. mais personne n'a cru à ses déclarations et il a été obligé d'abandonner ces discours parce que personne ne voulait plus l'écouter.

DESCRIPTION DU MEURTRE

Voici le résumé des faits en rapport avec le meurtre de la femme de Célestin, tel que ces faits apparaissent à l'enquête préliminaire et d'après tous les détails reconstitués : La veille du meurtre, la femme de Célestin avait travaillé en journée chez M. Le Dr Piette d'où elle était partie vers 10 heures du soir. Elle s'est rendue chez elle, s'est couchée dans le même lit avec son mari et y a passé la nuit. Vers 5 heures du matin,

Célestin s'est levé, est allé dans un appenti (shed) en arrière de la maison, a pris une hache, est entré dans sa maison et a frappée sa femme avec cette hache pendant qu'elle était endormi. En autant qu'on peut en juger, (Célestin est aveugle) il frappait un peu à peu près et le premier coup qu'il lui a donné n'a pas eu pour effet de lui faire perdre connaissance. Après avoir été frappée la femme s'est levée passé dans un appartement voisin s'est rendue près d'une chambre où couchait un de ses enfants de 10 ans, un garçon, et lui a dit : « Lève-toi immédiatement et viens à moi, ton père m'a frappée avec sa hache. »

L'enfant s'est levé et il n'a pas pu voir très bien ce qui se passait parceque la plus grande obscurité régnait dans la chambre. Cependant l'enfant a été témoin que Célestin a de nouveau frappée sa femme et la femme est tombée par terre.

Célestin a alors ramassé sa femme dans ses bras, l'a ramenée dans sa chambre à coucher, l'a mise sur son lit et l'a frappée de nouveau avec sa hache. Le manche de la hache s'est brisé, ce qui porte à croire que Célestin a dû frapper ailleurs que sur sa femme, probablement sur la couchette ce qui a eu pour effet de briser le manche de sa hache. Après que le manche de la hache fut brisé, Célestin est sorti de la chambre, est resté dans la maison un certain temps, on ne peut pas déterminer combien longtemps, puis est sorti au dehors et a dit à la première personne qu'il a rencontrée qu'il avait tué sa femme et que cette dernière ne pourrait plus par conséquent l'empoisonner avec des pilules. La police s'est rendue sur les lieux et la déclaration constante faite à la police par Célestin, comme à la première personne qu'il a rencontrée immédiatement après le meurtre, a été ceci :

« J'ai tué ma femme parcequ'elle m'empoisonnait avec des pilules. » cette déclatration a été faite à au moins une demi douzaine de témoins qui ont rencontrer Célestin après le meurtre. Aussitôt que le chef de police fut arrivé, il a défendu à Célestin de ne plus parler et le lendemain il l'a amené pour le mettre dans les cellules.

Le jour du meurtre, j'ai vu Célestin dans les cellules et il m'a encore répété la même chose, la même histoire des pilules. Il paraissait cependant ne pas réaliser son acte. Il parlait de sa femme quand quelqu'un lui en parlait, s'informait d'elle. Il pleurait quand on lui disait qu'elle était morte et immédiatement commençait à répéter l'histoire des pilules. Que sa femme l'empoisonnait avec des pilules.

Le docteur Noël déclara Célestin atteint d'une « folie des dégénérés » dont l'événement déclencheur aurait été, probablement, la perte de la vue. Célestin termina ses jours à Saint-Jean-de-Dieu où il décéda le 20 décembre 1921 d'une sitiophobie (refus de se nourrir en raison d'un désordre mental), croyant peut-être qu'on cherchait encore à l'empoisonner.

Les histoires de meurtres intéressaient tout particulièrement le docteur Villeneuve qui, à titre d'expert conseil, était souvent appelé à se prononcer afin de déterminer l'état mental des meurtriers. Voici quelques faits se rapportant aux crimes horribles commis par Joseph Ménard, Anselme Boucher et Stanislas Lacroix, présentés dans les différents quotidiens de l'époque, auxquels le docteur Villeneuve consacra son attention.

Joseph Ménard était « poursuivi depuis longtemps par de terribles hallucinations [et] accablé par une prétendue persécution [. . .] ». Assailli par de menaçants cauchemars, dont il cherchait à se défendre, il s'abattit sur sa femme et la brutalisa de coups de rondin, de tisonnier et de hache pour ensuite s'en prendre à lui-même et s'administrer 17 coups de hache en plein visage. « En ouvrant la porte, nous vîmes Mme Ménard étendue morte sur le plancher de la cuisine, la tête fracassée par des coups de hache », raconta un témoin accouru à l'appel à l'aide d'un des enfants de la victime. « La cuisine [était] comme une entrée de boucherie, tellement le sang [avait] tacheté le plafond, le plancher et les murs. » Joseph Ménard expliqua son geste : « Regarde toutes ces coupures dans mon cou et sur ma tête. Penses-tu que je pouvais soutenir une chose semblable ? » Le jury rendit le verdict suivant : « Nous, soussignés, jurés du coroner, déclarons que Julie Boudreau est morte, le cinquième jour de mars 1904 des suites de blessures à elle faites par son époux, Joseph Ménard. »

Anselme, jeune cultivateur d'environ 35 ans, marié depuis une hui-
taine d'années et père de cinq enfants, fit mourir le petit dernier dans des
circonstances atroces. Ayant passé la nuit de lundi (3 avril 1899) sans sommeil, vers quatre heures, il fut pris d'un accès de furie extraordinaire. Au
milieu de ces crises, il lui arrivait d'accuser sa femme d'infidélité, de le
tromper ; il finit par la chasser du logis, en pleine nuit froide, pieds nus
dans la neige et presque sans vêtements. Il lança dans un poêle chauffé au
rouge le petit dernier, Georges, âgé de onze mois ; lorsqu'il le retira,
quelques instants plus tard, il le jeta dans un banc de neige où le bébé suc-
comba à ses brûlures. « Il est évident à le voir que Boucher était fou
furieux au moment de commettre l'atrocité dont il s'est rendu coupable.
Je l'ai vu. Il était calme et raisonnait assez bien, mais il avait dans les yeux
cet éclat particulier que l'on remarque d'ordinaire chez les hallucinés[18]. »

Stanislas Lacroix est le meurtrier de son épouse et d'un jeune homme
d'une trentaine d'années, Thomas dit Tranchemontagne. « [Lacroix] a
toujours été piqué par la tarentule de la jalousie. Il voyait des amants de sa
femme partout. Il soupçonnait tout le monde et c'est, au dire de plusieurs,
ce monstre jaune de la jalousie qui a armé son bras et l'a implacablement
dirigé vers les infortunées victimes. » Depuis un an, les époux vivaient
séparés. Madame Lacroix craignait beaucoup son mari et avait décidé de
s'en aller. Avant le meurtre, elle habitait avec un Anglais nommé Balwin.
Lacroix avait entendu parler de ce scandale autour de son nom.//

*Lacroix ne se gêna plus, dès lors, d'accuser sa femme d'infidélité. Il se plaignit amè-
rement que certains personnages qu'il nomma lui faisaient régulièrement la cour, lui
portaient trop d'attentions ou se faisaient trop facilement ses protecteurs. Parmi
ceux qu'il mentionnait le plus fréquemment était le nom de l'autre victime, Hypo-
lite Thomas, dit Tranchemontagne[19].*

Armé d'un revolver de calibre 32, Lacroix se rendit sur les lieux d'une rencontre amicale à laquelle prenait part son épouse. L'hôtesse des lieux, voyant Lacroix s'approcher de sa résidence, s'écria : « Sauve-toi, voilà ton mari ! » Cachée derrière la porte, madame Lacroix fut saisie par le bras par son mari et traînée dans la rue où il l'abattit avant de se retourner vers sa deuxième victime.

Lorsqu'un homme nourrit une jalousie morbide, basée sur la certitude de l'infidélité de sa femme, il est nécessaire dans un premier temps d'examiner si les accusations ont un fond d'authenticité. En ce qui concernent les cas présentés au cours de ce chapitre, les principaux faits rapportés dans les dossiers médicaux des patients démontrent qu'ils souffraient tous sans exception « d'idées de jalousie » et de délire de persécution et que ces obsessions ne reposaient sur aucune preuve sérieuse.

Les versions des épouses comparées à celles des malades démontrent qu'effectivement ces derniers étaient complètement déconnectés de la réalité et naviguaient en pleine psychose. Leur univers était composé d'illusions et d'hallucinations et toutes les facultés de ces hommes malades s'organisaient autour de fausses représentations de la réalité. Ils étaient des aliénés dangereux capables d'actes de violence, de colère ou de vengeance. Les femmes qui ont vécu avec un homme présentant des sentiments de jalousie excessive n'ont pas toutes connu une fin tragique. Certaines ont échappé aux menaces de leurs époux, tandis que d'autres ont fui au pas de course, afin de vivre le plus loin possible de leur persécuteur. Malheureusement, quelques-unes, peut-être trop confiantes ou tout simplement malchanceuses ont été assassinées de manière atroce à coups de hache, de tisonnier ou de marteau par un mari en plein accès de folie. Ce sont les fins tragiques qu'ont connues Rose-Délima, Julie et madame Stanislas Lacroix.

fin du ch. 4

(5)

CHAPITRE CINQ

Délires et c^{ie}

Photographie sans légende

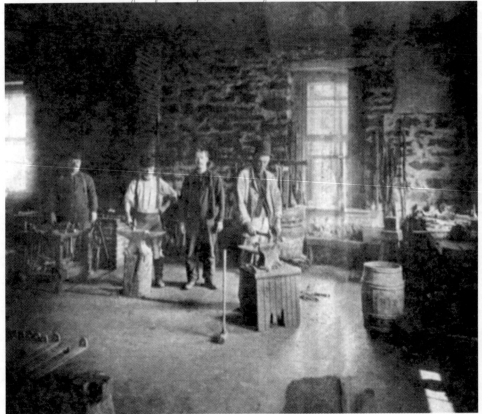

Délires de persécution, de grandeur, délires mystiques ; les idées délirantes sont souvent la « marque de commerce » des personnages les plus
typés, les plus flamboyants qui hantent les corridors de Saint-Jean-
de-Dieu en ce début de XXe siècle. Les divagations d'Hector, de Fedora ou
de Léon, aussi farfelues puissent-elles paraître, n'en constituent pas moins
parfois le reflet de préoccupations et d'angoisses latentes partagées par
tous et toutes. Les sociétés occidentales, et le Québec ne fait pas exception, sont alors en pleine mutation. Cette transition vers la modernité,
applaudie par certains, allait souvent déstabiliser et constituer une source
d'anxiété pour d'autres.

Les persécutés

Ils sont fort nombreux à s'imaginer que, pour toutes sortes de raisons, ils
sont particulièrement visés par des persécutions de toutes sortes, persécutions que la réclusion (nécessairement malicieuse !) dans un asile d'aliénés
vient bien sûr confirmer dans l'esprit de ces victimes. Cherchant à se
défendre de ceux qui les pourchassent ainsi, ces persécutés deviennent bien
souvent des persécuteurs qui représentent un danger bien réel pour ceux
qui deviennent la cible de leur délire. C'est le cas de François-Xavier qui,

depuis quelques années, est l'objet des menaces de mort de Joseph. Les deux hommes se connaissent depuis l'enfance, ayant été élevés tous deux dans le village de Saint-Anicet. François-Xavier vit désormais à Montréal et retourne une fois l'an dans son village pour y passer des vacances. Mais voilà que, depuis plus d'une année, Joseph l'a rejoint à Montréal, qu'il le guette tout le temps et menace de le tuer. Le 17 mars 1909, à la suite d'une altercation, François-Xavier décide de porter plainte contre Joseph devant la cour des sessions de la paix de Montréal :

> Q. — *Voulez-vous dire à la Cour ce dont vous vous plaignez ?*
> R. — *Le dix-sept mars courant, vers une heure, probablement quelques minutes avant une heure, je suis sorti de mon bureau de l'Hôtel de Ville, et comme je passais devant le Palais de Justice ici, j'ai aperçu l'accusé qui était caché au coin, en face de l'hôtel du coin ici [. . .] Alors, quand j'ai vu qu'il était caché là, je n'ai pas fait semblant de le voir et j'ai porté ma vue plutôt du côté du Palais de Justice pour prendre la rue St.Jacques, afin de ne pas le rencontrer. Depuis un certain temps j'avais l'habitude de prendre la rue Notre Dame pour éviter la rue St.Jacques où je le voyais, toujours menaçant de vouloir me tuer. J'ai conclu qu'il avait découvert ma nouvelle route [. . .] je ne suis plus capable de passer dans la rue, il me guette partout [. . .] il est absolument décidé de me tuer [. . .]*

Ayant déjà été assommé en pleine rue par Joseph, François-Xavier réussira donc à le faire écrouer. De la prison de Montréal, Joseph sera transféré à Saint-Jean-de-Dieu. À la demande du secrétaire de la province, le docteur Villeneuve donne alors une longue explication du mal dont souffrirait Joseph :

> [. . .] *on peut dire que* [Joseph] *répond à un type morbide désigné en pathologie mentale sous le nom de persécuté-persécuteur* [. . .] *Ce sont des malades chez les-*

quels les tendances agressives et la soif de vengeance, loin d'être accidentelles et passagères, comme chez d'autres persécutés, constituent le fond même de la maladie et en sont la manifestation constante [. . .] Il se traduit, quelle qu'en soit la forme, par des revendications plus ou moins chimériques, mais tenaces, persistantes, le plus souvent agressives et dangereuses [. . .] cette affectation débute vers l'âge moyen de la vie, à l'occasion d'une injustice imaginaire ou réelle, mais insignifiante et démesurément grossie [. . .] Imbu de ce sentiment, le malade trouve de l'injustice partout : il entre en conflit avec la société et il s'attaque aux particuliers. La réaction, en effet, est le fait capital du délire ; le malade passe promptement de l'idée à l'acte, et de persécuté il se transforme rapidement en persécuteur [. . .]

C'est d'un exemple presque semblable qu'il est question dans le cas de Fédora, écrouée pour menaces à l'endroit d'un membre de la famille Molson. Elle sera « acquittée comme irresponsable au moment du délit dont elle était incriminée ». Les observations initiales de l'aliéniste qui la rencontre font état d'un discours délirant, mais laissent néanmoins entrevoir un niveau de culture intéressant de la part de la patiente qui semble très au fait des théories récentes en matière de psychiatrie :

Mlle [. . .] prétend avoir une double personnalité — Les médecins veulent la garder ici pour avoir son « cas de personnalité consciente ». Cette double personnalité date de 1907. Il y a de grandes ressources chez elle — Les professeurs de McGill ont fait de nombreuses expériences pour découvrir la clef du mystère de sa personnalité etc. Département de psychologie — Il y a chez elle le développement psychique — Elle a des entendements au cerveau qu'elle appelle Brain Hearing, non par voix mais par inspirations — La science appelle cela un sub-conscient — On peut avoir plusieurs sub-conscients — elle, elle en a 2 — Elle a le sub-conscient d'une tante Religieuse Ursuline — et le sub-conscient d'une de ses maîtresse de Musique — À suivre. . .

Que des chercheurs de l'Université McGill soient parfois intéressés par des patients de Saint-Jean-de-Dieu ne relève toutefois pas toujours du délire, comme nous venons de le voir plus haut. En fait foi un échange de lettres entre le docteur Devlin et le professeur d'anatomie I. Maclaren Thompson : ce dernier étudie le cerveau d'Émile, admis en 1904 et décédé à l'institution en 1922. Émile souffrait de délire de persécution.

Il faut dire qu'une grande partie des délires de persécution suscitent de nombreux commentaires, car bon nombre des gens qui en sont atteints harcèlent leurs victimes et mettent parfois leurs menaces à exécution. Faisant l'objet de plaintes devant la cour, ils se retrouvent en prison avant d'être confiés aux soins des aliénistes de Saint-Jean-de-Dieu.

On peut dire à cet égard que Léon n'a pas pris de raccourcis, comme le rapporte en décembre 1919 le *Montreal Daily Star*. En effet, ce dernier s'était présenté dans le bureau du chef de police de Saint-Laurent pour lui demander un permis de port d'arme à feu (un revolver) dans le but de tuer un dénommé Fauteux. Il a été emprisonné, puis transféré à Saint-Jean-de-Dieu ; le surintendant s'enquiert ainsi auprès du chef de police Marcil :

> Vous nous obligeriez beaucoup en nous donnant, si cela vous est possible, des détails sur les biens que possède Léon [. . .] ainsi que l'adresse de sa femme. Nous désirons avoir ces détails en vue de retourner cet indésirable dans son pays d'origine.

Quelques jours plus tard, le chef Marcil répond au docteur Devlin. Il lui apprend que Léon possède déjà un fusil :

> On ne lui connaît pas de femme ; il vivait seul.
> Quant à ses biens, il possède un ménage pour lequel on ne pourrait peut-être pas trouver cinq piastres ; en outre il a une carabine et une besiclette valant à peu près quarante à cinquante piastres ; c'est tout ce qu'on lui connaît de biens.

Malgré des tentatives infructueuses de la part des autorités de l'asile afin de le faire rapatrier en France, Léon est toujours présent à l'institution en 1928, année au cours de laquelle il sera transféré à l'asile de Baie-Saint-Paul.

Il n'est pas rare du tout que des personnes souffrant de délire de persécution possèdent des armes à feu dont ils se servent en vue de se faire justice eux-mêmes. C'est le cas d'Alfred qui :

> [. . .] *le jour de l'assaut et quelques mois précédents, a manifesté certaines idées de persécution, des interprétations délirantes et des hallucinations de l'ouïe probable. Il lui semblait que des gens qu'il rencontrait sur la rue passaient des remarques désagréables à son sujet et qu'ils se tenaient au seuil de son logis afin de l'ennuyer [. . .] Tout ceci explique ce qui s'est passé dans le « bar » de la rue Notre-Dame, où il fit la rencontre de jeunes gens qui s'y amusaient [et où] il sortit son revolver et le déchargea. Alfred [. . .] ayant passé plus de 40 ans de sa vie dans l'ouest et le sud américain et y avait pris l'habitude de porter un revolver. Il avait conservé cette habitude après son retour à Montréal il y a une dizaine d'années*[5].

Le délire de persécution prend toutes sortes de formes qui n'ont d'égale que l'imagination fertile de ceux ou celles qui en sont atteints, comme Radégonde, qui se « plaint qu'on la persécute, entre autres persécuteurs il y avait un ami de son dernier maître, dont elle ne se rappelle pas le nom, plusieurs fois elle l'a entendu qui parlait d'elle sur un ton menaçant, un jour ce même persécuteur lui arracha une côte et quelques temps après lui reposa et toue ça d'une manière fort mystérieuse[6] ».

Julie, elle, imagine que des trafiquants fabriquent du whisky dans sa cave et la tourmentent de toutes sortes de façons afin de pouvoir poursuivre leurs pratiques illicites[7]. Amélie, quant à elle, est cuisinière à l'Hôpital de Caughnawaga (Kanawaké) :

Elle est française, elle est venue au Canada il y a à peu près 15 ans, pour recouvrer une fortune considérable, qui, dit-elle, aurait été apportée au Canada par ses ancêtres, au temps de la grande révolution française.

[. . .] elle prétend que ce sont les francmaçons qui entravent ses recherches et les rendent infructueuses, elle est sûre qu'ils ont donné l'ordre de la mettre à mort, pour avoir les papiers concernant cette succession et se l'approprier[8].

Et, faut-il ajouter en terminant, c'est sans étonnement que l'on voit, une fois internés, certains de ces persécutés faire des religieuses et des médecins de Saint-Jean-de-Dieu l'objet de leurs obsessions comme en fait foi l'abondante correspondance contenue dans le dossier de Robert Francis, admis en 1922 et décédé à l'institution en 1947, et qui accuse les religieuses de vouloir le garder à tout prix. Pourquoi le laisserait-on sortir, écrit-il, puisqu'en sus du *per diem* qu'elles reçoivent du gouvernement, elles profitent aussi de son travail non rémunéré à l'asile[9]. Très imagés sont les propos que tiendra Narcisse, admis sur mandat du lieutenant gouverneur, à l'endroit des médecins de Saint-Jean-de-Dieu dans une lettre qu'il adresse à son frère :

[. . .] je suis bien malheureux dans ce damné boucan d'hopital St Jean de Dieu. Bien [que] ce bordel, ce boucan, cet abattoir, cet hospice, cet hopital, cet asile, ce refuge, ce pénitencier, cette prison, soit sous le vocable, l'invocation, la protection des saints et saintes du paradis, ce n'en est pas moins à mes yeux un pandémonium et cela suffit pour que je l'aie en sainte horreur [. . .] les maudites Sœurs de la Providence font objection à me fournir du papier pour mon besoin [. . .] Je n'ai pas l'intention de moisir encore bien longtemps dans ce damné boucan. Je vais faire tout en mon pouvoir auprès de ces chers médecins crosseurs pour qu'ils me laissent partir[10].

5.2 Les mégalomaniaques

Façons de compenser la pauvreté d'une vie qui n'apporte que désillusions et désespoirs ? Les délires dans lesquels le patient devient quelqu'un d'autre, dans lesquels il est si important que toutes sortes de forces se conjuguent pour le tourmenter, dans lesquels Dieu lui-même entretient avec lui des liens privilégiés sont légion dans les archives de Saint-Jean-de-Dieu. Les délires de grandeur ont souvent en commun de puiser dans le contexte du tournant du siècle afin de nourrir l'imagination débridée et confuse de ceux et celles qui sont enivrés par le monde d'illusions qu'ils se recréent. Trois types de délires en particulier reviennent souvent, soit les délires mystiques, les délires de grandeur — qui, bien souvent, puisent leur source dans les innovations technologiques ou autres qui marquent le tournant du siècle —, et, finalement, les personnifications, grâce auxquelles le patient devient quelqu'un d'autre.

5.2.1 Folie mystique

Il n'est pas vraiment étonnant de constater à quel point, dans ce Québec du début du XXe siècle, la religion catholique fournit un répertoire riche et varié dans lequel le délire peut puiser et s'épanouir.

Parmi les fantasmes récurrents, on retrouve celui en vertu duquel le patient s'imagine être Dieu ou s'être fait conférer par Lui le pouvoir de sauver le monde . . .

> [. . .] *mais il a voulu se charger du salut de tout le monde, Dieu lui a envoyé son esprit, en lui changeant les idées et c'est alors qu'il a travaillé à sauver le monde. Le monde ne comprenait plus rien, les traces de Notre Seigneur étaient effacées et c'est lui qui était chargé de les tracer de nouveau, et il y a réussi il a sauvé le monde, il a*

fait la volonté de Dieu et il lui a fait subir la passion, faire brûler les talons sur les braises, être cloué sur la croix, on l'a flagellé, couronné d'épines, ce sont des méchants qui ont fait cela. On lui a fait subir tout ce qu'on a fait subir à J. C. Il est ressuscité ce matin . . . en tous les cas, s'il y en a encore des St Thomas qui ne veulent pas croire, ça sert à rien de recommencer de nouveau [11].

Hermine, quant à elle, n'y va pas par quatre chemins : « Je suis la Divinité de Dieu pour gagner la vie du monde », déclarera-t-elle au cours de son entrevue initiale. Puis, dans une lettre au docteur Villeneuve :

Il me demandait si je n'étais pas une morte ressusité vingt fois etc ou une visionnaire, etc.

J'ai pris le meilleur parti de me défendre en lui en contant le plus possible de ces choses que jamais personne au monde n'a eu aucune connaissance avant ce fou docteur [elle parle du Dr Charland qui l'a fait admettre à Saint-Jean-de-Dieu]. Puis vous lui signez un billet, « Dr Villeneuve », vous me faites enlever sur la rue comme une folle furieuse ou une ivrognesse, vous me traitez avec toutes les bassesses et les brutalités possible chez ces maudites religieuses où l'on ne peut manger que de la marde et par surcroît de méchanceté et d'imposture vous me faites annoncer par vos camarades docteur Dillon, Devlin, etc., que je m'appelle St Gabriel ou st Michel archange etc., et vos maudites chiennes de religieuses m'annoncent brutalement que je suis folle. Vous confondez les anges avec moi qui suis comme toujours qu'une protestante.

Vous êtes fou Villeneuve [12].

Désiré, quant à lui, « prétend convertir le monde entier et détruire le règne du démon sur terre. Il nous assure qu'il n'y a que les 3 personnes de la Sainte Trinité ; Mgr Émard, le Rév. Quesnel et lui qui soient chargés de convertir le genre humain [13] ».

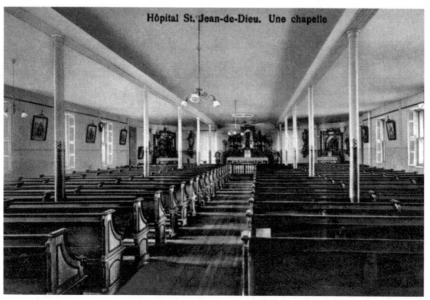

Hôpital St. Jean-de-Dieu. Une chapelle

fin de la légende

À une époque où la psychiatrie et désormais une grande partie de la population font une équation entre folie et hérédité, il n'était pas toujours bon d'avoir un père comme ce Désiré. Ainsi son dossier contient-il également une missive dans laquelle les futurs beaux-parents de son fils s'inquiètent d'une possible hérédité :

Montréal, 8 septembre 1917
Dr Omer Noël,
Monsieur
Veuillez s'il vous plait me donner tous les détails concernant la maladie de ce Mr Désiré [. . .] dont je viens de vous parler par téléphone.
Nous n'avons qu'une fille et elle doit se marier le 17 prochain à Mr Léopol [. . .] fils de feu Mr Désiré [. . .] Jusqu'ici nous avons reçu que de chaleureuses félicitations de ce jeune homme, et voilà presque à la dernière heure on nous fait avertir par

un père jésuite que le père de ce garçon est mort fou à l'hopital St Jean de Dieu nous
ne savons pas si c'est la charité ou la jalousie qui a porter cette personne à nous don-
ner un tel avis et pour en avoir le cœur nette nous avons trouvé rien de mieux à faire
que s'adresser aux médecins de l'hopital avant de communiquer avec le jeune
homme. La question est assez délicate il faut en être bien sûr pour l'aborder.
Mais cependant, nous ferons l'impossible pour que notre fille ne soit pas livré à une
famille dégénéré si telle en était le cas.

Le docteur Noël, loin de chercher à rassurer la famille, répondra laco-
niquement :

Madame,
En réponse à votre lettre du 8 septembre courant, je dois vous dire que DÉSIRÉ
[. . .] dont vous parlez dans votre lettre est entré à l'Hôpital Saint-Jean de Dieu le
22 décembre 1905 et qu'il y est décédé le 22 octobre 1912, à l'âge de 70 ans de « débi-
lité sénile[14] ».

Passe encore lorsque le délire mystique nous enjoint de « sauver
le monde » . . . Isaac, lui, n'aura pas cette chance, puisque le Saint-Esprit
lui commandera, en plein hiver « [. . .] d'enlever son capot, son casque,
un peu plus loin son surtout, et ensuite se frapper la tête 2 fois sur un
poteau et 3 fois sur un autre [. . .] d'embrass[er] le plancher, de bais[er] le
siège des W.C.[15] ! »

D'autres encore sont « père de prophète » ou « Sœur de l'Immaculée
conception et épouse de Jésus[16] » et accablent leur entourage de propos
confus où la religion tient la plus grande place.

Finalement, est-ce parce qu'ils entretenaient une ferveur inhabituelle
qui les avait fait choisir les ordres comme style de vie ou que leur délire
épousait le cadre de vie qu'ils avaient choisi, toujours est-il que l'on

retrouve durant la période que nous avons étudiée, un nombre assez élevé de membres du clergé entre les murs de Saint-Jean-de-Dieu, dont plusieurs souffrant de délire mystique. Ainsi, le jeune Thomas, étudiant à la prêtrise, semble prendre trop à cœur sa vocation, allant jusqu'à coucher la nuit dans l'église, empêchant les autres de dormir en lisant des psaumes, les réveillant au petit matin pour une confession générale, etc. Interné le 19 juin 1905, il décrit sa situation à son cousin John Edward dans une jolie lettre qu'il lui fait parvenir en mars 1906 et à la lecture de laquelle on constate à quel point la religion, avec tout ce qui la concerne, constitue encore le centre d'intérêt du jeune homme :

> *Cher Cousin [. . .],*
>
> *Je suis très désolé de te dire que je suis prisonnier à l'Asile d'aliénés de la Longue Pointe à environ cinq milles de la ville de Montréal. Il s'agit d'un édifice immense situé à environ 400 verges de la rivière St Laurent. On y compte seize ailes dont chacune a un nom de saint et dans chaque aile il y a deux Gardiens et deux religieuses. Il est dirigé par l'Ordre des Sœurs de la Providence.*
>
> *Il y a aussi quatre Prêtres et il y a une Chapelle pour les aliénés. J'ai résidé dans trois des ailes, en premier j'étais dans l'aile St Jean Baptiste. Au lieu de garder courage je suis sombré dans le désespoir et on m'a déménagé dans l'aile St Roch, j'étais très agité là-bas et je me sauvais tout le temps de mon lit parce que je ne savais pas ce que je faisais, donc on m'a attaché à mon lit [. . .]*
>
> *Je suis présentement à l'aile St Paul. Je suis habillé et je marche de long en large dans l'aile où il y a huit fenêtres, deux toilettes, sept tableaux et un crucifix à l'entrée de l'Aile et au mur opposé il y a un tableau de St Joseph avec l'enfant Jésus dans ses bras et aussi le lys de la Pureté, sur le côté du mur il y a un tableau du Pape Pie neuf et en face de celui-ci un tableau de notre Seigneur portant la Croix et à environ dix pouces de là il y a une horloge électrique qui a la forme d'une Croix.*

Le dossier du révérend P. ne renferme que quelques pièces, dont un sermon destiné à des ouvriers de Montmagny. Il est difficile de dire si la présence de ce document dans le dossier du religieux était destinée à servir de « pièce à conviction » justifiant son internement à l'asile, mais il est clair que les travailleurs de la petite ville de la Côte Sud avaient eu droit, en cette fin de siècle, à un prône intitulé « La conception sociale de l'Église », long de quelque 18 pages et rédigé dans une prose pour le moins exaltée :

> Mes biens chers frères :
> L'Église, fille de Dieu et épouse de son Fils, a d'abord à cœur l'honneur de son Père et de son époux divin, Elle chante leur gloire chaque jour d'une voix innénarrablement belle et puissante. Ce dimanche matin surtout, elle a pour le monde entier relevé des millions d'ouvriers de leurs travaux quotidiens, les a revêtus de leurs plus beaux habits, les a réunis dans des milliers de temples et, après avoir loué avec eux et par eux le Dieu trois fois saint qui donne l'existence et l'action, elle attirera devant eux sur le trône qu'elle lui a préparé Celui dont la présence et les traits divins ravissent éternellement les bienheureux dans le ciel[18] [. . .]

Quoi qu'il en soit, il importait avant tout, lorsque des membres du clergé étaient internés, de traiter leur cas avec la plus grande discrétion :

> Monsieur,
> Relativement au transfert du révérend Louis P., de l'asile St. Jean de Dieu à l'asile Belmont, j'ai l'honneur, par ordre de l'honorable secrétaire de la province, de vous prier, vu l'état social de ce malade, d'être particulier dans le choix de la personne qui devra effectuer ce transfert.
> La chose devra se faire aussi discrètement que possible[19].

5.2.1 Délires de grandeur

Il n'y a aucune limite à ce que le délire de grandeur puisse permettre d'accomplir ou d'acheter. C'est la raison pour laquelle, le 9 février 1922, Ezilda sans état d'âme libelle un chèque, de la Banque d'Hochelaga, d'un montant d'un million de dollars (malheureusement sans fonds !)[20].

Cela dit, les délires de grandeur, à la limite du délire de persécution parfois, ont fort souvent, en ce début de siècle, comme point commun de rendre ceux qui en souffrent obsédés par les innovations technologiques et scientifiques de toutes natures. On oublie parfois à quel point les premières décennies du XXᵉ siècle ont pu en perturber certains. En quelques années, les Québécois quitteront la campagne pour la ville, et l'arrivée d'une kyrielle d'inventions révolutionneront la vie de tous : la TSF (télégraphie sans fil, ancêtre de la radio), l'électrification, le téléphone, le cinéma, l'automobile, l'avion, les rayons X . . ., autant d'inventions qui allaient en émerveiller certains, en angoisser d'autres, et fournir un terreau fertile au délire.

Parmi les innovations de ce tournant de siècle qui marquent les imaginations délirantes, le magnétisme et l'hypnose fournissent une explication « plausible » à ceux et celles qui se figurent être contrôlés à distance, comme Émile, résidant de la trappe d'Oka. Il écrit à l'Hôpital Saint-Jean-de-Dieu pour demander au médecin un traitement afin qu'il cesse d'être « taquiné de loin » et d'être « magnétisé par des jeunes filles[21] ».

D'autres cependant, qui s'imaginent être si importants que des personnes ou des sociétés secrètes s'ingénient à vouloir les contrôler à distance, deviennent dangereux ou violents afin de contrer les actions de leurs ennemis. Aglaé se dit magnétisée. Méfiante, elle sera mêlée à un incident dans l'une des ailes de Saint-Jean-de-Dieu, la salle Sainte-Marguerite, en juin 1921, ainsi que nous l'apprend un rapport inséré dans son dossier :

À 11 hre 45, le 29 courant la malade Rosanna C. entrait dans la lingerie où il y a un évier dans le but de se désaltérer. Mme Oscar [. . .] (Aglaé) la suivit quelques instants après. Immédiatement Sœur Eulalie de Merrida qui à ce moment était dans la chambre voisine entendit des cris accourut où étaient les 2 malades qu'elle vit prises aux cheveux [22].

Duncan, lui, « s'imagine qu'il s'est formé un groupe de conspirateurs, qu'il désigne sous le nom de *black crew*, qui le persécute sans cesse et sans merci au moyen d'un pouvoir occulte qu'il croit être le magnétisme ». L'internement est motivé par la crainte que Duncan n'en vienne à mettre à exécution des « menaces qu'il faisait contre certaines personnes haut-placées dans la finance, les professions libérales et la magistrature, qu'il accusait de faire partie d'une conspiration ourdie contre sa santé [23] ».

Fort intéressant à cet égard est le dossier du major G. qui se dit hypnotisé par une certaine madame H. Au mois d'août 1923, il écrit une lettre au docteur Devlin, lettre qu'il entend laisser derrière lui au moment de son évasion :

Docteur Devlin,
Voici ma preuve. Les Faits que vous avez demandés. Cette nuit (l'heure et la date sont inscrits sur l'enveloppe) je me rendrai à la maison de H. sur l'Avenue [. . .] avec, en ma possession, un explosif dont, je vous l'apprend, Mme H. connût l'existence. Je le lui ai dit Psychiquement (il s'agit d'une chose que vous ne pouvez comprendre j'en suis conscient, mais ceci n'altère pas ma preuve) [. . .] je ne suis pas un meurtrier mais je ne laisserai pas les choses continuer ainsi.
Je vous ai dit que j'étais prêt à accepter un scepticisme intelligent, mais pas cela [. . .] « Vous êtes absolument méconnaissant de ce qu'est l'Hypnose et je peux le prouver. » Je ne veux pas que vous pensiez que je vous insulte, ce que je ne fais pas.

Les plus grands savants admettent leur inaptitude à le comprendre et donc votre ignorance est excusable [. . .]

Je porte donc le combat hors au-delà des murs de St Jean de Dieu. Je ne suis pas un dangereux maniaque donc venez et discutons de cela et ne venez pas pour de petits détails comme : comment je me suis procuré l'Explosif etc., cela ne nous aidera ni vous ni moi [. . .] Je vous fait la démonstration de la différence entre la Paranoïa et l'Hypnose [. . .]

Que le patient annonce ainsi qu'il s'évadera, muni d'explosifs, voilà qui ressemble à moult divagations délirantes décrites au fil des dossiers des archives de Saint-Jean-de-Dieu. Pourtant, ce dernier passera à l'acte, comme nous l'apprennent les pièces d'une enquête qui a suivi son évasion. Le major G. s'est en effet évadé, emportant avec lui une bombe qu'il avait fabriquée à l'asile !

3 septembre 1923

Déposition de la révérende Sœur Supérieure

— *À quelle heure G. s'est il évadé ?*

— *Soit qu'il soit parti entre minuit moins quart et minuit ou entre minuit et minuit et quart, dans la nuit du 2 au 3.*

— *Dans quelle salle était-il ?*

— *Il était à St Paul, dans une chambre fermée à clef : il a coupé les barreaux ; il est revenu, hier matin (le 2), à six heures : c'est le Dr G. (son frère) qui l'a ramené et c'est sœur Godfroy Damien qui a reçu le Docteur ; quant au malade il a été sonner à St Jean de Dieu et deux gardiens l'ont reçu et reconduit à sa cellule.*

— *Est-ce qu'on a trouvé cette dynamite ?*

— *M. D. nous a dit qu'elle avait été vidée dans un évier ; un ami lui a ôté la bouteille puis il a téléphoné au Dr G.*

Les divers interrogatoires conduits par les autorités de Saint-Jean-de-Dieu nous donnent plus de détails sur les péripéties de cette affaire. Il semble bien que le major G. s'était procuré de la poudre par l'intermédiaire d'un gardien de l'asile : « [. . .] il est en prison aujourd'hui, nous apprend Sœur Suzanne, officière de la salle Saint-Paul, je l'ai surpris à faire des commissions pour les malades [. . .] »

En possession de poudre depuis huit mois, le major G. eut le temps de préparer son coup. Il subtilisa une bouteille de champagne qui servait à mettre du vinaigre dans le garde-manger du réfectoire (il lui fallait une bouteille de verre épais). Puis il se fabriqua une corde à l'aide, entre autres, de pièces de tissu découpées dans une camisole de force. Ensuite, il vola la scie à métaux d'un employé : « [. . .] il s'agit d'un sale tour que j'ai joué à un des empoyés. Il est venu dans l'aile afin de réparer quelque chose et j'ai volé sa scie. » Enfin, après avoir scié un barreau de sa cellule, il s'enfuit de l'hôpital avec sa bombe vers la demeure de madame H. Arrivé là cependant, il ne put mettre son plan à exécution :

> Mais j'ai compris avant d'arriver là que je ne pouvais le faire. J'ai compris que cela n'avait pas de sens. J'ai regardé en direction de la pelouse ; il y avait des arbres et, sur la véranda, j'ai vu le cerf-volant d'un enfant. Alors j'ai quitté 24 [. . .]

Si l'hypnose était à la mode en cette fin de siècle, en raison notamment des travaux du psychiatre français Charcot, bien d'autres innovations technologiques venaient aussi amener de l'eau au moulin de ceux qui estimaient être la cible de forces occultes.

Ainsi Adonias est-il poursuivi par un « aéroplane qui passe » ; il ajoute : « [. . .] il me semble que je suis en contact avec elle. Encore hier cette aéroplane est venu. On dirait que le gars dans la machine cherche à connaître mes pensées 25. »

Pour Thomas Arnold, nul besoin d'un aéroplane pour que l'on s'immisce dans ses pensées puisqu'on peut, dit-il, le faire grâce à un « téléphone sans fil[26] ».

Le pauvre Joseph, quant à lui, est victime de mystérieuses vibrations :

> [. . .] *la jeune fille qu'il fréquentait ne lui donnait aucun espoir, et elle avait des bijoux trop riches pour sa fortune* [. . .] *il a commencé à sentir une certaine vibration, d'une manière à interpréter l'esprit, de manière à connaître votre pensée sur certains motifs. On lui vole ses idées (fort ambitieuses). Chez son frère, à l'Île Verte, on l'empêchait de dormir, il sentait bouillir son sang, cette jeune fille le faisait bander durant toute la nuit, toujours au moyen de cette vibration et il devait se satisfaire lui-même pour avoir le repos[27]* [. . .]

Andrew prétend qu'il possède le pouvoir de faire ce qu'il veut. Il serait d'ailleurs venu des États-Unis à Montréal sur des fils électriques[28].

L'électricité, qui fait alors son entrée dans la vie quotidienne des Québécois, est bien présente chez ceux et celles qui souffrent de délire. Rose de Lima se plaint d'être « électrisée » à distance[29]. Alphée attribue aussi la source de ses problèmes à la fée électricité :

> *Pendant l'été de 1901, il aurait eu une maladie nerveuse dit-il. Traitement par ceinture électrique annoncée dans les journaux* [ces ceintures existèrent bel et bien et firent aussi l'objet de nombreuses publicités dans les journaux à l'époque] [. . .] *la ceinture telle qu'il la portait donnait un courant contraire à celui qu'elle devait donner pour faire du bien dit-il et cela l'a beaucoup affaibli* [. . .] *De cette époque date l'éclosion du délire (juillet 1901)[30].*

Si certains s'imaginent contrôlés ou épiés par le biais des nouvelles technologies, d'autres ne voient aucune limite à ce que le génie humain est désormais en mesure de produire. C'est le cas de William, admis le 2 janvier 1902 :

> [. . .] *A inventé un appareil pour renforcer la voix dans le téléphone, dont le principe de cet appareil lui a été suggéré par un homme ivre. Il y a deux ans qu'il travaille continuellement à terminer cela dit-il et on l'a amené ici alors que tout était sur le point d'être achevé*[31] [. . .]

Plus tragique est l'histoire de Joseph Napoléon, sur lequel nous avons trouvé deux volumineux dossiers dans les archives de l'Hôpital Louis-H.-Lafontaine. Il y aurait un roman à écrire à propos de cet homme qui fut enfermé à Saint-Jean-de-Dieu durant plusieurs années. Photographe installé coin Saint-Denis et Ontario (avec un associé pendant plus de vingt ans), cet « inventeur de génie » à ses heures est convaincu d'avoir découvert le mouvement perpétuel. Assuré d'avoir enfin réussi à percer le mystère d'une quête quasi mystique chez les inventeurs de tout acabit au XIXe siècle, il écrit en 1913 à une compagnie de cinématographie américaine en l'invitant à tourner un film dans lequel il dévoilerait son invention à la face du monde :

> *Cher Monsieur,*
>
> *Il y a un homme à Montréal, qui a travaillé durant les dix dernières années afin de découvrir le Mouvement Perpétuel et il l'a finalement trouvé (le modèle mesure 3 pieds et est composé de 214 pièces de laiton, bois, acier, cuivre, aluminium etc.). Cet homme n'a réussi qu'après avoir construit 613 modèles. La machine fonctionne seule, sans gaz, eau, vapeur, électricité ou tout autre source d'énergie. Le modèle peut faire fonctionner plusieurs choses qui demandent peu de pouvoir comme des horloges etc. Mais en construisant une plus grosse machine, celle-ci pourrait générer*

un pouvoir de 25 à 50 livres et même plus, dépendamment de la grosseur de la machine. Ceci pourrait contribuer à de grandes économies pour la population.

Vous pouvez voir dans tous les dictionnaires que le Mouvement perpétuel n'est pas chose facile à découvrir et ceci en surprendra plusieurs, parce que l'on a tenté de trouver ceci avant même l'époque du Christ, des millions de dollars ont été dépensés pour le découvrir, mais personne n'a jamais pu faire fonctionner son modèle pour un mois ou même une journée. Il s'agit d'une grande curiosité qui vaut la peine d'être vue, c'est vraiment intéressant et le système est plein de sens.

J'ai pensé vous écrire et vous demander s'il y aurait possibilité de donner une représentation cinématographique d'environ mille pieds de film présentant l'inventeur avec sa machine comme s'il était dans un théâtre bondé de spectateurs etc. ou de toute autre façon que vous pourriez suggérer afin de présenter « La Merveille du Siècle ».

Mais, bientôt, notre inventeur s'imaginera qu'il est espionné par son ancien associé et, convaincu que ce dernier cherche à lui voler son invention, se présentera à son studio armé d'un revolver et l'abattra.

Le dossier de Joseph Napoléon renferme aussi des photographies de la fameuse machine à mouvement perpétuel fabriquée par ce dernier. On voit tout de suite à quel point les certitudes de notre inventeur n'étaient qu'illusions et délire de grandeur : le lecteur attentif aura remarqué *(voir la photo page 221)* que cet assemblage hétéroclite est aussi muni de trois piles peu discrètes[32]...

Joseph Napoléon restera longtemps interné à Saint-Jean-de-Dieu et constituera une source de préoccupations pour les autorités de l'institution, forcées de composer avec ce pensionnaire jugé très dangereux. Ce dernier ne sera pas discret non plus, multipliant lettres et plaintes, à l'intérieur comme à l'extérieur de l'asile. Onze ans après son internement, il s'adresse ainsi au docteur Noël :

À votre demande vous trouverez ci-inclus la liste des trente trois patients que je considère mentalement bien.

Peut importe les raisons qui les ont amenés ici, car d'après la loi, le jour qu'un interné a une bonne conduite et qu'il est mentalement bien, il a droit à sa liberté et c'est ce qui se pratique à Verdun, comme à Beauport. St Jean de Dieu n'est pas une prison, un refuge, ou une école de réforme et encore moins un pénitencier.

Mais c'est un asile pour les aliénés seulement. Quand bien même nous sommes internés, nous avons droit d'avoir justice comme toute personne en liberté.

Nos moyens de défense sont limités mais il ne faut pas abuser de votre autorité pour insister à nous retenir ici malgré que nous sommes mentalement bien.

Jusqu'à ce jour j'ai limité mes plaintes à l'hon. Taschereau, mais si je n'obtiens pas justice d'ici quelques temps, les moyens honnêtes que je prendrai pour obtenir justice ne seront pas à votre avantage [. . .]

Tout ce que je vous demande c'est d'agir comme l'a fait monsieur le Docteur Brochu dans la cause de Monsieur l'abbé Ad. Delorme. Le Docteur a tout simplement examiné son état mental sans s'occuper s'il était coupable ou non coupable de l'accusation contre lui. L'article 966 du code criminel n'exige rien de plus.

Suit une liste de noms de 33 patients « mentalement biens » selon le photographe, de même qu'une « Liste des patients qui sont évadé de la salle Saint-Jean-Baptiste depuis un an », liste qui comprend même le nom d'un certain Fred. Chopin avec qui, semble-t-il, il partageait sa captivité[33] !

La « Merveille du Siècle » du patient Joseph Napoléon, une machine à mouvement perpétuel.

fin de la légende

P.221 la page 221 contient 2 photographies dont voici la légende / lecture de la légende.

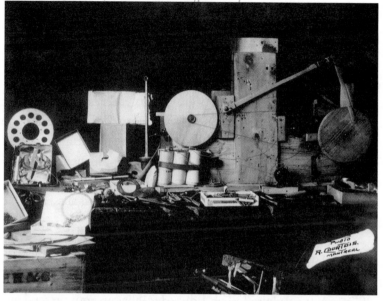

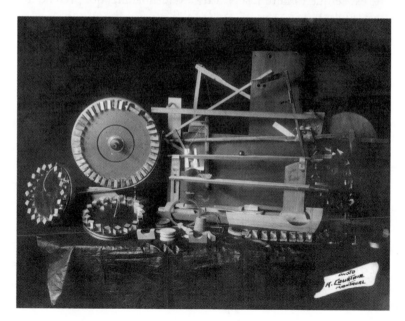

5.2.3 Dédoublement de soi

Changer de vie, devenir quelqu'un d'autre, quelqu'un de fameux . . . C'est ce que permet instantanément le délire de ceux et celles qui en viennent à se prendre pour une autre personne. Pour ce qui est des personnifications, on a l'embarras du choix. Nous avons vu plus tôt l'importance de la religion catholique dans les délires de certains qui se prennent pour Dieu, Son fils, Sa mère et autres anges et démons de tout acabit. Mais il existe aussi de nombreux terriens dont l'identité apparaît tout aussi enviable à ceux et celles qui cherchent un alter ego de qualité . . .

À cette époque, nombreux sont ceux qui tournent les yeux vers les États-Unis lorsqu'il est question de s'imaginer une autre vie dans laquelle on est riche et célèbre.

C'est ce que va faire Joseph Edward, célibataire, qui prétend avoir épousé la fille du président des États-Unis :

> *Marié avec Mlle Rosevelt, président des États-Unis, depuis 7 ans. Elle a eu deux petits garçons depuis ce temps là, il ne l'a pas vu depuis quelques temps.*

Henri commence sa lettre en écrivant des mots doux à son épouse : « [. . .] tu sais quand tu es triste c'est à la musique que tu te confiais mais maintenant tu pourras te confier à ton grand ami, ton petit mari [. . .] », mais un peu plus loin, dans l'espoir d'être libéré, il l'intronisera dans les fonctions suivantes : « [. . .] Lise ton occupation consiste maintenant à donner des ordres et à les signer c'est-à-dire tu es la mère des États-Unis et en attendant que je puisse les transmettre moi-même avec ta signature [. . .] » Ailleurs dans sa missive, il transmet même un message secret à sa conjointe, à lire avec un miroir, et dans lequel il lui réitère sa confiance dans les États-Unis « qui ne laissent pas tomber leurs citoyens ».

Les lettres d'Henri fournissent également quelques détails intéressants relativement à son internement :

> *Maintenant je vais te dire notre système ou routine de vie dans le sanatorium. Levé à 5 heures, déjeuner à 6 h 20, repos jusqu'au dîner, c'est-à-dire jusqu'à 10 h 40 ou 10 h 50. Ensuite repos, c'est dire que c'est ennuyant donc.*

Monotone, la vie à l'asile a dû l'être pour Henri. Admis le 21 juillet 1910, il ne recevra son premier « congé d'essai » que cinquante et un ans plus tard, en 1961, avant d'être libéré définitivement le 16 avril 1962, « vu l'amélioration de son état mental[35] ».

Et, bien sûr, toute section traitant de personnifications ne saurait passer sous silence le personnage d'emprunt par excellence : Napoléon Bonaparte ! Pourquoi ce personnage, longtemps après sa mort, constitue-t-il encore une personnalité à laquelle on cherche à s'identifier ? Se pourrait-il que ce petit homme à l'air modeste, parti de rien et devenu empereur et presque maître du monde, ait inspiré des gens ordinaires, aux origines tout aussi modestes, dans leur délire de grandeur ? Mystère . . . Et non seulement Bonaparte, mais sa descendance aussi. Ainsi, Thomas, qui estime être Napoléon II, prend le Larousse à témoin pour prouver ce qu'il avance comme le laissent voir les observations annexées à son dossier :

> *Juillet 4 — Le Dr Villeneuve me dit avoir confessé le patient hier — Il serait Napoléon II. Son père serait Napoleon I, sa mère Romanos Catholicas — Il presenterait des tendances à la mysticité et aurait aussi quelques idées de persécution.*
>
> *Juillet 5 — Nous avons tout en main pour prouver que nous sommes Napoleon II, les registres, je peux meme vous prouver que vous etes mon frere, et que vous etes fils de Napoleon I — On se sert du Kinétographe pour se tenir en communication avec les astres [. . .]*

Juillet 7 — A la dernière page du dictionnaire de Larousse édition de 1838 on a
inséré son portrait, et il y a un renvoi à Napoléon II. Donc il existait à cette époque
et est envoyé avec une mission extraordinaire pour régénéré le monde toute la ques-
tion est de faire savoir au monde et de prouver qu'il est Napoleon II — Il a fait un
traité d'histoire naturelle dont le nom de l'auteur est J. J. Lesieur Napoleon II
[. . .]³⁶

Ludger, qui n'est pas en reste, prétend être Napoléon III . . . En une
occasion où il va mieux, il avouera au médecin « avoir été malade ». « [Il]
dit qu'il lui a passé beaucoup d'idées drôles dans la tête. Autrefois dit-il ses
compagnons d'ouvrage l'appelaient Napoléon, et pendant sa maladie
ayant vu un buste de Napoléon, il en est venu à croire en effet qu'il l'était
[. . .] » Mais Ludger retombera dans ses travers. Son dossier contient un
inquiétant dessin sur lequel il a écrit ces mots : « H. C. Saint-P. enfant
de chienne de tout ce qu'on peut appeler de plus venin dans le monde des
mondes voilà ce que je dis moi, Jean Jacques L. fils du souverain maître
absolu de toute chose³⁷. »

À une époque où n'existait pas de médication psychotrope, la psychiatrie était pratiquement impuissante lorsque venait le temps de soulager les dérèglements de l'esprit qui entraînaient les propos et les comportements les plus délirants. Si l'angoisse et la souffrance sont bien réels,
leurs manifestations, elles, empruntent parfois à la fantasmagorie et au
grandiloquent clownesque. Mais, plus souvent encore, on voit le délire
puiser à même les anxiétés et tensions latentes de la société en général. Pas
surprenant alors de constater à quel point l'imagerie issue de ces esprits
torturés colle si bien au contexte québécois du début du XXᵉ siècle.

fin du ch 5
(5)

CHAPITRE SIX

Huis clos

P. 226

Photographiée sans légende

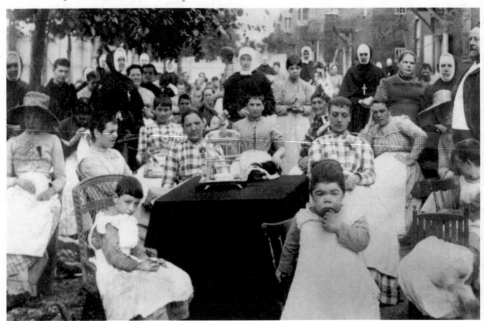

La possibilité de s'immiscer dans un monde de secrets, de désirs, de délires et de frustrations se concrétise. Indiscrétion et curiosité sont de rigueur. Ce huis clos sur « d'infâmes personnages », réputés pour cultiver l'intolérance et la répugnance autour d'eux, dévoile tous les embarras qu'ils occasionnent aux membres de leurs familles. Ces derniers auront droit de parole et pourront dénoncer toutes les intimidations, les dérangements et la honte qu'ils doivent subir parce qu'ils sont les parents, les conjoints ou les enfants d'une ou d'un aliéné. Mais ils n'auront pas le dernier mot car folles et fous, armés de papier à lettres, ont, eux aussi, laissé quelques traces de leurs récriminations.

6.1 Internés pour le bien de la communauté

Assumer la garde d'une ou d'un aliéné, avec toutes les responsabilités qui en découlent, c'est souvent pour la famille une lourde épreuve. Les soucis sont nombreux, la vie devient pénible, compliquée, et la présence du malade de plus en plus embarrassante. Chaque journée fait naître un nouveau lot de difficultés, de tumultes et de tracas. Impuissante devant la honte que génèrent les actes lubriques, les paroles grivoises et les comportements dangereux de l'insensé, la famille, à bout de souffle, doit également faire face à tout le voisinage qui manifeste son mécontentement et son désir de voir s'éloigner de son village ce personnage dérangeant qui sème la crainte et qui, selon certains, est un très mauvais exemple.

Comme nous l'avons mentionné plus tôt, le Québec vit à cette époque un vaste mouvement de régulation sociale. Le développement du capitalisme industriel et l'urbanisation accélérée incitent l'État à s'immiscer partout et par conséquent à exercer un contrôle plus serré sur les marginaux de tout acabit. De plus en plus, la folie fait honte et les comportements anticonformistes ne sont plus tolérés. Pour celles et ceux qui adoptent des comportements, des attitudes et des paroles inacceptables, l'enfermement apparaît comme étant la solution idéale. Initialement objet de réticence parmi la population, le recours à l'asile est désormais bel et bien entré dans les mœurs.

Le conseil municipal du village de Val-Barrette, au cours d'une assemblée spéciale, a décidé de prendre les mesures nécessaires pour faire interner la citoyenne Agnès. Cette dernière, par un temps presque hivernal, a encore réussi à s'enfuir de chez elle. Trop légèrement vêtue et pieds nus dans ses souliers, elle s'est promenée une partie de la nuit dans le village. On s'inquiète pour elle. On a peur de la retrouver gelée au milieu de nulle part ou d'apprendre qu'elle s'est fait renverser par une voiture. Agnès, 33 ans, est admise le 21 novembre 1921 à l'hôpital Saint-Jean-de-Dieu pour démence précoce.

Nombreuses sont les lettres tirées des dossiers médicaux de Saint-Jean-de-Dieu où, sous la plume d'une épouse, d'un médecin ou d'un parent, sont énumérés les nombreux soucis familiaux occasionnés par les comportements déviants d'une personne aliénée. Le principal désagrément décrit dans ces lettres est la grande difficulté des parents à exercer une surveillance continuelle sur leur malade.

Tout comme Agnès, Hermine, le jour comme la nuit, est la cause de bien des tracas.

Montréal 23 Novembre 1897

Monsieur Dr Villeneuve

Monsieur,

Je vous déclare franchement que je suis incapable d'avoir soin de ma femme, Hermine, moi même vu qu'elle est aliénée et qu'il faut qu'elle soit sous surveillance continuelle de qu'elqu'un parce que surtout la nuit elle se lève et cherche à désertée et aussi elle prend la lampe allumée et se promène dans la maison ce qui est un grand danger pour le feu, et je n'ai pas les moyens suffisants pour engager une fille pour en prendre soin vu que je suis seulement que gardien de magasins la nuit et je gagne seulement que trois piastres par semaine et c'est le seul moyen de subsistance que je possède.

Je sui votre tout dévoué

Augustin [. . .]

Bien des malheurs semblent pendre au bout du nez d'une famille prise avec « une pauvre folle ».

Saint-André Avelin, Avril 1er, 1901

Mr le Docteur Géo Villeneuve, Montréal

Mon cher Docteur,

J'ai été appelé ces jours derniers auprès d'une pauvre folle, qui est dans ce triste état depuis au delà de deux ans. Depuis quelques mois, elle est devenue dangereuse pour ses voisins, et ses jeunes enfants au nombre de neuf. Elle cherche a s'empoisonner, a étrangler ses enfants, enfin elle est mure pour l'asile. Son mari qui est loin d'être riche, et qui a besoin de travailler pour nourrir sa famille, ne peut laisser la maison, de peur qu'il arrive quelque malheur.

Il y a hérédité dans ce cas. Il y a quelques années, on a trouvé le cadavre de sa mère dans les bois, elle s'était enfuie de la maison, elle était idiote depuis longtemps. Une de ses sœurs du nom d'Emma [. . .], est actuellement une de vos pensionnaires à l'asile. On voudrait avec raison la faire interner, et comme vous êtes, plus qu'aucun celui qui pourrait me donner les meilleurs conseils, je vous écrit à ce sujet, et vous m'obligeriez en me disant ce que je dois faire aussitôt que vos nombreuses occupations vous le permettront. [. . .]

En attendant l'honneur d'une réponse

Je demeure votre tout dévoué

Dr N. A. Brossoit[3]

Inimaginables sont tous les coups pendables que peut inventer la jeune Annie.

La jeune malade, Annie, cause beaucoup de trouble à sa mère, qui est veuve, pauvre et obligée de travailler pour gagner sa vie. Elle maltraite sa mère et ses sœurs tout le jour. La nuit elle sort et va voler des provisions chez les voisins et elle emplit sa chambre de toutes sortes d'affaires, qu'elle ne mange pas mais qu'elle conserve et elle est très violente et très dangereuse[4]

Ces bribes de vie familiale révèlent quels efforts de patience et de persévérance doivent déployer les proches afin d'essayer de vivre le plus normalement possible malgré la présence d'une folle dans la chaumière. La marginale est gardée, entretenue et protégée par ses parents, son mari ou ses enfants jusqu'au jour où ces derniers deviennent incapables d'assurer la sécurité de tous les membres de la famille.

Cette sécurité est souvent utilisée comme argument principal pour faire reconnaître qu'un aliéné, susceptible de commettre des actes de violence, est dangereux et mûr pour l'asile. Certains extraits de lettres insistent sur l'urgence de la situation. Le facteur de dangerosité apparaît alors au premier plan. Les accidents, les tragédies et les drames se multiplient, la famille devient impuissante, l'aliéné déchaîné. Margaret, Jules, Émélie et Napoléon brisent tout ce qui leur tombe sous la main, qu'il s'agisse de vêtements, de meubles ou de vitres. Marie-Louise, Azilda, Régis et John ont tenté de se suicider. Céline tout comme Lucie menacent de tuer leur mari, tandis que Philomène passe aux actes et tue sa mère à coups de hache. L'internement devient impératif, la famille est en danger : terrifiée, impuissante.

C'est ce que pense le docteur H. Manseau de Montréal, et c'est pour cette raison qu'il essaie de convaincre le surintendant médical de Saint-Jean-de-Dieu, le docteur Villeneuve, du réel danger que représente Joseph, un célibataire de 28 ans, déterminé, entreprenant et audacieux, qui menace de mort tous ceux qui veulent entraver la réalisation de ses plans.

Dr Géo. Villeneuve Surint. Med. De l'Asile St. J. de D.

Mon cher Docteur,

Croyant que les faits suivants pourront être utiles, je les porte à votre attention. Depuis quelques mois le jeune homme est devenu beaucoup plus actif — son annonce avec photo est apparue dans a peu près tous les journaux de la ville — s'appelle courtier en douane. Il n'a pas payé pour ses annonces. Il a loué un bureau à prix de 25.00 par mois — engaga une fille comme clavigraphe — acheta un clarigraphe fourniture de bureau paya par plusieurs chèque sur diverses banques ou il n'est pas connu — a vendu chez les juifs les divers article acheté et a dissipé l'argent plusieurs fois est arrivé a se procurer de l'argent par petites sommes. Si dix ou quinze $ entre dans sa poche le matin, le soir il n'en reste plus rien. Il se fait une gloriole de dépenser librement avec ce qu'il appelle ses amis — fait le généreux paie a droit et a gauche disant qu'il fait beaucoup d'argent ou qu'il est riche. Un habit qui

*lui est donné aujourd'hui est pané demain ou a l'instant même — Il est arrivé me
dit on, que n'ayant que 5.00 de donner un pourboire d'autant.*

*Dit être en train de faire beaucoup d'argent qu'il a du talent doit se porter candidat
— va faire vivre ses parents la cause a la main — doit se marier — fait disparaître
tout ce qu'il peut avoir — ne boit pas — se cache disant que la police est à ses
trousses prétend que la police ne saurait le trouver. Porte des menaces de mort contre
ses parents — a aussi menacé de mort qui conque l'enverra à l'asile. Dans ces derniers temps, ses visites chez moi ont été fréquentes — je sens que ma famille n'est
pas en sécurité.*

Je suis votre tout dévoué

H. Manseau Md.

Au début du XXe siècle, nous l'avons souligné, les familles canadiennes-françaises, dans un premier temps réticentes, ont finalement
acquis le réflexe du recours à l'asile. L'internement devient, pour bien des
familles, la seule manière de retrouver un peu de paix et de dignité. Une
façon de chasser les ennuis que leur cause leur folle ou leur fou. Avec tristesse, culpabilité ou soulagement, les familles cèdent aux pressions
sociales et acceptent de voir partir leur malade. La paix est ainsi préservée
au sein de la communauté jusqu'au jour où le retour de l'indésirable
devient effectif. Stress, panique et grande nervosité accompagnent son
éventuelle réinsertion. Médecin, notaire, curé et autorités municipales se
mobilisent et expliquent à la famille les conséquences à prévoir si leur folle
ou leur fou revient au sein de leur localité. Rares sont les messages d'encouragement ou de soutien transmis à la famille. Cette dernière est souvent très découragée par la perspective de faire face à nouveau à tous
les problèmes et malheurs qui l'attendent. Joseph, qui a bel et bien été
interné[6], est libéré après cinq mois. Cette nouvelle inquiète le docteur
Manseau qui juge Joseph toujours atteint d'un grave déséquilibre mental.

Montréal, Qué 160 rue St. Denis

Aout 17 — 08 Mr. Le Surintendant,

Mr le docteur Géo. Villeneuve Surintendant médical St. J. de Dieu

Mr. Le Surintendant

Je crois qu'il est de mon devoir de vous prévenir que le jeune [Joseph], à cette heure, en congé de l'Asile, n'est guère amélioré.

La plainte d'internement pour la deuxième fois affirmait que le sujet est dangereux — qu'il s'est plusieurs fois livré à des actes de violence et menace ses parents de mort. J'apprends que la conduite du malade, à l'Asile, fut excellente — on me dit que les médecins chargés de le visiter, ne pouvaient voir l'utilité de sa détention. Nonobstant une conduite exemplaire, je persiste à affirmer qu'il reste mûr pour l'Asile — que c'est un aliéné dangereux ! Sa bonne conduite, n'ai pour moi qu'un certificat — de l'excellence de votre service à l'Asile, mais non, une preuve d'équilibre mental chez le malheureux.

Une semaine après sa rentrée chez son père, ce fut à recommencer. Dérober des objets de quelque valeur pour les vendre au magasin d'occasion, afin de se procurer de l'argent qu'il dissipe aussitôt d'une folle manière. Croit toujours qu'il va faire beaucoup d'argent pour tout le monde. D'autre part, il ne peut pas supporter la surveillance qu'il prend pour de la persécution d'intention des parents pour empêcher son trafic. On fait, dit-il, autour de lui un travail de détectifs d'où, les menaces de mort depuis qu'il est sorti — néanmoins ses allures sont encore les mêmes — Je crois que ce tipe d'aliénés est des plus dangereux ! J'espère monsieur le Surintendant que vous allez garder ce malade à vue

Je suis votre tout dévoué

H. Manseau, M. D.

Les enfants de F. X., ayant à tour de rôle assumé la garde de leur père et subi tous les tracas qu'il leur a occasionnés, anticipent avec appréhension, eux aussi, le retour de leur paternel récemment placé à Saint-Jean-de-Dieu. Après un séjour de deux mois à l'asile, le docteur Villeneuve considère que cet homme de 67 ans n'y est pas à sa place et que les soins qu'il requiert peuvent très bien être offerts dans un hospice qui s'occupe de personnes âgées.

Montréal, 23 Octobre 1901

Monsieur, en réponse a votre lettre que j'ai reçû le 17 Oct pour me laissé a savoir que l'état mental de F. X. [. . .] était plus favorable me conseillant de le retiré de l'asile Saint-Jean-de-Dieu au plus tôt pour le placé dans d'autres institutions avant de le retiré je vais vous informé de sa ligne de conduite qui ma fait croire que son interna-tion a l'asile était néséçaire pour vous en justifié par vous-même je vais vous raconté les faits ; Après avoir fait ûsage de morphine pendant 15 ans j'ai vue que cela l'ame-nait a des signes de folies et a commettre des choses qui n'était pas dignes d'etres par des menaces qu'il proposait luimême sans aucune provocation jusqu'à montrés sa ceinture en laine et des cordes dans le hangar disant quil en finirait d'avec la vie ce qui ma fait remarqué quil fallait le surveille de bien proche et aussi pour les enfants à aller jusqu'i y a 2 ans lorsque je l'ai pris sur le fait moi-même croyant mettre foi à une illusion j'averti ma femme de suite pour quelle suive ses agisements dans la mai-son d'aussi près que possible cest ce qui a été fait le 25 mars au midi ma femme le sur-pris a commettre une asseaut indécente sous les vêtements d'une petite fille de 10 ans ma femme m'averti de cela et j'ai questioné l'enfant moimême et elle ma avouer que cétait la 2eme fois que cela arrivait mais je crois que sa faisait plus que cela par les remarques de ma femme et quand il s'est trouvé déclaré le jour suivant qui se trou-vait le 26 au matin il est parti pour aller a la messe et de la il c'est en aller a la cam-pagne chez mes sœur [. . .]

jai jûgé par ses manières de conduite quil fallait quil vienne etre conduit en lieu sur comme ici ce qui ma fait désidé aussitôt par tout les fait que je vient de vous cité et par le fait qu'il voulait se jeté à l'eau marchés au fond de l'eau disant quil voulait en finir d'avec la vie après avoir faite cette déclaration le constable Lanzo Lauzon la empoigne pour sauvegardé sa vie il l'amena au poste central il a résisté tant quil a pu pour taché d'accomplir son dessein il declara au Sous chef Lapointe et a moi quil en finirait en sotant sa vie il a asseyez a 3 ou 4 reprises 2 ou 3 heures après son arrestation a faire ce quil avait dit sur ses faits on as décidé de faire venir le docteur Bouchard il a déclaré trouvé des signes de folies il nous conseillait de le faire interné au plu vite que possible car il y avait a craindre pour ses jours cest a vous maintenant de voir ce que j'avais a croire comme étant son fils et consitoiyent de la Cité de Montréal cest pour cela que je l'ai fait interné à vote asile comme un père de 9 enfants tout vivent et dune femme malade depuis 8 ans cela prenais tout ce que je gagnait donc que je navait pas de secours pour le placé ailleurs maintenant a l'égard de votre lettre que vous mavez écris donc en voilà le contenue

Asile St. Jean-de-Dieu Longue-pointe, Que, Canada Dr Géo. Villeneuve Surintendant médical [. . .] 17 Oct 1901 Mr. Charles [. . .] votre père F. X. [. . .] interné a l'asile Saint-Jean-de-Dieu semble etre revenu a son état normal Dans sa condition actuelle je crois qu'il paurait être garde ailleurs qu'à l'asile je vous invite donc a le retiré au plus tôt Votre tout devouer Geo. Villeneuve Surintendant Médical sur cette lettre je ne puis le placé nulle part car ce n'est pas assez définie les autorité de l'Hospice Gamelin là ou je pourait le placé craigne sur ses faculté mentale si vous le renvoyez envoyez-moi un certificat demontrant comme de quoi il il est très bien revenue a sa raison et quil peut etre garde dans aucun hospice sans aucun dangé et sans crainte de cette manière je trouverai a le place tout de suite a l'hospice aussitôt que jaurai le certificât je le placerai a l'Hospice Gamelin sous condition que si la folie le reprend nous le remetteront chez vous sans deboursement d'argent. Votre tout dévoué Monsieur Joseph [. . .][8]

Le retour de Victoria génère aussi du mécontentement. Augustin doit composer avec les pressions de sa fille Marie-Rose et du voisinage qui ne désirent aucunement le retour de son épouse Victoria au sein de la municipalité.

Joliette le 10 mai 1910

Aux Authorité de l'hosppice Saint-Jean de Dieu messieur les medecin et ma sœur supérieur comme jai recus hier la visite de mademoiselle qui toute foi ne signe jamais Marie-Rose [. . .] elle est venue me faire la loi a propos de son mère légitime Dame [Victoria] et elle me dit que messieur les medecins luis ont dit a votre institusion que la dame donc il est question maintenant n'était pas aliénée et que il faut quel soit congédier et elle veudrait se chargé de la garder avec elle mes elle na pas de demeur elle est actriste dans les théatres tanto a montreal et tanto a New York et a chicago et afin elle voyage partout surface du globe et comment voulez vous que cette femme rebelle qui ne veut pas resté a sa maison et faire comme les autres femmes. Alors si vous prenez sa parole vous ferait une grande ereure et je ne pranderai aucune responsabilté sur son conte car elle ne peut pas rester à Montréal nie a Joliette car les citoyens en veulent plus du tout il mon dit que si le malheur me voulait sa sortir il ferait faire encor autre depenses au gouvernement car elle est dangereuse et toute le monde la craigne et bien messieur les medecin et ma très reverant sœur superieur vous voudré bien me pardonné ma mavaise ecriture et ma longue lettre et me croire.

Votre tout devoure serviteur

Augustin [. . .]

En attendant une reponce je vous dirai que je me randerai chez vous ver la fin du mois

Parfois, c'est au sein même de la famille que les tensions se vivent. L'éventuel congé d'un fils aliéné n'est pas toujours accueilli comme une excellente nouvelle. La crainte que le rythme de vie adopté depuis l'internement du malade soit bouleversé fait imaginer les pires scénarios. Repousser à plus tard la venue de l'indésirable semble être la meilleure solution à envisager.

Monsieur le Docteur Villeneuve

Montréal

Monsieur le Docteur

J'ai ici un cas d'épilepsie qui me donne beaucoup de difficulté. Le père ne peut pas le garder à la maison, à cause d'une seconde femme ; il pretend qu'il est fou et dangereux. Il me dit qu'il peut tuer ; cependant il n'a jamais commis d'acte de violence excepté une fois sur son oncle qu'il a battu. [. . .] Dans la position qu'il est là il faut que l'épileptique parte de la maison ou la femme (2ᵉ femme) laisse son mari. Triste alternative

C'est aux parents qu'incombe la responsabilité des actes embarrassants d'une fille devenue folle. Bien que la sortie de l'asile de Philomène permette de croire à une réelle amélioration de son état, cette bonne nouvelle est plutôt mal reçue par les parents qui auront à endurer le qu'en-dira-t-on de tout le village de Saint-Michel.

St. Michel de Napiereville, 15 Déc. 1905

Je soussigné, curé de la paroisse de Saint-Michel, sur la demande empressé des parents de Mˡˡᵉ Philomème [. . .], internée à l'Asile de Longue-Pointe déclare n'avoir aucune objection à ce que la dite Philomène [. . .] revienne dans la paroisse de Saint-Michel pour un temps plus ou moins long. Mais, c'est à la condition expresse que les parents en auront soin et qu'ils l'empêcheront de venir nous troubler dans le village, et surtout à l'église.

En foi de quoi j'ai signé à St. Michel le 15 Décembre ci-dessus dit.

Ch. M. Taillon ptre

C'est toute la communauté qui s'unit pour être certaine qu'Alphonsine ne s'enracinera pas à nouveau dans le quartier. Le plombier de la rue Sainte-Catherine, l'épicier à l'angle des rues Panet et Dorchester, le notaire de la rue Ontario et le capitaine de police du poste n° 2 sont bien décidés à tenter d'interdire le retour d'Alphonsine, qui a bien mauvaise réputation. Une pétition circule pour empêcher les autorités de Saint-Jean-de-Dieu de libérer la « scandaleuse ».

N'a jamais pu s'accorder avec ses parents, encore moins avec ses voisins. A toujours été kleptomane. A vécu en « bohème sordide » toute sa vie. Tous les voisins et le quartier où elle demeurait ont subi ses atteintes judiciaires — (a toujours été en procès, même à l'heure actuelle). A subi deux condamnations en cour de police pour avoir tenu une maison de débauches [12]

Tous les moyens sont bons pour faire entendre une « juste » cause ! C'est au curé de Saint-Jean-de-Dieu que l'abbé Jubinville s'adresse afin de faire renverser la décision d'envoyer en congé un aliéné dont la famille se dit dans l'impossibilité de l'accueillir.

St. Boniface Nov. 4/1915

Monsieur l'Abbé Trépanier St. Jean-de-dieu, Montréal

Cher Monsieur Trépanier,

La famille [. . .] de ma paroisse vient me prier de répondre à une lettre reçue de l'Assist. Surintendant médical de l'Hôpital St Jean de Dieu au sujet du père [. . .] qui est chez vous depuis le 9 juillet dernier. Cette lettre leur disait que « l'état du père était assez satisfaisant et que s'ils voulaient le faire revenir au Manitoba, le gouvernement de la Province de Québec assumerait toute dépense à l'effet de le retourner à St. Boniface »

La famille, malheureusement, n'est pas capable de recevoir le père. Ils demeurent dans un bloc à suites [13] *très à l'étroit et tous leurs voisins se rappellent les agissements insensés du pauvre vieux, alors qu'il était ici, et le voyant revenir, les mêmes voisins ne contenteront pas à garder le pauvre vieux dans ce bloc, et il faudra que la famille de [. . .] se cherche un logis, chose à peu près impossible à trouver dans le moment. De plus, le pauvre vieux leur a fait tant d'ennuis dans le passé, qu'il leur répugnerait énormément de le voir revenir, de crainte que ces mêmes ennuies ne se renouvelassent. Le garçon, support de la famille, excellent garçon, est très faible de la poitrine, anémique, et très nerveux et le seul fait de penser que le vieux pourrait revenir le rend malade.*

Veuillez donc expliquer toutes ces raisons au Surintendant et faire tout en votre pouvoir pour qu'on garde le vieux à l'Hopital St Jean de Dieu. Bien que pauvres, ils préféreraient contribuer quelque chose pour sa pension, si c'est nécessaire, afin qu'on le garde là.

Je m'adresse à vous pour cela ; Je sais que vous êtes bon garçon et je suis certain qu'un peu d'instance de votre part fera beaucoup dans le sens de ma requête.

J'espère que vous êtes toujours bien. Mes amitiés à votre aimable compagnon

Tout à vous

W. L. Jubinville Ptre Curé.

Inévitablement, les femmes et les hommes qui ont été conduits aux portes d'une institution asilaire demeurent marqués d'une étiquette qui les marginalise. Nous avons tenu entre nos mains un grand nombre de lettres dans lesquelles il était explicitement demandé au surintendant médical de ne pas libérer celle ou celui qui avait déjà beaucoup trop perturbé la famille, le voisinage et parfois tout un village. Les pressions sont fortes et tous les moyens sont bons pour intimider une famille qui, dans certains cas, attend avec enthousiasme le retour d'un fils, d'une fille ou d'un parent maintenant dans de meilleures dispositions. Nous ne pouvons contourner cette situation et sommes dans l'obligation de reconnaître que de nombreux malades sont demeurés plus longtemps que nécessaire en institution asilaire parce que personne ne voulait prendre le risque et la responsabilité de veiller sur des êtres aussi imprévisibles, atteints d'une maladie aux origines si mystérieuses.

6.2 Comment expliquer ce mal ?

L'incompréhension devant ce mal terrible qui fait perdre la raison à une personne autrefois sensée suscite bien des questions et fait naître des interprétations parfois très farfelues. Que s'est-il passé dans le corps, la tête, l'esprit de cet individu pour qu'il devienne si bizarre, si incohérent ou d'une exubérance si excessive ? Les histoires insolites sont de vrais régals pour celles et ceux qui sont disposés à se laisser emporter par les interprétations très imaginatives de femmes et d'hommes touchés par la maladie d'un des leurs et qui tentent de comprendre, sans aucune prétention scientifique, la cause du revirement inattendu du caractère d'une épouse ou d'un mari ayant toujours été « normal ».

Parmi les différents formulaires à remplir lors de l'admission d'une ou d'un aliéné existe l'annexe du certificat médical, la FORMULE C. Ce questionnaire rempli par le requérant est composé d'une trentaine de questions. L'une d'entre elles est : « Que suppose-t-on être la cause de cette attaque de maladie ? » Un court échantillon de quelques-unes des réponses obtenues révèle que, dans la majorité des cas, les malades ont été, selon leurs proches, littéralement frappés. Frappés par une émotion, un événement, un désir inassouvi ou un choc physique :

> « La boisson suivie d'un choc mental » ;
> « À la suite d'un accouchement pendant la conscription » ;
> « Le trouble occasionné par la maladie de son mari, et la mort de ce dernier comme cause occasionnelle » ;
> « Mauvaise conduite antérieure à son mariage révélé à son mari. De là, elle est devenue soupçonneuse, se croyant persécuté » ;
> « La haine de sa femme » ;
> « Chagrin d'amour ensuite découragement à la suite d'un changement de localité aidé d'une maladie grave de son frère[15] ».

Plus loquaces, madame Albert, Joséphine, Henri et quelques autres expriment par écrit leurs propres interprétations de la cause de la maladie d'un époux, d'un frère ou d'une fille. Selon l'épouse d'Albert, la maladie serait incontestablement d'origine physique : « [. . .] ses la maladie quil la rendu troublé la maladi de rognon et de relica de gripe qui lui on afecté le cervau et puis il a tojours un brin de misêre avec sela[16] »

Comment un homme aux habitudes exemplaires peut-il être victime d'un tel mal ?

> *Mon mari a toujours fait une vie exemplaire sur tout les raport. [. . .] depuis 4 ans passer qu'il est malade tout les jours je me suis aperçu qu'il a perdu l'usage de la parole. Comme si sa langue se paralysai Je me me suis toujours demander sil navait pas tomber sur la tête[17].*

L'explication de l'origine de la maladie peut paraître simple à première vue . . .

> *[. . .] la cause de sa folie est de l'avoir envoyée elle ne voulait pas partir d'ici et elle parle toujours de s'en revenir donc si vous pensez qu'elle serait capable de s'en venir, on ira la chercher aussitôt que possible[18].*

C'est donc dire qu'Élise est malade parce qu'elle est à Saint-Jean-de-Dieu . . . Pourquoi l'y avoir envoyée, alors ? Non, ce n'est pas si simple !

L'un des principaux doutes qui se transforment souvent en réelle inquiétude est l'éventuelle cause héréditaire de la maladie. Invoquer cette possibilité peut avoir de sérieuses répercussions sur l'avenir des autres membres de la famille. Une situation bien délicate pour le surintendant médical qui doit répondre à des demandes très précises et dont les dires influenceront la destinée, par exemple, de jeunes novices. Louisa et Emma sont-elles atteintes d'une maladie héréditaire ou ont-elles plutôt été victimes de malchances insurmontables ?

Surintendant Médical de l'Hopital St. Jean de Dieu Montréal

Monsieur le Surintendant,

Louisa [. . .] née à Saint-Zénon, le 18 mars 1890, a été internée à votre hôpital, pendant un an environ, lorsqu'elle était jeune fille. Mariée depuis à Pierre [. . .] journalier de St Michel des Saints, elle eut plusieurs enfants, dont l'aîné âgée de 20 ans, sollicite son admission à nôtre Noviciat. Ce cas de folie passagère, chez la mère, pourrait-il faire craindre l'hérédité chez la fille ? Je vous serais reconnaissante, Docteur, de bien vouloir me tracer la ligne de conduite à suivre envers cette enfant. On me dit que la folie de sa mère venait d'un abcès au cerveau ; que depuis, cette malade, quoique pas tout-à-fait normale, n'a donné aucun signe de folie. Je tiens à vous faire remarquer, Docteur, que tous nos sujets, sans aucune exception, doivent aller en Afrique, et que l'acclimatation est une épreuve très dure. Plus votre diagnostic sera sévère, plus aussi je vous aurai de reconnaissance. La jeune fille et sa mère ignorent ma démarche auprès de vous. La première ignore même la maladie de sa mère. Mais plusieurs membres de la famille savent tout.

Vous remerciant à l'avance de votre bienveillance.

Je vous prie de me croire Docteur

Votre bien humblement obligée

Sr. M. Gérarda, s. m. sup[re]

Sœurs Missionnaires de N. d. d'Afrique

17 décembre 1934.

Voici la réponse du surintendant :

5 janvier 1935

Révérende Sœur M. Gérarda, Supérieure,

Sœurs Missionnaires d'Afrique

Chemin Gomin, Québec

Ma Révérende Sœur,

En réponse à votre lettre du 17 décembre, concernant l'hérédité possible chez une jeune fille sollicitant son entrée à votre noviciat, je désire vous informer qu'en effet, la mère de cette personne fut internée chez nous du 7 décembre 1909 au 22 juin 1920. Elle souffrait d'aliénation mentale se présentant sous forme de psychose périodique qui, dans presque tous les cas, a une origine constitutionnelle. L'hérédité n'est pas une chose nécessairement fatale, et ne connaissant pas ce sujet qui est actuellement en cause, il nous est difficile d'affirmer que la constitution pathologique de la mère sera transmise à la fille. On peut cependant le craindre, vu les épreuves morales et physiques très dures qu'elle aura à éprouver comme vous le faites mention dans votre lettre.

Espérant que ce rapport vous sera de quelqu'utilité

Je vous prie de me croire,

Votre tout dévoué,

Surintendant médical.

Emma fut internée le 19 septembre 1904. Voici son histoire racontée par l'une de ses jeunes sœurs :

Montréal, le 20 octobre, 1915.

Docteur Georges Villeneuve,

Montréal

Monsieur le Docteur,

Vous avez reçu au nombre de vos malades, en septembre ou octobre 1904, [Emma] de Maniwaki, comté de Wright. Elle est décédée, le 29 mai, 1914, à Saint-Jean de Dieu.

Vous serait-il possible de me faire parvenir un certificat démontrant que sa maladie était accidentelle et non héréditaire ? Voici pourquoi je vous demande ce service. Je suis sa sœur et désire entrer dans une communauté religieuse. J'ai dû, n'est-ce pas, mentionner le malheur arrivé à mon aînée, et les religieuses m'ont demandé de produire tel certificat de votre part.

J'ai juste raison de croire, d'après les évènements que je connais, que la maladie de ma sœur fut provoquée par des épreuves morales et la maladie. Ainsi, elle fut malade de fièvre typhoïde, dans l'automne 1897. Resta alitée pendant six semaines et, par suite de la mort de notre père et de notre mère, survenue pendant ce temps-là, elle ne put recevoir les soins nécessaires durant sa convalescence, et resta très affaiblie. De naissance, elle avait sur le front, un peu au-dessus de l'œil droit, une glande assez grosse et qui la défigurait un peu. Durant un séjour qu'elle fit à l'Hôpital d'Ottawa, on lui enleva par opération cette glande, que notre médecin de famille avait dit, paraît-il de ne jamais faire enlever. En 1901, elle épousa un ami d'enfance, bon garçon alors, mais qui lui fit mille misères, par la suite. Je ne veux pas insister sur les causes du désaccord entre eux, mais je crois nécessaire de vous dire que ma sœur, qui avait rêvé de vie religieuse, qui en avait même essayé sans succès, s'était mariée, je le crains sans beaucoup comprendre ce à quoi elle s'engageait. Elle perdit le peu de forces physiques qu'elle avait et traîna misérablement pendant trois ans, c.à.d jusqu'en 1904, où elle perdit complètement la raison. Son mari la fit interner à Saint-Jean de Dieu mais au bout de deux mois, je crois, revint la chercher. Il la ramena chez lui, malgré vos protestations, car vous prétendiez qu'en ce faisant, il enlevait à la femme toute chance de guérir. En effet, mon frère dut la ramener à l'Hôpital, après en avoir pris soin jusqu'au mois de juin suivant.

Je vous prie de m'excuser si je vous ai ennuyé avec tous ces détails, mais j'ai cru qu'ils vous aideraient à retrouver dans vos papiers le cas de ma sœur et vous faciliteraient le moyen de me donner ce que je vous demande.

Auriez-vous l'obligeance de me faire parvenir le certificat demandé, si c'est possible, bien entendu, avant le 1er novembre. Si vous ne pouvez, à cause de l'analyse et de

l'étude du cas en question, me donner ce témoignage, je vous serais reconnaissante
de me répondre dans la négative, tout de même, afin que je sache à quoi m'entenir,
et que je ne me berce pas d'illusions.
Veuillez agréer, Monsieur le Docteur, mes respectueuses salutations.
Joséphine [. . .].

Quelques jours plus tard, Joséphine reçut cette réponse du Dr Villeneuve :

Montréal, 29 octobre, 1915
Mademoiselle Joséphine [. . .]
Montréal
Mademoiselle,
En réponse à votre lettre du 20 octobre 1915, je dois vous informer que rien dans le
dossier de votre sœur, ni dans nos observations, n'établit que la cause de la maladie
de votre sœur ait été héréditaire. Si les renseignements que vous donnez dans votre
lettre sont exacts, il est admissible que la maladie de votre sœur est dûe à des causes
qui lui sont personnelles.
Votre bien respectueux,
Surintendant médical [20]*.*

Certaines familles sont plutôt soucieuses de leur réputation. La maladie de leur enfant n'a absolument aucun lien avec eux. L'hérédité est
impossible. Les mauvaises habitudes de l'enfant qui n'a pas suivi, de toute
évidence, l'exemple de ses parents plongent ceux-ci dans une situation peu
enviable. Voilà où l'égarement peut conduire !

Inutile de vous dire que cette jeune fille a été internée pour causes et raisons, et non
pas par un caprice de famille ou de gens intéressés. Son père, M. Julien [. . .], est

un homme respectable, habitant la ville de Beauharnois, Province de Québec. La jeune fille est issue de bons parents, mais malheureusement elle s'est égarée à travers le chemin de la vie et ce n'est qu'après des démarches incessantes depuis quelque temps qu'on l'a retrouvée dans les cellules de la Cour du Recorder, où la Cité de Montréal l'avait conduite, sur plainte faite par une officier de police de Montréal conte la dite Georgine [. . .]. Non seulement sa famille, depuis longtemps, savait qu'elle souffrait d'aliénation mentale, mais lors de son arrestation les autorités de la Cité de Montréal s'en sont elles-mêmes aperçues [21].

Comment maintenant ne pas présenter cet exemple classique, celui de l'histoire d'amour qui serait à l'origine d'une bien triste folie ? Un amour impossible qui condamne un amoureux à fuir la réalité pour préserver dans un monde imaginaire, ponctué de délires mélancoliques, ses sentiments les plus doux. Une passion amoureuse qui ne récolte que de l'indifférence. Une tragédie qui explique, selon Henri, la maladie mentale de son frère, un amoureux incompris qu'il faut tenir loin de celle qui a fait basculer son cœur.

Saint-Antoine,
2 sept. 05
A Mons. Le Dr G. Villeneuve,
Montréal
Cher dévoué professeur,
Vous me pardonnerez bien ma liberté présente de vous adresser cette lettre, de venir ainsi réclamer quelques uns de vos instants alors que je les sais déjà très occupés. C'est pour vous parler de mon frère, Géo. Etienne. L'autre jour, je recevais de lui une lettre où il me priait demander son retour au toit paternel. C'était me créer une impasse dont je n'avais pourtant pas besoin. [. . .]
Puis, s'il est jugé assez bien serait-il assez fort pour pouvoir vivre de la même vie

d'autrefois c'est-à-dire supporter le même milieu, même genre d'occupations, mêmes personnes. Etc ? Et ici, je crois devoir vous annoncer le retour d'une demoiselle qu'il a bien aimée & aime encore éperdûment, dont l'indifférence fut cause une fois de son trouble & dérangement.

Ces courts extraits tirés de quelques lettres avancent des interprétations sur l'origine de la folie. La plupart émettent des suppositions qui, en définitive, ont bien pu avoir une influence directe ou indirecte sur l'état du malade. Certains font des liens avec des événements marquants qui auraient pu être traumatisants, tandis que d'autres associent la folie au développement d'une maladie de nature physique. La fragilité du malade est souvent retenue comme étant une prédisposition à « attraper » ce mal terrible. L'hérédité est également considérée comme étant une cause plausible, mais tous les auteurs des lettres ont plutôt cherché à discréditer cette possibilité. Finalement, personne n'est en mesure d'expliquer comment la folie a pris naissance chez l'un des leurs. Tous invoquent des causes hypothétiques qui ont le mérite d'essayer de mieux expliquer ce qui dans leur environnement immédiat peut très bien être à l'origine d'un tel malheur. Toutefois, aucun ne présume que la folie soit de nature endogène.

6.3 Derrière les murs de la folie

L'internement d'un proche est souvent motivé par les bienfaits thérapeutiques promis par les aliénistes. La guérison des troubles mentaux est certes l'objectif premier de l'isolement. Cependant, dans certains cas, l'internement semble être un moyen privilégié pour garder en réclusion celui ou celle qui pourrait nuire à la réputation d'une famille en vue. Comme ce fut le cas pour Régis, c'est parfois le mélange des deux situations qui justifie une demande d'internement. Inquiet de l'état mental de son frère Régis qui peut devenir dangereux pour les autres et pour lui-même, Z. A. insiste auprès des autorités de Saint-Jean-de-Dieu, afin que la plus grande discrétion entoure la maladie de son frère. « P.-S. Veuillez donner le moins de publicité possible à cette affaire, notre famille étant très connue à Québec et Montréal aimerait mieux que la chose se fasse secrètement 23. »

Les angoisses du beau-frère de Flora, patiente à qui le « congé d'essai » est accordé, sont toutefois d'une tout autre nature depuis que circule la rumeur selon laquelle elle serait « parti pour la famille ».

> [. . .] *si elle est comme cela c'est impossible d'allez la cherché car vous comprenez c'est le déshonneur pour elle et pour nous autres, ma femme est trop faible et trop nerveuse pour subir une si grande humiliation, cela ferait mourir et comme je tiens plus à ma femme qu'à elle je vas attendre que tous soit passé pour allez la cherché. Voulez-vous me rendre encore un service s'il-vous-plait et d'examiné Flora [. . .] vous-même et me dire le plus vite possible si elle est parti pour la famille où non, car nous lui avons demandé la mesure de sa taille pour lui emporté une robe et elle mesurait 21 de taille et a présent elle mesure 31 24 [. . .]*

Bien que l'internement d'un proche puisse faire subir un certain stress au requérant, il n'en demeure pas moins que l'isolement asilaire est imposé à des femmes et à des hommes impuissants devant leur réclusion. Que celle-ci soit motivée par le souhait d'une guérison prochaine ou par le souci de préserver la réputation de la famille, la personne internée vit une kyrielle d'émotions. Loin de son village, de sa famille, peut-être même de son amour, elle doit faire face aux aléas de la vie institutionnelle. Gardée sous surveillance, elle doit apprendre à vivre entourée d'êtres tous plus étranges les uns que les autres. Ses malheurs, ses ennuis et son délire se confondent dans une jungle impressionnante de détresse. Quels sont les

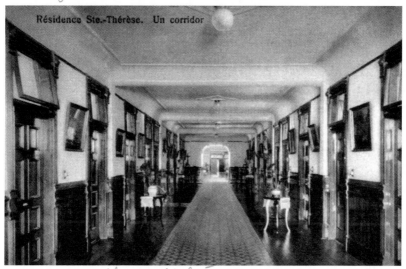

Résidence Ste.-Thérèse. Un corridor

fen de la legende

pensées, les préoccupations et les désirs qui trottent dans la tête de ces « infâmes personnages » ?

Rédigées d'une belle plume ou écrites de façon brouillonne, les lettres des patientes et des patients destinées à l'aliéniste de service révèlent leurs troubles, leurs souffrances et parfois leurs ressentiments.

Rosanna est internée à Saint-Jean-de-Dieu le 25 mai 1906. Elle hésitait à aller à « l'apitale » de crainte de laisser ses enfants et son mari. Rosanna est atteinte d'aliénation mentale « sous forme de mélancolie ».

> [. . .] ces une maladie bien dificile à conprandre ces quelque chose qui me fait partire j'ai bien de la misere à faire ma priere avec attention ces comme si cela m'autait le goût à prier quand je vas à la messe je suis pas capable de prier je pâti je ne veux pas rester de même par ce que je veux toujour avoir confiance au bon Dieu et avoir confiance au Curé je veux me guérir par ce que je voudrait pas à rester comme cela. J'ai pas de grand courage à travailler tout le bruit que j'entant me fatique je ne sus pas capable d'entendre les orloges cela me fait pâtir il y aurait tu du mal à partir

dite moi de quoi que j'ai quoi faire. J'ai malle dans tous les membre les os me font
tous mal j'ai mal au bas du ventre c'est comme si j'avais des tranchés il me semble
que je suis enceinte comme au temps de mon premier enfant que je vois mes règles
en nourrissant. J'ai vu le 10 Avril

Ernest présente des idées de persécution et des hallucinations. Il est
interné le 7 juin 1921 pour une démence précoce. Après quatre mois passés à Saint-Jean-de-Dieu . . . il en a assez.

St Jean de Dieu
Salle St Pierre 8/10/21
Docteur,
Es-ce que réellement je suis condamné à rester ici pour la vie pour l'amour de ma
femme qui est amoitié folle et syphilistic
Je dit folle car cela ne prend qu'une folle pour me rendre malade en mettant le sang
pourie de sa belle-sœur dans mon manger et ensuite me faire enfermer ici comme
étant fou pour cela elle a un peu raison car après l'avoir laissé pour la meme raison
je suis retourner avec mais allez-vous me dire que cela n'est pas asser pour me gue-
rir rester ici un mois et dix-neuf jours pour moi il me semble que cela est suffisant
ensuite j'arrive ici malade puis le Dr Larose me dit que dans quinze jours au plus je
m'ennirait parfaitement guerie bien je vais vous dire pour la première semaine cela
n'a pas trop mal été mais la seconde cela a été tout a fait le contraire car le gardien
Mr Gouly avec les conseils de je ne sais qui versa de son sang pourie dans ma nour-
riture alors cela me rempira encore ensuite non content de cela le gardien Mr Pelle-
tier me serva le sang d'un malade dans la bouche durant mon sommeil puis comme
je commencais a parler de cela il me versa encore le sang de deux malade qui tombe
dans les confusions puis celui d'un syphilistic et comme je commencais a montré le
poing au premier de ces malades bien il le changere pour un autre plus fort croyant
que j'irais m'attaquer a un pauvre malade pas responsable de ces actes le nouveau

venu commence encore le meme jeu et c'est pour cela que je m'adrese a vous afin de
savoir si je dois rester ici toute ma vie (5)
Je termine esperant que vous daignerez bien me faire justice 26.

Ernest ne fut pas condamné à rester toute sa vie à l'asile. Il recouvra sa liberté le 2 août 1923 : « état amélioré ».

C'est à la prison des femmes de Montréal que le docteur Villeneuve fut convoqué pour faire l'examen de l'état mental d'Asilda. Malgré ses craintes, elle fut bel et bien internée à Saint-Jean-de-Dieu le 8 janvier 1906. Persécutée et jalouse, nous l'avons vu, Asilda avait blessé son mari au pénis avec un rasoir.

Montréal, 13 Décembre 1905
Monsieur,
Je regrette de ne vous avoir pas dit la verité je vous en demande pardon je pensais si
bien que vous preniez des informations pour me conduire a la longue pointe que je
vous ai conté des mensonges. Vous m'avez demander si l'âge critique était passé
je vous ai dit que oui mais en verité elle n'est point passé sa sera la désision de mes
jours c'est dans mon âge qu'on ma fait cette maladie la n'étant pas guéri dans la
matrice cette maladie portant au serveau m'autra l'idée complètement si c'était
déclaré de ce qu'il ma fait sa serait lui qui serait en prison des bons docteurs pourrait
me sauver de la longue pointe ou moi j'aurais peut-être pu me guérir mais il faudrait
que je serais a la grand air et travailler a une ouvrage du matin au soir je suis bien
ici mais je suis trop renfermé trop de peine vous me paraissez avoir plus de consiance
que les autres tâchez d'avoir des docteurs comme Dr Brunelle il prenait point quinze
jours pour voir de ce qu'une personne avait. Je voudrais vivre avec mon enfant qui
est ma seul inquiétude Je vais vivre dans l'espérance de que vous arrangerez les
choses pour le mieux je suis celle que vous avez visité lundi mon non est Asilda.
Détenue de la prison des femmes 27.

Atteinte de « folie des dégénérées », Asilda s'évada le 9 septembre 1906.

Il est facile de concevoir que Joseph, un patient parmi tant d'autres, s'ennuie pendant son séjour à l'asile. Toutefois, le fait qu'il puisse obtenir une certaine liberté à l'intérieur des murs asilaires paraît incongru.

Gamelin le 3 mai 1908

Cher Docteur,

J'ai demandé au docteur Villeneuve pour me permettre de sortir c'est-à-dire d'aller faire une marche à un petit Bois situé en arrière des Batisses. Voici il y a 2 malades qui vont là le matin et le soir. J'aimerais que vous parleriez au dr Villeneuve avec qui vous êtes intimes, de bien vouloir me laisser aller avec eux. Vous savez cher Docteur je ne dors pas beaucoup et le grand air me ferais tant de bien. J'admets que je suis malade et c'est l'air qu'il me faut. Lorsque j'en ai parlé au Dr Villeneuve, il ma répondu qu'il verrai cela et su que je suis informé qu'il dois partir pour l'Afrique prochainement. Je voudrais que vous renouvelliez ma demande. Je lui ai donné ma parole d'honneur que je me sauvrais pas et je vous assure que je tiendrai ma parole. Si toutefois vous venez dans ce côté ci, cela me ferais bien plaisir de vous voir. N'est-ce pas l'un des devoir du médecin de visiter ceux qui souffrent. Car cela serait mentir que de vous dire que je m'ennuie pas, mais reconnaissant toute mes bêtises je veux les expier coûte que coûte. Je dois ajouter que je me sens beaucoup mieux et avec cette dernière petite liberté, je sentirai soulagé d'un gros poid.

Si cependant vous ne tenez pas à me voir, veuillez ne pas m'oublier auprès du Dr Villeneuve. Cela sera la dernière faveur que je vous demanderai.

Bien à vous

A. [28]

Toutefois, ce goût de liberté dépasse dans la majorité des cas, les limites de Longue-Pointe. Le souhait le plus fréquent est sans aucun doute celui d'obtenir un congé. Édouard, Alice, Dame Louis et Liboire, pleins de l'espoir de pouvoir influencer favorablement le docteur Ville-neuve, lui font parvenir leur requête par écrit.

Hospice St Jean de Dieu 7/8/02
*D*r *G. Villeneuve Surintendant*
Hospice St. Jean de Dieu Longue Pointe
Mon cher Ami,
Comme je vois qu'il y a danger pour ma santé en restant ici plus longtemps, je veux te mettre dans l'impossibilité de me refuser ma liberté que je viens te demander aujourd'hui.
À partir de ce jour, je te promets d'être six mois sans prendre de boisson. De plus, dans le cas ou il m'arriverait de succomber (chose que je ne crains pas) je m'engage à t'avertir immédiatement et à revenir volontiers à l'asile. Avec cet engagement, tu n'as pas le droit de me garder une journée de plus dans cette maison. Dans l'espérance que tu me répondras immédiatement afin que je sache à quoi m'en tenir.
Je me souscris ton sincère etc.
Edouard [. . .][29]

Mont St jean de Dieu
Longue Pointe Janvier 26, 1901
*D*r *Villeneuve*
Permettez moi de vous écrire pour vous demander si vous serais assez bonne de vous intéreser pour moi afin de me placer en quelque part. vous savez docteur que je suis bein que et cé né pas ma place ici. Je me ennuie terriblement. Une congé me serait bein agreable. Ce né pas bein consolant a passer sa vie parmi tous ses membres souffrante et d avoir son intelligence. Je comprendé ma triste position. Dieu seul sait ce que je souffre. Je termine tout en esperent de votre bonté et en vous suppliant de faire quelques choses en ma faveur.
Alice [. . .][30]

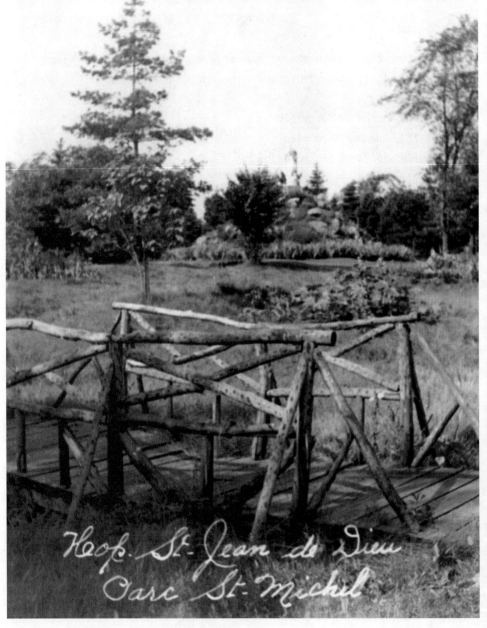

Hôp. St-Jean de Dieu
Parc St-Michel

fin de la légende

Docteur Villeneuve

Je vous demande en grâces de prendre mon cas en considération je suis bien prête a subir nimporte quel examen tant qu'a mon état mental et physique je nai jamais été mieux de ma vie et après tout je ne suis pas emprisonné il faudrait que j'aurais offenser qulqu'un et ce serait un faux témoignage quelqu'un venait affirmer le contraire ; je sais que jai été malade et que je suis ici pour cause de santé mais les sœurs me disent que je suis parfaitement bien et quil en dépend que de vous de me renvoyer chez moi et je suis en état de jugé par moimême que je puis reprendre mes anciennes occupations sans crainte de retombé dans les idées qui mont traversé l'esprit Je languis maintenant de revoir mes pauvres petits enfants mon mari enfin ma famille. Soyez indulgent Docteur sil vous plait si vous jugé a propos de me renvoyé chez moi ne différé pas ; une heure me paraît un jour tant je mennuie excusez moi Docteur de vous entretenir

Votre Patiente de la salle Sainte-Anne

Dame Louis [. . .]

La demande de Dame Louis fut accueillie positivement par le docteur Villeneuve, et c'est avec joie qu'elle retrouva toute sa famille.

Lachine Mai 8, 1902

Monsieur Docteur

Mon mari m'a prie de vouloir bien répondre a votre lettre. Je suis très bien depuis que je suis revenu de St Jean de Dieu mes forces sont revenus je fais tout mon ouvrage seule. Je dors bien jai une bonne apétit enfin jai tout lieu de croire a ma guérison. Je vous remercie beaucoup de votre bienveillance et je reste votre toute dévoué Dame Louis [. . .]

Quant à Liboire, voici sa requête :

Hopital St Jean de Dieu

Le 25 avril 1901

A Mr Dr Villeneuve

Mr je vous envois la lettre de mon Epouse que j'ai reçu hier et comme elle me demande de lui dire le jour que j'ariverai à St Hyacinthe s'est pour sela que je panse à vous l'anvoyé vue les nombreuse préocupation dans se temps ici causé par le déménagement vous retiene dans vos visite et j'aimerait a lui répondre bientôt. Vous m'aubligerai beaucoup si vous ête aussi bon de me marqué le jour et de le maitre dans [mot illisible] avec la lettre de mon Epouse et de me le ranvoyé par Mr Dubruil qui voyage ici soir et matin il se fait for de se chargé du message

Votre obéissant serviteur

Liboire [. . .]

Salle St Patrisse

Cette demande de congé, acceptée par le docteur Villeneuve, permit à Liboire de retourner chez lui et de tenter de reprendre ses activités.

St Hyacinthe le 17 Juin 1901

Mr. Dr Villeneuve

Je suis heureux de vous apprendre létat de ma santé Je me sant ranforcis et je suis moin aupressé je travail à lèse maintenant sans soufrire l'opression que je resantait bien que je nés pas encore aussi bonne allène qu'auparavent mais jespère que bientôt si sa continue à samillioré cette oppression sera entièrement disparue quand avec moralle tous vas bien. J'en remercie le bon Dieu et pour se qui conserne l'ouvrage je perdue trois jours parce que mon Epouse et ma famille ne voulait pas me léssé travaillé ils me disait que j'était trops mêgre ils voulait me rampleumé pendant un moi ou deus et jé été demandé pour travaillé à trois ou 4 plasse et jé finis par les faire

consentir à me lessé travaillé et je leur donnait tous les semaine la pésenteur que
j'avais gâgné pendant 3 semaine jé apésentis d'une ½ lbs par jours.

Vous serai assez bon de donné de mes nouvelle au Sœurs Supérieur et Sœurs Sera et
Mme J. L. de garde et sœur St Valérien. Je termine en vous souhaitant une heureuse
santé des salut aux messieurs [. . .] Je me sans votre obéissant serviteur
Liboire [. . .]

Ce « congé d'essai », vraiment bénéfique pour la santé de Liboire,
deviendra définitif après six mois. D'ici là, Liboire doit donner tous les
mois de ses nouvelles au docteur Villeneuve.

St Hyacinthe le 19 Août 1901
A Mr. Dr Villeneuve Surintendant Médical
Monsieur,
Jé le bonheur de vous apprendre que je suis assé bien portant. Je travaille tous les
jours et ma famille sont tous joyeuse de voir leur père au milllieu d'heu et jouissant de
ses faculté fisique et moral. Je suis à pinturé dans se temps ici jé l'ouvrage bon temps
et mauvais temps. Je ne vois rien de nouveau qui vous interresse . . . tous mon
Epouse et moi et mes enffen nous nous unissont dans les souhait les plus sinsère pour
votre bonheur et vous présentont de nos amitié votre obéissant serviteur
Liboire
S'il vous plait de me donné un mot si vous recevé mes lettre des respects à tous ceux
qui s'informeront de moi³².

Liboire obtint son congé définitif au tout début de l'année 1902, et
c'est le 26 janvier 1912 que le docteur Villeneuve reçut à nouveau de ses
nouvelles. Le surintendant médical était alors avisé par le docteur
Ernest B. Emerson, directeur médical du Bridgewater State Hospital, que
Liboire était accusé d'avoir abusé d'une jeune enfant. Une enquête était
alors en cours sur son passé à Saint-Jean-de-Dieu.

Outre l'ennui qui pèse lourd sur le sort des patientes et des patients confinés dans les murs de l'asile, ce séjour leur donne l'occasion d'emmagasiner des souvenirs dont certains laissent un goût amer. Cette pénible expérience, ces souvenirs désagréables, ils veulent les oublier au plus vite pour faire face à un avenir meilleur. Cependant, le temps passé en institution peut également contenir des moments particuliers d'une tout autre nature. Marie-Louise, baignée d'illusions, se complaît dans ces petits instants empreints d'une douceur toute romantique.

Je serai heureuse Oh mon Dieu Quand je serai parti d'ici et bien loin de cette hopital pour pas entandre les conservation des langues des vipères et des serpeants [. . .] sonnettes de notre dame du Carmel. J'ai à vous dirent sans vous froissez que j'ai pas besoin de madame Foret pour m'enterpréter ni m'infuancer dans mes affaire personnel ni dans mes histoires car mon histoire est meilleur et le chemin de ma vie est plus pratiques que le sien/ J'ai à vous dirent qu'elle se mêle de sa petite bénénisse qu'elle s'occupe de ce qui lui regarde car pour vous cher Docteur, je le crois pas que vous l'avez choisis pour faire notres espion dans les escaliers et ensuite pour me faire des rapports à votre égara sur de la manière que vous conduisiez à l'égar des jeunes filles sa ma causser beaucoup d'ennuits et sa ma fait de la peine vous savez que je vous considère comme il y en à pas une dans cette hopital je vous considère pour faire le bonneur dema vie, à la longues année je voudrais bien connaître ma destinée je suis dans un âge assez mur pour apprécier celui que je prenderai pour mon époux. Je prenderai rien du passé je prenderai seulement de l'avenir pour garder mon amour pour pouvoir un jour lui prouver mes sentiments les plus sincère et alor sa seraient de l'entourer de mes bras et de le presser sur mon cœur pour lui exprimer mes pansées mes idés et mes désires cher ami. Cher ami si un jour mes pansés mes idés mes désires se réalise sa ferait le comble de mon bonneur accomplies cher ami loin de toi je pleure et je m'ennuits et si la place nous laissent moi Marie Louise je garderai mon amour pour vous pour toujours. A present les 25 pilules que vous

m'avez prescris m'on fait un bon effet et si vous voulez m'en prescrire une boîte sil-
vousplaît je pourai continuer quelques temps en n'en prendre 3 par jours.

Poisie
Je voudrais que mon
Cœur fut une prison
Que le tien yi fit
Benfermé et qu'on n'en
Eut perdu la clef
Tout est composée de moi-même Mlle Marie-Louise
Une réponce silvousplaît si cela vous intéresse et si je mérite considération[33].

Marie-Louise a finalement ouvert son cœur et confié à son médecin
le sentiment amoureux qu'elle avait pour lui. Une histoire probablement
impossible, tout comme celle de cet inconnu qui s'adresse avec passion à
Léa, laquelle, de toute évidence, n'a jamais reçu cette déclaration d'amour
très spéciale.

Quelques instants d'entretien avec vous me font oublier les heures ennuyeuses des
journées d'Asile aussi avec l'amabilité dont je vous connais et l'indulgence de votre
part de vouloir me lire ainsi donc sans plus de cérémonie je commence.
Dans les temps anciens comme au siècle présent le role de la femme a été chanté sur
tous les tons par tous les poètes, l'Eglise catholique l'a louage comme Jésus Christ sur
les autels pour le croissement du genre humain, l'Immaculée conception a fait de la
Ste Vierge la plus grande pièce de son genre sa naissance a été marquée d'une blan-
cheur inouie. Cette femme dont la pureté de cœur a été sublime dans son genre et le
pape Pie IX avec l'aide de ses cardinaux là placé au rang d'une mère sans tâche, la
nourrice de Dieu même, car si l'Etre Supérieur a créé le monde les théories de Bal
Ingersoll et de Darwin doivent tombées d'elle même, mais pour vous Léa mon

amour est divin dans notre pays. Je suis en décembre 1904, après ma visite du world's Fair St. Louis, suis un peu disposé c'est-à-dire à l'inclination dont mon cœur veut bien me conduire et c'est à vous qu'il s'adresse, le paradis des amoureux est mon espérance bien entendu avec votre compagnie [. . .]³⁴.

Cet inconnu semble bel et bien perdu. Le discours qu'il tisse autour du thème de la femme vacille paisiblement hors de la réalité. Maurice, quant à lui, est plutôt préoccupé par des idées à connotation religieuse.

Asile St. Jean de Dieu
30 sept.
Chère Corrinne,
Je t'écris quelques mots pour t'avertir que je dois passé par chez vous je dois aller à l'opital pour consulation de médecins pour mon mal que j'ai à l'estomac je suis aller souvent depuis que je t'ai vu j'ai pas eu le temps d'aller chez toi pour avoir mon crusifie et mon livre de messe que je t'avais demandé par la lettre que je t'ai écris, je t'écris maintenant afin pour prévenir que tu puisse pour l'amour de Dieu tu pourras le demander a maman qu'elle me le donne. C'est tous. Je sors toujours seul Doc. Villeneuve et Doc Dion me protègent ils vont me guerir.
Bonjour
Maurice [. . .]
Aurevoir à dix jours ³⁵

Il y a aussi des messages plus heureux, lorsque le congé a été obtenu et que tout se passe bien à la maison. Il est alors agréable de saluer ceux qu'on a côtoyés derrière les murs asilaires.

Gracefield 23 Mai 1908
Au Rvd Dr Géo Villeneuve surintendant médical
Monsieur
En réponse de votre lettre, datté du 20 Mai je dois vous dire avec bonheur que je suis
bien ; je vous remercie du plus profond de mon cœur de vos bon soin. Ayez la bonté
s'il vous plaît d'offrir mes plus affectueux respect aux Révérende sœurs pour moi et
je les remercie beaucoup de tous les bontés qu'ils ont eu pour moi.
Croyez-moi avec la plus grande reconnaissance
Madame Alphonse [. . .][36]

Tenter de concevoir l'étourdissant manège qui virevolte dans la tête de chacun des malades ou plutôt, comme l'a exprimé l'un d'entre eux, l'action d'« une toupie sur la tête[37] » est toute une entreprise. Sans vouloir trop entrer dans les détails et la banalité, il est aisé de comprendre que, malgré les similitudes qui peuvent réunir les malades sous les mêmes étiquettes médicales, les gestes, les paroles et les pensées de chacun évoluent dans des univers très distincts. Réussir à capter une parcelle des idées qui obsèdent, passionnent ou persécutent les patientes et les patients est exceptionnel étant donné la rareté des lettres colligées dans les dossiers signées par les principaux intéressés.

Ce huis clos sur quelques « infâmes personnages » permet de plonger au cœur même de l'indiscrétion. Comme de simples curieux nous nous sommes faufilés dans les pensées, les désirs et même les secrets non seulement des personnes internées, mais également des responsables de leur réclusion. Cette incursion dans la réalité de ceux qui doivent vivre avec une folle ou un fou nous a permis de saisir les enjeux, au cœur même de l'enfermement, qui n'ont pas toujours été uniquement thérapeutiques.

C'est avec émotion, plaisir et curiosité que nous avons soigneusement déplié les lettres écrites par les patientes et les patients. Un moment unique qui nous permettait enfin d'« entendre » toutes ces femmes et ces hommes dont trop souvent les prétendues pensées étaient exprimées par une tierce personne. Ce contact privilégié avec, entre autres, Asilda, Joseph, Maurice et Marie-Louise nous a dévoilé les réels sentiments qui les animaient pendant leur internement. Force nous a été de constater que tous s'ennuient, tous rêvent d'être ailleurs et plusieurs révèlent quelques parcelles de leur univers troublé, animé par un délire certain. Un délire qui, d'ailleurs, demeure mystérieux pour les membres de leur famille.

fin du ch 6

CHAPITRE SEPT

Une vie à l'asile

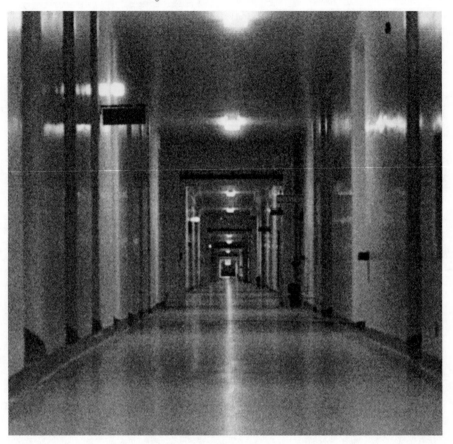

Un demi-siècle après l'ouverture des grandes institutions asilaires sur lesquelles avaient été fondés tant d'espoirs, c'est le découragement. Loin de constituer une solution miracle à la folie, les asiles d'aliénés se sont remplis bien vite de patients jugés incurables, à l'égard desquels une psychiatrie devenue pessimiste est apparue impuissante. On a baissé les bras, et nos recherches montrent bien la transition qui s'est opérée vers ce que l'on appellera plus tard des « dépotoirs » ou des « mouroirs ». Privés d'attention médicale, combien seront parqués durant des décennies dans des ailes anonymes, certains bientôt oubliés de tous, pour y passer toute une vie à déambuler dans les corridors, ou à se bercer en compagnie d'autres enterrés vivants. Et comment pourrait-il en être autrement ? Une poignée de médecins pour plusieurs milliers de patients ! Il va sans dire que, en dehors de l'admission, le contact médecin/patient était pratiquement réduit à néant, principalement si ce patient était une patiente comme nous l'avons fait observer plus tôt.

À Saint-Jean-de-Dieu, les longues hospitalisations ne manquent pas, et les statistiques qui nous permettent d'estimer à cinq ans environ la durée du séjour de personnes qui recevront un congé cachent des milliers de cas de personnes qui entreront à l'asile pour ne jamais en sortir. Ils y resteront trente, quarante, voire plus de cinquante ans. Certains et certaines garderont des contacts avec une famille qui refuse de les laisser tomber, d'autres réussiront à s'y refaire un semblant de vie. Pour beaucoup cependant, laissés-pour-compte, l'institutionnalisation équivaudra à une forme d'oblitération sociale dans laquelle la vie se sera résumée à une morne errance dans des corridors sans fin . . . ⑤

7.1 La famille

Pour toutes sortes de raisons, que l'on juge le parent agressif, « malcommode », hyperactif, gênant, ou tout simplement que l'on estime ne pas avoir les moyens de nourrir une bouche de plus à la maison, certaines familles composeront avec l'internement. L'asile deviendra à leurs yeux un lieu sécuritaire où elles pourront faire garder un proche, aller lui rendre visite, sans les inconvénients que peut représenter son maintien à domicile.

C'est ainsi que, malgré une hospitalisation de vingt et un ans, la famille d'Aline écrira à plusieurs reprises aux autorités de l'institution afin de leur demander la permission de la recevoir à la maison pour des occasions spéciales :

> *Montréal, 5/6/19*
> *Mr Dr Devlin,*
> *Surintendant médical*
> *Docteur :*
> *Me rendant à votre désir de vous écrire au sujet de ma jeune fille Mlle Aline [. . .]*
> *je profite de l'occasion pour vous demander d'aller là chercher samedi et je la rame-*
> *nerai Lundi. Une petite promenade lui fera du bien. Elle s'ennuie tant là bas.*
> *Espérant recevoir une réponse favorable, je suis votre reconnaissante, Mme A. E.*
> *[. . .]*

Suivront d'autres demandes similaires :

Cher Monsieur :
Je vous remercierais de bien vouloir laisser sortir ma jeune fille Aline, le premier jan-
vier prochain. J'irai la chercher moi-même et irai la reconduire [. . .]

Dans le cas présent, la mère d'Aline restera attentive aux demandes et récriminations que lui adresse sa fille :

Ma chère Maman
Aussitôt que vous aurez recu ma lettre voulez-vous venir s.v.p. papa a téléphoné à
Sr Léon et lui a dit de ne plus me laisser sortir [. . .] *et je n'ai pas mangé depuis*
[. . .] *c'est de la nourriture pour les pourceaux, si vous pouviez appelez le D^r De*
Bellefeuille à Outremont ce soir et lui dire de prendre un peu ma part. Le D^r qui me
traitre est bête comme ses pieds. La sœur n'est pas mauvaise mais la garde m'a
donné une tape en pleine figure hier soir parce que je n'étais pas à genoux pour la
prière [. . .] *J'ai quelque chose pour vous aussi qui va vous faire plaisir.*
Venez samedi.
Aline
Vous direz à Memère que le col de pepère est bien beau car j'ai refusé $4.00. Je l'ai
tricoté en soie épaisse grise.

À la suite de cette lettre, la mère d'Aline écrit au surintendant de l'hôpital :

Docteur :
Auriez-vous l'obligeance s.v.p. de voir à ce que ma jeune fille Aline [. . .] *soit trai-*
tée avec égard. Je sais qu'il n'en dépend pas de vous, loin de là, mais je vous serais

bien obligée si vous vouliez faire quelque chose pour elle. Elle n'est pas malade physiquement et la religieuse ne veut pas qu'elle sorte de sa salle [. . .] elle aimerait aller aux séances lorsqu'il y en a [. . .] etc. pourquoi lui refuser cela ? Je conviens qu'elle est bien difficile parfois depuis 5 mois qu'elle est tranquille et sage et elle va se décourager. C'est ce que j'ai peur. Vous pourriez peut-être dire à la religieuse de sa salle de là faire sortir du lit [. . .] elle passe ses journées à jongler et comme je ne voudrais pas qu'elle fasse de la misère à son père. Je m'adresse en toute confiance à votre bonté. Allez là voir ? Elle n'est pas tuberculeuse du tout mais comme la religieuse ne l'aime pas, j'en ai la preuve [. . .] elle la tient renfermée et si elle demande au Dr Lahaye d'aller dans une petite salle [. . .] il lui dit qu'il va la mettre dans un cachot. Pourquoi la contrarier ? [. . .] la seule faveur que je demande c'est qu'on la fasse lever, elle s'ennuie [. . .]

On découvre ainsi plusieurs cas de personnes qui vivront de longues hospitalisations suivies par leur famille qui leur écrit, veille à leur bien-être et se déplace à Saint-Jean-de-Dieu à de multiples reprises afin d'obtenir des congés. C'est notamment le cas de la famille de Joseph Wilfrid, laquelle, bien que celui-ci semble n'avoir jamais été considéré comme guéri et être parfois sujet à des hallucinations (« Le gardien [. . .] dit qu'il parle fort le soir disputant entre ces voix disant : "les gardiens ne sont pas assez hommes pour leur faire fermer la geule" »), arrivera à le faire sortir de l'institution après près de vingt ans d'internement.

Dans certains cas cependant, il faut admettre que les raisons pour lesquelles des membres de la famille cherchent à obtenir un congé pour un proche ne sont pas tout à fait désintéressées, comme en fait foi la correspondance de dame Cordelia, épouse d'Albert. Elle écrit ainsi au docteur Devlin le 19 août 1918 :

Cher Docteur,

Étant l'épouse d'un malade qui se trouve en soins à votre institution et qui a nom Albert [. . .], je viens vous demander si mon mari est assez bien pour qu'il me soit remis, je vous écris sur les instances du Dr Larose lequel m'a dit qu'il pourrait sortir, c'est-à-dire qu'une vacances de deux à trois semaines lui soient accordées et que si le malade montre de nouveau des signes de trouble je vous le ramenerai immédiatement.

Comptant que vous vous rendrez à ma demande et que vous m'accorderez cette faveur qui est sollicitée par une épouse affligée,

Je demeure,

Votre dévouée,

Madame [. . .]

Deux jours plus tard, l'assistant du surintendant de Saint-Jean-de-Dieu lui répond :

Madame,

En réponse à votre lettre du 19 août courant, au sujet de votre mari, nous regrettons de vous dire que son état mental ne nous permêt pas encore de lui accorder un congé [. . .]

Quelques semaines plus tard, dame Cordélia revient à la charge. Cette fois-ci elle est plus explicite sur les raisons de son affliction et de son désir pressant de voir son époux regagner le domicile familial :

Monsieur,

Étant seule avec mes deux jeunes enfants, et n'ayant pas de chauffage de rentré, je réclame la présence de mon mari à ma maison pour huit jours seulement. Vous savez que l'hiver s'en vient et que c'est la misère qui va se faire sentir.

Vous priant d'accueillir favorablement ma demande,
Je me souscrit,
Votre toute dévouée,
Cordélia [. . .] épouse de
Albert [. . .]

Même sollicitude pour le moins intéressée de la part d'Adolphe au sujet de sa conjointe :

St Barnabé 10 août 1906
Chère Sœur
Un mot pour vous demander des nouvelles de ma femme, comment est-elle de ce
temps ici. Vous me direz comment que sa va prendre de temps pour avoir son congé
aussitôt qu'elle sera bien comme les autres fois. Je calcule encore d'aller la chercher
j'en ai grandement besoin pour la couture [. . .]
Je suis votre tout dévoué
Adolphe [. . .]
Une réponse au plus vite que possible
Aurevoir

Plus touchants sont les deux cas suivants où l'on constate que, malgré des hospitalisations d'une cinquantaine d'années, jamais les membres de la famille n'ont laissé tomber leur proche. C'est le cas du petit Serge, admis à l'âge de 12 ans le 19 août 1918 en vertu d'un diagnostic de « folie épileptique et d'imbécillité », et qui s'y retrouvera toujours au début des années 1970. Lors de son admission, le jeune Serge déclarait :

Je m'appelle Serge [. . .]. J'ai 12 ans. Je dois partir demain matin pour Toronto
pour voir ma tante et mon père. Je sais pas lire et écrire. Je travaillais dans les boîtes
avec mon père dans la factorie de tomates. Je gagnais $6.00 par mois. Je travaillais

rien que le samedi, les autres jours c'était congé, j'allais au vues, je voyais des lapins et des grenouilles, des femmes qui faisaient la culbute, j'allais là dans l'après-midi. Maman le savait et elle disait vas-y. Je payais une piastre de papier et avec ça j'y allais.

D'après les documents contenus dans le dossier, il semble bien que la mère du petit Serge était alors en prison, et son père mobilisé à titre de soldat. L'enfant avait été conduit à Saint-Jean-de-Dieu par sa tante, mademoiselle Albertine. Quelques jours après l'admission, elle écrivait au docteur Villeneuve, surintendant de l'institution :

Monsieur,
Je serais heureuse de recevoir de temps à autre, par les autorités de l'Hôpital St Jean de Dieu des nouvelles de mon petit neveu Serge [. . .], notre cher petit malade que j'ai été conduire moi-même lundi dernier le 19 août courant [. . .] Comment est-il, vous donne-t-il bien du trouble la nuit surtout ? Il est extrêmement nerveux, a des cauchemars et souvent se lève la nuit sans en avoir conscience. Pleure-t-il, oui n'est-ce pas ? C'est la première fois qu'il quitte la famille, cette enfant ne nous a jamais laisser. Dites-moi surtout s'il y a espoir de guérison. Me serait-il possible d'avoir une carte d'admission pour quand je voudrais aller rendre visite à notre cher petit malade, j'ai dû laisser celle que l'on m'a donner à la famille de son père [. . .].

Tante Albertine écrit encore quelques semaines plus tard :

Cher docteur
Comment va mon petit neveu Serge [. . .] Lorsque j'ai été le voir mardi dernier, je l'ai trouvé amégri et si triste qu'il m'a faite pitié, lui si turbulent d'ordinaire il paraissait peureux. Il est vrais qu'il s'était figuré voir le diable en venant au parloir. Serge m'a dit que des hommes était après renfermer le diable dans une cabane. Quelque

*patient insoumis je suppose. Mais s'il fallait que la chose lui arrive, à lui-même, je
crois que les gardes le trouverais mort. Il est si nerveux. Entreprenez le pour le guérir au plus vite, car j'ai hâte de le reprendre auprès de moi. Vous en avez toujours
assez de ces malheureux et ici la maison est bien triste sans notre petit Serge [. . .].*

Mais voilà que, au mois de novembre, son père revenant du front, une
dispute familiale à propos de l'hospitalisation de Serge et de la personne
qui doit en avoir la responsabilité éclatera entre la tante maternelle et le
père. À ce duo s'ajoutera bientôt la voix de la mère à sa sortie de prison.
Tous trois rivaliseront (principalement la tante et le père) pour obtenir
visites à l'institution et surtout congés pour le jeune patient, tant et si bien
que son dossier révèle, sur une période de cinquante ans, un nombre de
congés anormalement élevé !

C'est une fidélité similaire que vouera madame Ernest S. à son frère
Albert. Elle lui rendra visite régulièrement et demandera à l'accueillir chez
elle à Granby en 1966, lui qui avait été admis à l'asile en 1918 ! Le dossier
d'Albert est d'ailleurs assez révélateur du peu d'attention accordée par les
autorités médicales aux patients jugés incurables. On y lit ici qu'il aurait
été interné à l'âge de 13 ans, et ailleurs que ce serait plutôt à l'âge de 14 ans ;
ici qu'il serait âgé de 62 ans au moment de sa sortie, de 64 ans ailleurs. Sa
fiche de sortie est aussi assez révélatrice :

*Il n'est pas possible de retrouver dans le dossier la raison précise pour laquelle il fut
hospitalisé ici à l'âge de 14 ans.*

*Il est fait mention cependant au cours des notes d'évolution de crises d'hystérie puis
un peu plus tard de crises d'épilepsie. Cependant un E.E.G. pratiqué en février 65
s'est révélé normal. Le patient d'ailleurs ne reçoit aucune médication anticonvulsi-
vante actuellement.*

Au moment où je vois le patient ce matin avant son départ, il est très inquiet de

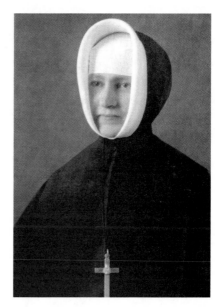

Photographie

Lecture de la légende

Sœur Sabithe, sixième supérieure de
Saint-Jean-de-Dieu, 1909-1915.

fin de la légende

savoir si c'est réellement vrai qu'il partira aujourd'hui définitivement et si sa sœur
est réellement ici à l'hôpital pour venir le chercher.

Il est très bien orienté dans le temps et l'espace. Il sait très bien le jour, la date, l'année et il dit qu'il ira vivre avec sa sœur, Mme S[. . .] à Granby ainsi que le mari de
sa sœur et leurs deux enfants[8].

Il faut cependant bien admettre que la présence d'une correspondance familiale dans le dossier d'un patient n'est pas toujours synonyme
de contacts fréquents et suivis de la part de la famille, comme en fait foi la
lecture des pièces qui accompagnent celui de madame Hélène B., admise
en janvier 1890 et dont on ne demande des nouvelles qu'à trois ou quatre
reprises entre la fin du XIXe siècle et 1955 ! La première lettre, touchante,
qui lui sera adressée le sera onze ans après son admission, soit le 27 juillet 1901, par sa fille Katie :

Est-ce que ma maman est morte ou vivante, si elle est morte dites-le moi et aussi ce qui est arrivé de son corps et si elle est vivante dites-moi comment elle est. C'est Nellie S[. . .], je suis sa fille âgée de 12 ans. Papa dit qu'il ne s'en fait pas parce que vous ne lui avez pas dit si elle était morte [. . .]. Au revoir, de Katie.

La même Katie écrit encore quelques jours plus tard :

Le nom de ma mère était Nellie B. et elle a marié J.-B S[. . .]. Je voudrais que vous me disiez comment est maman s'il vous plait.

Plus tard, beaucoup plus tard (en 1945), madame George T., née Catherine (Katie) S., prendra des nouvelles de sa mère. À la suite d'une réponse des autorités de l'hôpital lui apprenant que sa mère a non seulement bel et bien été admise à Saint-Jean-de-Dieu, mais qu'elle est vivante et toujours internée. Elle écrit, de Boston, le 1er décembre 1946 !

[. . .] Mme S[. . .] est ma mère. Je n'avais que 6 mois lorsqu'on l'a internée. J'ai été laissée avec un oncle qui à cette époque vivait à Lowell Mass., plusieurs années plus tard, j'ai appris quelle était la condition de ma mère et qu'elle était internée à l'Hôpital mais la famille a pensé qu'il était mieux de ne pas me laisser lui rendre visite [. . .] pourriez-vous s'il vous plait m'informer si elle devait décéder. Pourriez-vous m'envoyer un télégramme alors et je ferai le nécessaire pour sa dépouille, je la ferai enterrer aux côtés de mon père [. . .]

La lettre suivante est datée du 14 février 1955. Elle écrit au docteur Richard lui expliquant qu'elle a demandé à l'un de ses frères d'aller rendre visite à sa mère, mais qu'il ne lui a pas donné de nouvelles. Le surintendant de l'hôpital lui répondra le 16 février 1955 : « [. . .] sa condition physique

Cimetière de la Communauté des Soeurs
de la Providence

fin de la légende

est bonne compte tenu de son âge. Elle passe son temps à déambuler dans le corridor. »

De la patiente, durant ces quelque soixante-cinq années, nous ne possédons qu'un seul témoignage, un appel à l'aide à une personne inconnue, daté du 16 octobre 1934 :

> *Avez-vous reçu mes lettres ? Si tel est le cas pourquoi n'êtes-vous pas venu ? Si vous ne pouvez venir, pouvez-vous s'il vous plait écrire ? Dites à M. L. que je dois sortir d'ici. S'il vous plait aidez-moi, vous ne le regretterez pas ?*

Bien que tragiquement ténues parfois, comme on peut le constater dans ce dernier cas, il n'en demeure pas moins que des relations familiales, plus ou moins suivies, ont pu subsister entre certains patients et le monde

275

extérieur, même au cours de longues, très longues hospitalisations. Mais tous n'auront pas cette chance, et beaucoup plus nombreux semblent avoir été les patients dont les dossiers sont restés pratiquement vides malgré une vie passée à l'asile. Oubliés, abandonnés, laissés pour compte, en somme, enterrés vivants.

7.2 Enterrés vivants

Penser qu'une personne puisse être internée une vie entière donne le vertige. Penser qu'une personne puisse être mise à l'écart du monde sans contact avec l'extérieur parce que plus personne ne veut d'elle, parce qu'elle a été abandonnée laisse doublement songeur. Dans les cas qui précèdent, les patients avaient au moins un semblant de vie sociale, certains rapports avec la famille. D'autres n'auront même pas cette chance. C'est à cet égard que l'on peut prendre toute la mesure de l'importance de la famille dans la nature du sort réservé à un patient d'asile à cette époque. Seul lien avec l'extérieur, elle fait office de garant pour un interné qui désire avoir un congé, qui désire sortir de l'institution. En effet, au début du siècle, il n'y a pas de « foyers de transition » et, comme il n'est pas question que d'« ex-psychiatrisés » errent dans les rues, ceux et celles qui n'ont pas de famille, ou dont la famille ne veut plus entendre parler, sont tout simplement enfermés à vie. C'est le cas, par exemple, de mademoiselle Alexina, admise en mars 1909. Le docteur Villeneuve s'adresse ainsi à son père le 23 décembre de la même année :

> *Cher monsieur,*
> *Nous avons ici une jeune fille, du nom de Alexina [. . .], qui se réclame de vous comme son père, pour la retirer de l'asile. Comme cette jeune fille est rétablie et*

pourrait quitter l'asile, je vous prie de vouloir bien m'informer si vous ne pourriez pas venir la chercher et la prendre chez vous, au moins pour quelques temps[19].

La lettre restera sans réponse et la patiente, elle, en institution . . .

La famille détenait alors un pouvoir suprême sur le destin de ses membres qui avaient la malchance d'avoir été internés. C'est le cas de Joséphine Eugénie, dont les écrits sont empreints d'intelligence et de sensibilité. Son dossier d'admission trace le portrait d'une personne d'une « bonne éducation » et dont les diagnostics cliniques ne dénotent pas un comportement nécessitant une longue privation de liberté à l'écart de la société. Aux questions du formulaire d'admission telles que : « Le patient est-il porté à se faire du mal ? ; à faire mal aux autres, a-t-il de mauvaises inclinations, y a-t-il des hallucinations ? », la réponse est invariablement : « non ». Les symptômes de son désordre mental : « était taciturne, morose, irascible et capricieuse ». Et, plus loin, ce diagnostic : « Que suppose-t-on être la cause de cette attaque de maladie ? L'érotomanie », nous apprend-on . . .

Personnage embarrassant pour la famille, semble-t-il, qui refusera en effet de l'accueillir à la demande des autorités de l'institution en vertu de la loi de 1909 qui obligeait les proches de patients qui n'étaient pas « cause de scandale ou de danger » à les reprendre :

Cher Monsieur,

J'ai l'honneur d'accuser réception de votre lettre par laquelle vous me faites part des instructions des autorités de l'hopital St Jean de Dieu au sujet de Joséphine Eugénie [. . .], ma sœur.

Dans les circonstances où je me trouve, je suis obligé de vous avouer mon impossibilité complète de prendre soin de cette pauvre sœur maniaque . . .

Je n'ai qu'une autre sœur de soixante treize ans, veuve et très pauvre. C'est là que, celle qui est à l'asile, avait semé une irréparable discorde entre époux. De ces choses,

elle n'a pas conscience, et je suis en mesure d'affirmer que, partout où elle habiterait
en dehors de l'asile, malgré son âge avancé, elle causerait du trouble . . .

Dans ma situation actuelle, comme je vois cette loi de 1909, s'il arrive qu'elle doit être
exécutée, j'avoue que le la trouverais bien dure . . . J'ai confiance pourtant que Dieu
m'épargnera ce surcroît d'anxiété morale[11].

« Dieu », semble-t-il, daignera épargner le frère de Joséphine. Internée depuis 1894, elle restera enfermée jusqu'en 1932, année où elle sera transférée dans un « foyer d'accueil[12] ».

Dans certains cas, désireuses de chercher à contourner la loi de 1909, des familles auront recours à toutes sortes de stratagèmes afin de s'assurer que leur parent restera en institution, comme en fait foi, par exemple, cette lettre d'appui du curé de la paroisse Sainte-Clotilde :

Je vous envoie Madame Napoléon [. . .], ma paroissienne [. . .] Je connais très
bien cette excellente famille.

La situation de cette famille est telle que le pauvre malade Émile [. . .] ne peut y
être reçu. Il serait trop long de vous donner des détails par écrit.

J'espère que vous entendrez favorablement les suppliques de la famille en question[13].

Admis à Saint-Jean-de-Dieu en janvier 1915, Émile y demeurera jusqu'à sa mort, en 1940 . . .

C'est dans un tel contexte où la famille joue un rôle si important dans le sort des internés qu'apparaît, pathétique et comique à la fois, le petit mot que l'on retrouve dans le dossier de Wilfrid, qui écrit, le 17 juin 1923 :

Je ne veux plus mettre les pieds chez ceux qui m'on envoyez ici, je veux sortir de l'hô-
pitalle.

Wilfrid [. . .]
Salle St.Patrice[14]

La famille n'est cependant pas toujours à blâmer. Sait-on bien dans quel endroit on laisse des êtres chers ? A-t-on idée du peu d'attention qu'ont l'occasion de leur accorder les autorités médicales, par exemple ?

C'est dans cette perspective qu'apparaît ô combien touchante cette lettre d'un cultivateur du Richelieu, jeune marié, qui s'enquiert ainsi de sa jeune épouse auprès du surintendant auquel il vient de la confier :

> *Je suis anxieux d'avoir des nouvelles de mon épouse ! Parle-t-elle plus ? [. . .] s'in-téresse-t-elle à ce que j'aille la voir plus souvent ? Qu'en pensez-vous franchement et dites-moi s'il vous plait Docteur ce que vous voyez par vous-même ce que je devrais faire !*
>
> *Vous savez que je compte sur vous pour que vous y portiez un intérêt personnel même Docteur, et ne pas oublier s'il vous était possible, de ne pas omettre votre visite tous les jours, ça me rassurera beaucoup !*

Entrée en 1928, la jeune femme ne reverra le médecin qu'en 1954, et encore, pour une affection pulmonaire. Elle recevra une autre visite du médecin en 1968 . . . puis cette note dans son dossier :

> *La patiente est décédée presque subitement le 12-2-76, s'affaissant dans le corridor où elle était et quelques minutes plus tard, les signes vitaux étaient complètement disparus*[15].

Entre le moment de son hospitalisation et sa mort, la vie à l'extérieur aura continué : la crise économique des années 1930, la Seconde Guerre mondiale, les années Duplessis, l'élection de Jean Lesage, la Révolution tranquille, l'élection du Parti québécois . . . Et c'est par milliers que l'on compte de tels exemples de vies tombées dans l'anonymat et l'indifférence, de personnes qui, une fois internées, passeront quarante, cinquante ans entre les murs de Saint-Jean-de-Dieu, sans recevoir la moindre attention médicale, coupées du monde extérieur. Enfermées, oubliées, enterrées vivantes . . . Et comment relater l'histoire de ces personnes quand les dossiers sont désespérément vides, exempts de lettres, de signes de contacts ?

C'est une procession ininterrompue de dossiers vides, comme celui de Blanche, admise à Saint-Jean-de-Dieu le 30 août 1919 à l'âge de 11 ans : un formulaire d'admission, une ou deux notes versées au dossier, un examen médical à l'occasion d'un transfert à Joliette en 1959 . . . et plus rien. Même scénario pour Romuald, admis en 1920 et décédé quarante ans plus tard sans être sorti ; deux ou trois pages au dossier d'Alice, admise en 1909 et transférée à Joliette plus de cinquante ans plus tard . . .

Même laconisme pour Maurice, admis en septembre 1919 et décédé en 1976. Quelques notes versées au dossier à la suite d'examens médicaux :

13-11-50 : Ne répond pas aux questions. Mange seul. Gâteux. Calme. Cherche toujours à sortir de sa cellule.

23-10-51 : Mutisme. Agité par périodes. Très gâteux. Crie souvent la nuit.

[. . .]

25-8-59 : Calme. Propre. Mange très vite. Se balance sur sa chaise. Répond aux questions par des « grognements ». S'isole complètement. Inactif.

[. . .]

10 janv. 63 : Évolution mentale. Ne travaille pas, ne s'entretient pas seul, assez propre, calme grâce au Largactil. Regarde la télévision.

Et, quelque temps avant son décès :

M.[. . .] est un patient hospitalisé depuis 1919 ici à l'hôpital. C'est un vieux schizophrène qui présente de l'agitation psycho-motrice périodique. Il part à crier sans motif. Il présente également du gâtisme intégral, il n'a aucun soin de sa personne. Il présente de l'indifférence affective assez marquée. Il n'est pas visité. A part cela, il ne cause pas de problèmes majeurs dans le département. Il n'a aucune activité[16].

Il n'est pas très facile pour le chercheur d'exprimer ce qu'il ressent lorsque défilent dans ses mains, jour après jour, ces dossiers vides qui illustrent, par leur vacuité même, le néant dans lequel furent plongées tant de personnes. Et pourtant, dans ce milieu artificiel, fermé, royaume de la routine, de la détresse psychologique et du désespoir, certains en arriveront à se construire une vie ...

7.3 S'adapter à l'asile

Pour certains patients, il semble bien que l'internement prolongé, qu'une vie entière passée à l'asile ne constitue pas nécessairement une mise au tombeau. Placés dans un milieu sécuritaire, familier, ils arriveront à se rendre utiles et à s'intégrer dans un milieu de vie, ce qui, dans le Québec du début du siècle, n'est pas chose évidente pour des personnes jugées anormales ou souffrant d'un handicap mental. C'est le cas notamment de ceux que l'on appelait les « débiles mentaux ». Souvent abandonnés par leurs familles trop heureuses d'être débarrassées d'eux, ces derniers en viendront parfois à se constituer une vie.

Ainsi en fut-il pour Édouard, admis en 1918 à l'âge de 21 ans avec un diagnostic d'imbécillité. Les quelques notes éparses contenues dans le dossier racontent la vie tranquille et sans histoire d'une personne qui, somme toute, se sera rendue utile dans un milieu qui ne lui aura été ni hostile ni nocif.

5-6-37 : [. . .] *S'occupe bien au ménage à St Ignace. Bon malade. Tranquille.*
[. . .]
12-3-46 : *Travaille toujours à la salle St Ignace. Bonne conduite.*
[. . .]
? ?-51 : *Bon malade. Travaille toujours à St Ignace. Propre, calme. Mange bien.*
13-6-58 : [. . .] *Il travaille au cafétéria des employés. Il a un bon comportement, est calme et ne pose pas de problème.*
5-11-63 : [. . .] *Son comportement dans la salle est bon. Il travaille au Cafétéria des employés, est calme et ne pose aucun problème*[17].

Même parcours pour Jean-Marie, admis en novembre 1919 à l'âge de 19 ans et qui passera toute sa vie à l'asile jusqu'à son décès cinquante ans plus tard.

?-3-31 : *Malade réside à St Luc. Grand débile inoffensif qui ne sait pas son nom, oubliant son âge et son adresse [. . .] Il travaille bien et se tient toujours très propre.*
18-11-33 : [. . .] *Il s'occupe tout l'été au parterre et fait bien cela [. . .]*
12-12-36 : [. . .] *Calme, travaille bien, mange et dort bien.*
[. . .]
12-7-41 : [. . .] *Travaille au réfectoire et parterre. Docile.*
[. . .]
16-4-46 : [. . .] *Travaille au réfectoire et autour de la maison.*
[. . .]
2-12-59 : [. . .] *S'occupe à la cuisine, se mêle aux autres patients, propre, docile, s'habille seul.*
2-11-61 : *Bon malade qui ne présente pas de problèmes dans la salle. D'excellente humeur [. . .] Bon appétit, dort bien*[18].

Photographies - Lecture de la légende

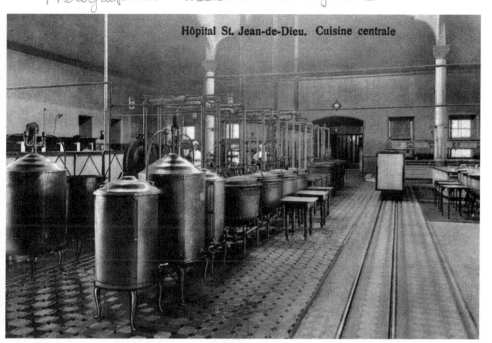

Hôpital St. Jean-de-Dieu. Cuisine centrale

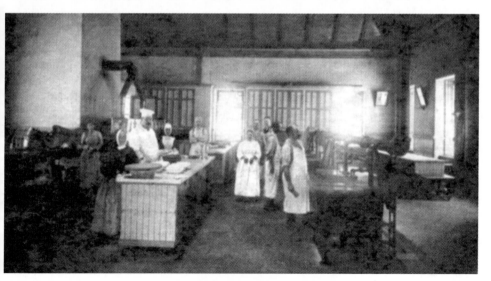

fen de la légende

D'autres encore semblent avoir été en mesure de tirer leur épingle du jeu. C'est, à titre d'exemple, le cas d'Alma. Admise à l'âge de 14 ans en 1905, cette jeune orpheline réussira à rassembler les éléments d'une vie. Employée à la chapelle de la salle Sainte-Anne, elle nouera des relations d'amitié à l'extérieur de l'institution :

Mr le Dr J. A. Lussier,

Je suis heureuse de pouvoir vous donner la lettre que Mme Brunet m'a envoyée qui est celle-ci :

Chère Alma,

Nous recevons ce matin les cartes ainsi que tout le contenu qui nous a fait bien plaisir nous te remercions mille fois nous donnerons à Sœur Lambert le petit chapelet tel que tu veux nous pensons souvent à toi, un beau bec de toute la famille aussi de Lucile.

Joyeux Noël,

M. et Mme Brunet

Ils m'ont dit de demander au Docteur pour aller me promener le jour des Rois passer la journée avec eux ils viendront me chercher et me ramèneront le soir après souper. Si vous vouliez donner la permission aux sœurs de la procure que Mme Brunet vienne me chercher pour le jour des Rois seulement. Je vous serai alors bien reconnaissante. Je suis une petite orpheline de père et de mère et Mme Brunet s'intéresse beaucoup à mon sort.

Sans parler de réalisation de soi, il faut admettre que les lettres d'Alma, empreintes d'humour et de finesse, montrent qu'elle a évolué depuis son entrée à l'asile lorsque sa fiche d'admission présentait comme « très rudimentaire » son niveau d'instruction. Elle s'adresse ainsi au docteur Noël duquel elle espère recevoir une permission de congé :

Mon bon Docteur,

C'est en ce moment que je rassemble tout mon courage et mon cœur pour vous laisser en souvenir ses quelques paroles et aussi pour vous dévoiler les secrets de mon cœur. Depuis longtemps que je les tenais cachés aujourd'hui comme je connais le fond du vaûtre je me décide de vous parler. Je sais que vous aimez à soulager et consoler les cœurs brisés, car dans le chemin de cette triste vie ce n'est pas drôle. Mon cœur aussi est brisé cher Docteur et c'est vers vous que je me tourne pour trouver un peu de soulagement. J'ai entendu dire à travers les branches que vous placiez beaucoup de malades, que vous les renvoyés chacunes dans leur foyer. Moi aussi je voudrais me voir parmis ce nombre. M'ouvrir les yeux dans mon foyer serait tout mon bonheur. Peut-être ma guérison complète [. . .]

[. . .] je veux vous demander le bonheur d'aller me promener chez elle [sa demie sœur] et de lui rendre quelques services avant de quitter la terre dont je ne sais le jour. C'est le Bon Dieu qui arrange cela et je serais bien contente car je sais que vous-même cher bon Docteur Noël aimez à consoler des cœurs brisés. Ne me refusez pas ce bonheur. Je demanderai au Bon Dieu de vous rendre la réciproque. Soyez en sûre. Je vous laisse savoir qu'en personne je ne puis aller chez ma petite sœur sans qu'elle vienne me chercher mais en esprit j'y va souvent souvent — Ah Ah.

Maintenant, je suis à la salle Ste Bernadette et lorsque vous aurez fini de lire ma petite lettre, seriez-vous assez bon de me faire demander. Beaucoup de choses j'aurai à vous dire encore. Quand je vous rencontre je suis contente et heureuse de vous saluer car j'aime à vous dire que vous êtes un père pour moi. Et c'est au son de la musique que je termine ainsi ma petite lettre qui vous fera plaisir j'en suis sûre. Ne regardez pas les fautes ni l'écriture mais ce que mon cœur vous dit et vous demande. Si vous m'accordez cette faveur là soyez sûre que je ne vous oublierai pas dans mes prières et je demanderai au Bon Dieu de vous bénir et votre dame et toute votre famille [19].

Finalement, Alma obtiendra son congé définitif, en 1945, quarante années après son internement initial . . .

Lecture de la légende

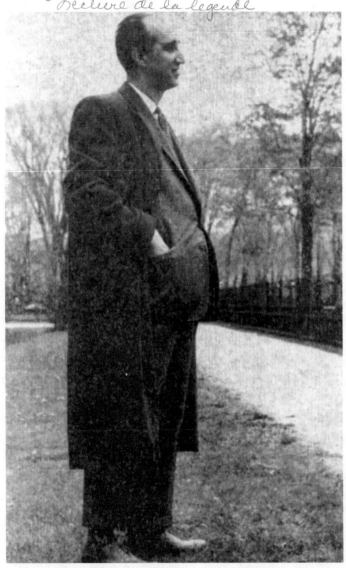

Docteur Jacques Ferron.

fin de la légende

C'est à Jacques Ferron que nous prêterons la plume afin de conclure ce chapitre. Médecin traitant à Saint-Jean-de-Dieu, il écrivait en septembre 1970, dans le dossier d'une patiente prénommée Olivine qui, elle aussi, avait passé sa vie entre les murs de l'institution, ces quelques lignes qui illustrent avec tant d'éloquence et de justesse notre propos :

> *Bonne vieille patiente qui se dit Sauvagesse et vient de Sorel. À Notre-Dame-des-Champs, où elle était auparavant, elle restait allongée dans la salle ou le jardin, les pieds enflés. Cela la rendait irascible. À Ste-Marie, les pieds ne lui enflent plus. Enjouée et blagueuse, elle est même devenue commissionnaire. Son internement à St-Jean-de-Dieu, excellent pour elle, montre qu'en dessous de l'hôpital psychiatrique, il y a, en largeur et en profondeur, un hospice, ou, si l'on veut, un asile dans le bon sens du mot.*
>
> *Jacques Ferron, M. D.*

fin du ch 7

(5)

P288

Cette page est blanche

(5)

p289

Conclusion

Photographie sans légende

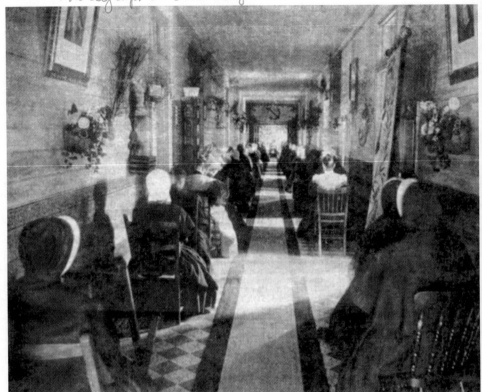

Nous garons la voiture et marchons jusqu'à l'entrée du pavillon Solange-Cloutier. Les vestiges de l'hôpital Saint-Jean-de-Dieu, désormais coincés entre une autoroute et un centre commercial, nous paraissent anachroniques. Des ailes désaffectées seront incessamment démolies. À ce qu'on dit, les « ex-psychiatrisés », hors des murs asilaires, arpentent maintenant les corridors du centre commercial, situé de l'autre côté de la rue. Cigarette au bec, les doigts serrés autour d'un gobelet de café, ils savourent leur « normalisation ».

Pendant que nous nous dirigeons vers les archives, des regards suspicieux se posent sur nous. Nous qui devenons subitement marginaux du moment même où nous mettons le pied à l'intérieur des murs de l'hôpital psychiatrique Louis-H.-Lafontaine. Une quinquagénaire généreusement maquillée nous courtise pour nous quémander une cigarette. Un jeune homme à l'air hagard, vraisemblablement commissionnaire, écoute distraitement sa ritournelle. Une autre journée de recherche nous attend. Une autre journée dans le silence lourd de la salle d'archives aux quatre-vingt mille dossiers.

Et longues sont les heures passées à lire l'une après l'autre les pages jaunies sur lesquelles s'inscrivent les fragments de preuves les plus manifestes d'un temps volé, d'un temps perdu, d'un temps de folie. Trop de notes hâtives, laconiques et répétitives, rédigées par des médecins débor-

dés et probablement blasés, témoignent de l'inexistence de soins thérapeutiques prodigués à ces êtres enfermés pour cause d'aliénation mentale.
Jour après jour, nous découvrons tant de cas identiques, de commentaires
désespérément insipides. Trop de patients internés depuis des années, des
décennies, à propos desquels de brèves remarques mettent au jour la
vacuité du discours médical. Inévitablement, c'est le découragement qui
atteint le chercheur. Les phrases récurrentes se multiplient et la banalité
des extraits tirés des évolutions mentales nous révoltent : « bonne condition physique », « état mental stationnaire », « n'est pas visité » . . . Comment peut-on résumer une vie en faisant complètement abstraction des
réactions affectives de l'individu dont il est question ? Il ne s'agit pas ici de
cas d'exception, mais bien d'extraits, tous plus ou moins semblables, qui
correspondent à autant de formules succinctes et répétitives que les médecins semblent reproduire selon un automatisme désabusé. Devant toutes
ces vies coincées dans les dédales d'un système psychiatrique déficient,
une indifférence manifeste se dévoile. Nous poursuivons le dépouillement
des dossiers, en nous attardant sur les plus volumineux, mais incapables
de faire abstraction du nombre considérable de destinées sans histoire.
L'absence de notes médicales raconte pourtant une réalité, un contexte, un
désarroi, un échec : l'insoutenable évidence d'un traitement moral . . .
« amoral ».

Nous tournons les pages (lorsqu'il y en a plus d'une) d'un dossier, et
puis d'un autre, pour découvrir une autre patiente, une autre idiote devenue, au cours des années, imbécile. Mis à part le diagnostic qui subit
quelques modifications, rien sur l'être humain, rien d'autre qu'une étiquette de débilité mentale : « Patiente imbécile, traitée pour obésité. Bon
comportement. Travaille dans la salle. Ne sait pas son âge. Désorientée.
Connaissances très pauvres. Pas de signes de psychose. N'est pas visitée.
État mental stationnaire. » Un autre cas de chronicité sans intérêt . . . une

autre vie perdue . . . Difficile pourtant de croire qu'il s'agit bien ici d'Olivine que nous décrit ainsi ce psychiatre. Cette même Olivine qui, sous le regard de Ferron, nous apparaissait tantôt sous les traits d'une « bonne vieille patiente qui se dit sauvagesse », « enjouée et blagueuse » . . .

Lire entre les lignes donc. Replacer en contexte des propos qui peuvent sembler anodins et qui, pourtant, sont si révélateurs d'une autre réalité. Interrogée quelques années plus tôt par un troisième médecin qui lui faisait passer un petit test d'aptitudes, Olivine répondait de la façon suivante à trois questions :

> *(Le médecin — nommez :) Trois animaux à quatre pattes.*
> *(Réponse d'Olivine :) Un cheval blanc, un cheval rouge, un cheval noir.*
> *(Le médecin) : Trois animaux à deux pattes.*
> *(Olivine) : Un pingouin, des oiseaux qui volent.*
> *(Le médecin) : Trois poissons.*
> *(Olivine) : Un poisson jaune, un poisson brun, un poisson des chenaux.*

Clin d'œil de la folie à la psychiatrie, et voilà que la « patiente imbécile . . . aux connaissances très pauvres » d'un psychiatre redevient l'Olivine « blagueuse et enjouée » du docteur Ferron. Un autre regard, une autre patiente . . .

Il est clair pour nous que l'étiquette de folie ne peut à elle seule témoigner de l'expérience de toute une vie. C'est précisément pour cette raison que, ayant pris nos distances par rapport aux données quantitatives, pourtant compilées dans nos banques de données, nous avons tenu à présenter des profils d'êtres humains, aliénés soit, mais aussi empreints de désirs amoureux, de haine, de violence, de délire, de passion et d'espoir. C'est à partir de quelques histoires mieux documentées que nous avons voulu démontrer l'existence d'intentions, de révolte, de divers sentiments chez ces exclus de la société. Puisque jadis les préoccupations thérapeutiques asilaires ne favorisaient pas la rédaction de notes basées sur une analyse holistique des patients, seule la correspondance des malades ou de leurs proches permet, aujourd'hui, de reconstituer l'histoire de quelques cas ni insolites ni particulièrement pathétiques.

Les profils de patientes et de patients que nous avons dégagés collent bien, nous a-t-il semblé, à la réalité sociale de ce Québec du tournant des XIXe et XXe siècles. C'est parce qu'ils étaient internés dans un milieu très centralisé, éloigné, à une époque où les déplacements sont coûteux, en temps comme en argent, que les séparations sont longues et pénibles, comme l'a vécu Damase dans l'attente utopique du retour à la maison de son épouse Bernadette. Une union conjugale à laquelle la folie a sérieuse-ment porté ombrage.

C'est parce que ces lieux d'« enfermement » sont situés à l'écart, clos, et qu'il y règne une certaine forme de totalitarisme que les patients veulent à tout prix en sortir. Accepter d'y être interné est, de toute façon, inter-prété comme étant une preuve flagrante d'aliénation mentale. Nous avons vu toute la perplexité du docteur Grondin à propos de Délima, qui ne s'opposait pas à son internement. Ce qui suffira à faire reconnaître la folie de cette femme, apparemment indifférente à son sort. L'injustice sera tou-tefois criée haut et fort par plusieurs patients persuadés d'être victimes d'un complot ou d'une arnaque. Malgré quelques cas de délire évident, certains propos équivoques nous ont parfois laissés perplexes quant à leurs allégations. Les procédures d'admission donnent tant de pouvoir aux médecins, aux familles et si peu de droits aux principaux intéressés que beaucoup d'entre eux estimaient être injustement internés. Et vers qui se tourner alors ? Qui croirait les protestations d'une personne inter-née à Saint-Jean-de-Dieu ?

L'impuissance des aliénistes et le négativisme qui caractérisa rapidement leurs pratiques thérapeutiques condamnèrent inévitablement des femmes et des hommes à passer leur vie à l'asile sans espoir de guérison ou de sortie. C'est aussi dans le contexte du passage d'une société rurale à une société urbaine dans laquelle foisonnent les inventions technologiques qu'il faut comprendre les formes que prendront les délires de certains, alors que certains autres seront manifestement influencés par la place du sacré et du religieux si présent chez les Canadiens français. « Magnétisme », « électrisation » et pouvoirs surnaturels expliquent, au tournant du siècle, les cas de folie stimulés par ce qui était jusqu'alors impensable, inimaginable. Que dire de Thomas Arnold, soupçonné de folie, qui imagine une communication possible avec un « téléphone sans fil » en 1906 ?

Dans la perspective critique des récentes années, l'asile est généralement perçu comme une manifestation concrète de l'intolérance des sociétés occidentales face à la déviance mentale, face à la différence. Il n'est donc pas étonnant de voir cette institution à travers ce prisme, car tout dans sa nature concourait à une telle perception à partir du milieu du XXe siècle. Au fil des ans, l'asile d'aliénés, qui était apparu comme une solution miracle au problème de la folie, était en effet finalement devenu lieu d'enfermement, « entrepôt », « dépotoir », pourra-t-on lire sous la plume de ceux et celles qui participèrent à la révolution psychiatrique au Québec. Sans vouloir occulter ce qui est ici indéniable, il nous a semblés, au fil des heures passées au sein du monde asilaire, que les apparences cachaient une autre réalité, l'envers de ce monde déprimant que l'on nous a tant de fois décrit, soit celui de l'asile-refuge.

Dans une société qu'indisposait tout ce qui s'écartait de la norme, où aller lorsque l'on n'entrait pas dans le moule ? Où se réfugier pour échapper au regard qui juge, qui exclut, qui aliène ? Où retrouver un semblant de normalité ? Dans un Québec où même le terme « original » avait une connotation hautement péjorative, faut-il s'étonner de voir des artistes

P296

comme Nelligan demander d'eux-mêmes leur admission à l'asile ? C'est dans une telle perspective qu'il devient tentant d'envisager l'institution psychiatrique sous un autre jour : un milieu dans lequel l'anormal devient norme ; un milieu créé par la folie, en réaction contre l'intolérance d'une société qui ne supporte plus l'anormal. Vus sous cet angle, les barreaux des fenêtres de Saint-Jean-de-Dieu paraissent plutôt destinés à prémunir les aliénés contre le regard des autres, à les protéger du monde extérieur, à empêcher celui-ci de s'immiscer dans le seul endroit où l'on n'est plus un aliéné, un étranger, un pestiféré, dans l'œil de l'autre . . .

Évariste, Bernadette, Thomas, Joseph-Napoléon, Marie-Louise et Olivine, révélés malgré eux, nous ont permis, de nous immiscer un tant soit peu dans cette réalité teintée d'excentricité, d'irrationalité, de douleur, de violence et même d'absurdité. Cette brève incursion jusque dans le personnel, le privé, l'intime colore maintenant nos protagonistes d'un affect trop longtemps occulté. Et ainsi avons-nous extirpé d'un certain anonymat quelques-unes des quatre-vingt mille « existences » oubliées dans la salle même où sont conservés les propos désormais immortels de tous ces « aliénés » auxquels, nous rappelle Thomas, nous ne sommes pas si étrangers, desquels nous ne sommes jamais trop éloignés. Interrogé plus avant par son médecin à propos de cette toupie qu'il disait avoir sur la tête, brillante métaphore de l'équilibre précaire de la raison, Thomas lui répondait : une toupie docteur ? une toupie ? mais « tout le monde en a une ! »

fin de la conclusion

(5)

Remerciements

Un gros merci à Isabelle Perreault, Jean Bernier, Paul-André Linteau pour leur lecture attentive des premières moutures de cet ouvrage et pour les commentaires pertinents qu'ils nous ont prodigués. Un merci particulier à Éric Fontaine, responsable de la révision aux Éditions du Boréal, pour son superbe travail. Nous tenons, également, à remercier les collègues et ami-e-s, spécialement, Gérald Pelletier et Marie-LeBel pour leur enthousiasme à l'égard de ce projet et la richesse des échanges intellectuels sur notre passion de l'histoire. Des remerciements sincères et chaleureux à Chantal Ippersiel et Gaétan Babineau pour leurs commentaires judicieux, leur patience et leur support indéfectible.

Les auteurs tiennent aussi à remercier la direction du Centre hospitalier Louis-H. Lafontaine qui nous a donné accès à ses archives. Nous tenons également à souligner l'aide compétente et tout le support technique que nous avons reçus de la part des responsables du service des archives, en particulier, de Denise Champagne et de Jeannette Nault.

Finalement, cet ouvrage n'aurait probablement pu voir le jour sans l'apport financier du Conseil de recherches en sciences du Canada (CRSHC), du Fonds québécois de la recherche sur la société et la culture

P298

(FQRSC) ainsi que du Centre d'histoire des régulations sociales (CHRS). Un merci particulier à l'Université d'Ottawa et au Collège Universitaire de Hearst pour leur soutien.

fin des remerciements

(aller à la p 322 à l'écran aussi)

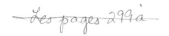

Notes

1. Responsable en chef du département des archives de l'Hôpital Louis-H. Lafontaine.

2. Vaste projet de recherche historique multidisciplinaire sous l'égide du Centre de recherche en histoire des régulations sociales dirigé par Jean-Marie Fecteau de l'UQÀM. Les deux auteurs ont été plus particulièrement associés au volet asilaire de ce projet, qui vise à reconstituer l'histoire des populations marginalisées de Montréal, de 1850 jusqu'au milieu des années 1920.

3. Voir entre autres : André Cellard, « Folie, internement et érosion des solidarités familiales au Québec : une analyse quantitative », *Bulletin d'histoire politique,* vol. 10, n° 3, été 2002, p. 45-58. André Cellard, « Institutionnalisation de la folie et effritement des solidarités familiales au Québec au XIXe siècle », *Régulation et gouvernance/Modelar para gobernar,* Barcelone, Pedro Fraile éd., Universitat de Barcelona, 2002, p. 307-323. Voir aussi : Marie-Claude Thifault, *L'Enfermement asilaire des femmes au Québec : 1873-1921,* thèse de Ph. D., Université d'Ottawa, 2003.

4. Sur l'analyse documentaire et l'analyse qualitative en général, voir : André Cellard, « L'analyse documentaire », dans J. Poupart *et al., La Recherche qualitative : enjeux épistémologiques et méthodologiques,* Gaétan Morin, Montréal, 1997, p. 251-273 ; Anne Laperrière, « La théorisation ancrée : démarche analytique et comparaison avec d'autres approches apparentées », *idem,* p. 309-333 ; et Anne Laperrière, « Les critères de scientificité des méthodes qualitatives », *idem,* p. 365-388.

5. Pour une étude de l'évolution récente de l'historiographie à cet égard, on peut consulter le survol de Roy Porter, en introduction de R. Porter et D. Wright, *The Confinement of the Insane, International Perspectives, 1800-1965*, Cambridge, Cambridge University Press, 2003. Plus près de nous encore, David Wright, James E. Moran et Sean Gouglas ont produit une excellente synthèse historiographique canadienne de l'histoire de l'institutionnalisation de la folie au Canada dans R. Porter et D. Wright, *The Confinement of the insane . . .*, Wright, Moran and Gouglas, *The Confinement of the insane in Victorian Canada : the Hamilton and Toronto Asylums, 1861-1891*, p. 100-128.

6. Jacques Postel et François Bing, « Philippe Pinel et les concierges », *Penser la folie. Essais sur Michel Foucault*, Paris, Édition Galilée, 1992, p. 43-61 ; Carroll Smith-Rosenberg, *Disorderly Conduct, Visions of Gender in Victorian America*, New York, 1985, 357 p. (p. 61). Elaine Showalter, *The Female Malady, Women, Madness and English Culture, 1830-1980*, New York, Pantheon Books, 1985, p. 207.

7. Jill Harsin, « Gender, Class, and Madness in Nineteenth-Century France », *French Historical Studies*, 1992, vol. 17, n° 4, p. 1048-1070 ; Ellen Dwyer, *Homes for the Mad Life Inside Two Nineteenth-Century Asylum*, New Brunswick and London, Rutgers University Press, 1987, 309 p. ; Nancy Tomes, *A Generous Confidence, Thomas Story Kirkbride and the Art of Asylum-keeping, 1840-1883*, Cambridge, Cambridge University Press, 1984, 387 p. ; Bronwyn Labrum, « Looking Beyond the Asylum. Gender and the Process of Committal in Auckland, 1870-1910 », *New Zealand Journal of History*, 1992, vol. 26, n° 2, p. 125-144 ; Wendy Mitchinson, « The Toronto and Galesville Asylum. Humane Alternatives for the Insane in Canada and Australia ? », *Bulletin of the History of Medicine*, 1989, vol. 63, n° 1, p. 52-72 ; Peter McCandless, « A Female Malady ? Women at the South Carolina Lunatic Asylum, 1828-1915 », *Journal of the History of Medicine and Allied Sciences*, 1999, vol. 54, n° 4, p. 543-571. Voir notamment : Cellard, « La curatelle et l'histoire de la maladie mentale au Québec », *Histoire sociale/Social History*, n° XIX, (1986), p. 443-450 ; *Histoire de la folie au Québec, 1600-1850*, Montréal, Boréal, 1991. « Folie, norme et rôles sexuels au Québec dans la seconde moitié du XIXe siècle : quelques observations tirées des archives de la curatelle », *Revue d'histoire de l'Amérique française*, vol. 47, n° 2, automne 1993, p. 245-255. Et Thierry Nootens, « Famille, communauté et folie au tournant du siècle », *Revue d'histoire de l'Amérique française*, vol. 53, n° 1, été 1999 ; « Mainmise familiale sur la folie au XIXe siècle ? », *Bulletin d'histoire politique*, vol. 10, n° 3, p. 58-66 ; Thifault, *L'Enfermement asilaire des femmes au*

Québec : 1873-1921, « Derrière les murs de Saint-Jean-de-Dieu, fin XIXᵉ début XXᵉ siècles : illusion et désillusion », *Bulletin d'histoire politique*, vol. 10, n° 3, p. 67-76 ; « L'enfermement asilaire au Mont-Saint-Jean-de-Dieu, 1901-1913 : marginalisation féminine et fardeau municipal », *Bulletin d'histoire politique*, vol. 6, n° 2, p. 48-54 ; et Moran, *Committed to the State Asylum : Insanity and Society in Nineteenth-Century Quebec and Ontario*, Montréal, McGill Queen's Press, 2000.

8. Marc Ferro, *Les Individus face aux crises du XXᵉ siècle. L'Histoire anonyme*, Paris, Odile Jacob, 2005. Alain Corbin, *Le Monde retrouvé de Louis-François Pinagot. Sur les traces d'un inconnu (1798-1876)*, Paris, Flammarion, 1998.

9. Il est à souligner que les vastes complexes asilaires que furent Saint-Michel-Archange et Saint-Jean-de-Dieu étaient aussi des paroisses et des municipalités. Saint-Jean-de-Dieu était ainsi également connu sous le nom de Cité Gamelin.

fin des notes de l'introduction 5

tes du CHAPITRE UN · SAINT-JEAN-DE-DIEU À L'ÂGE D'OR DE L'ALIÉNISME

1. P.-G. Roy, *Inventaire des ordonnances des intendants de la Nouvelle-France* (Beauceville, 1919), vol. 1, p. 200.

2. Rapport du Comité spécial, Journal du Conseil législatif (Québec, 1824), Appendice 1.

3. Voir entre autres : A. Cellard, *Histoire de la folie au Québec, 1600-1850*, Montréal, Les Éditions du Boréal, 1991.

4. *Ibid.*, chap. 3.

5. H. Howard, surintendant médical de 1885 à 1887.

6. P. Keating, *La Science du mal*, Montréal, les Éditions du Boréal, 1993, p. 113.

7. Rapport annuel, *Annuaire statistique de la Province de Québec 1932*, Québec, imprimeur du roi, p. 234.

8. A. Cellard, « Folie, internement et érosion des solidarités familiales au Québec : une analyse quantitative », *Bulletin d'histoire politique*, vol. 10, n° 3, printemps-été 2002, p. 47-49.

9. À la fin des années 1860, 205 des 426 patients admis à l'asile de Beauport proviennent de la prison, en particulier des prisons des villes de Québec et Montréal (Rapports annuels du Bureau des inspecteurs de prisons, asiles, etc., pour les années 1867, 1868 et 1869, ~~Documents de la session~~ [Québec, 1869, 1870, 1871]). Cette

forte proportion d'admissions en provenance de la prison inquiète beaucoup les aliénistes, car dans la majorité des cas (34 des 50 admis en provenance des prisons de Québec et Montréal en 1868, 39 des 58 admis pour l'ensemble du Québec), on ne sait rien d'eux. (« On ne connaît rien des antécédents d'un malade que la police trouve sur son chemin et qu'elle arrête comme vagabond incapable de rendre compte de sa conduite ou de fournir la moindre information qui le concerne. ») Rapport des propriétaires de l'asile de Beauport pour l'année 1868, *Documents de la session* (Québec, 1869), doc. n° 23, p. 2.

10. Canada (Province), Bureau de l'enregistrement de la statistique, *Recensement pour 1850-1851* (Québec, 1853), p. 585-586.

11. Asile des aliénés de Québec, 1873, *Documents de la session* (Québec, 1873), doc. n° 5, p. 28.

12. Ces résultats ont été obtenus à partir de séries brisées et si nous avons confirmation des données de départ et d'arrivée, les données présentées entre le début et la fin des périodes doivent êtres vues comme indicatives. En effet, en ce qui a trait à la proportion de ruraux, les premières données (1845-1872) émanent des rapports annuels des aliénistes de Beauport et peuvent être considérées comme fiables. Il est à noter cependant que nous nous sommes servis ici de l'entrée « des districts » en comparaison avec celles « des villes », « des prisons », « des Hôpitaux » afin d'en arriver à cette statistique. Cette façon de procéder avait cependant le désavantage de sous-estimer quelque peu la proportion de ruraux puisque, bien que faible, une petite quantité des admissions d'individus venant de la prison venaient aussi de secteurs ruraux. Pour la période 1873-1883, nous n'avons utilisé que les entrées de Beauport, car nous avons estimé que celles de Saint-Jean-de-Dieu risquaient de fausser les totaux étant donné le nombre important de transferts au moment de l'ouverture de cette institution. Pour les années 1884-1893 et 1894-1903, nous avons utilisé les données émanant des registres d'aliénés de Saint-Jean-de-Dieu, aucune donnée à cet égard n'étant disponible pour Beauport. Pour la période 1894-1903, nous ne disposons pas des admissions concernant les années 1899, 1901 et 1902.

13. Les données concernant l'origine ethnique ou la langue d'usage des patients admis sont plus fiables et fréquentes. Nous avons utilisé les documents de la session pour celles de Beauport et Verdun à partir des années 1890, de même que le Registre des aliénés de l'Hôpital Saint-Jean-de-Dieu de 1874 à 1898. Nous avons dû soustraire des totaux de Verdun, les transferts des asiles de Saint-Jean-de-Dieu et Beauport.

14. Pour une étude complète du phénomène de la prise en charge des populations marginalisées à l'époque libérale, on peut notamment consulter l'ouvrage de Jean-Marie Fecteau, *La Liberté du pauvre*, Montréal, VLB, 2004.

15. Statut du Québec 1879, vol. 13, p. 31, dans Bouchard et Doucet, *L'État et l'Administration des institutions asilaires au Québec, 1845-1895*, mémoire de maîtrise en histoire, UQÀM, 1985, p. 72.

16. Statut du Québec 1880, vol. 14, p. 106, dans Bouchard et Doucet, *op. cit.*, p. 74.

17. Les années 1898 et 1921, respectivement, fournissent à 90 % et à 89 % l'information concernant l'identité du requérant. Il s'avère donc, d'après ces deux années de notre échantillon, que le requérant est dans 86 % des cas un membre de la famille.

18. Statuts de la Province de Québec, chap. XXX, p. 117 à 120.

19. *Un héritage de courage et d'amour ou la petite histoire de l'hospice Saint-Jean-de-Dieu à Longue-Pointe, 1873-1973*, Montréal, Thérien Frère Limités, 1975, p. 57.

20. *La Patrie*, 24 juillet 1905, p. 5.

21. La racine de cette fleur est utilisée comme analgésique.

22. Plante à baies noires utilisée comme antispasmodique.

23. *Un héritage de courage et d'amour ou la petite histoire de l'hospice Saint-Jean-de-Dieu à Longue-Pointe, 1873-1973, op. cit.*, p. 59.

24. Rapport annuel de la Sœur supérieure de l'Hôpital Saint-Jean-de-Dieu, 1907, p. 171.

25. *La Patrie*, 19 juillet 1902, p. 8.

26. Rapport annuel des inspecteurs d'asiles, 1901, p. 188.

27. Bellay, *op. cit.*, p. 87.

28. *La Patrie*, 4 juin 1903, p. 3.

29. Rapport annuel des inspecteurs d'asiles, 1901, p. 188.

30. *La Presse*, 16 août 1887, p. 3.

31. Bellay, *op. cit.*, p. 96.

32. *Un héritage de courage . . ., op. cit.*, p. 61.

33. *Habeas corpus*, dossier n° 176, 18 septembre 1884.

34. Rapport annuel des inspecteurs d'asiles, 1908, p. 57.

35. *Ibid.*

36. Archives de l'Hôpital Louis-H. Lafontaine (AHLHL), dossier n° 8387. Lettre du patient adressée à sa mère le 16 décembre 1905 ; *ibid.*, dossier n° 13692. Lettre de la patiente adressée à sa mère en 1918 ; *ibid.*, dossiers n° 7306 et n° 7331. Entretien avec le médecin, formulaire « État mental », 17 avril 1903 et 11 mai 1903.

37. *Un héritage de courage* . . ., *op. cit.*, p. 61.
38. *La Patrie*, 13 avril 1901, p. 1.
39. *Un héritage de courage* . . ., *op. cit.*, p. 63.
40. Rapport annuel des inspecteurs d'asiles pour l'année 1896, document de la session 1897, vol. 31, n° II.
41. AHLHL, photographie salle des malades.
42. AHLHL, dossier n° 9634. Note d'évolution, décembre 1909 ; *ibid.*, dossier n° 7465. Octobre 1903 ; *ibid.*, dossier n° 7440. Novembre 1903 ; *ibid.*, dossier n° 8268. Mai 1906 ; *ibid.*, dossier n° 5560. Octobre 1896 ; *ibid.*, dossier n° 5627. Février 1897 ; *ibid.*, dossier n° 7438. Décembre 1903 ; *ibid.*, dossier n° 8258. Mai 1906 ; *ibid.*, dossier n° 13642. Mars 1918.
43. *Ibid.*, dossier n° 9640. Correspondance, 10 décembre 1910 ; *ibid.*, dossier n° 7504. Note d'évolution, 14 décembre 1903.
44. *Ibid.*, dossier n° 6244. Correspondance, 25 mai 1939.
45. Rapport annuel des inspecteurs d'asiles pour l'année 1901, document de la session 1903, vol. 36, n° II.
46. AHLHL, dossiers n°s 15377 et 15384. Correspondance, 19 octobre 1921 ; *ibid.*, le 22 octobre 1921.
47. AHLHL, dossier n° 9634. Le 4 juin 1910.
48. *La Presse*, 16 août 1887, p. 3.
49. *Un héritage de courage* . . ., *op. cit.*, p. 59.
50. AHLHL, dossier n° 8387. Correspondance, le 16 décembre 1905 ; dossier n° 7281. Évolution mentale, le 30 juin 1904 ; dossier n° 12030. Correspondance, le 3 juin 1915 ; dossier n° 13790. Le 28 janvier 1925 ; dossier n° 10664. 1912 ; dossier n° 10594. 26 janvier 1924 ; dossier n° 15418. 6 octobre 1921 ; dossier n° 10686. 6 novembre 1916 ; dossier n° 9395. 28 août 1910. L'orthographe de cette citation est fidèle au texte d'origine. Nous avons cru bon de ne pas alourdir le texte en y ajoutant, comme le veut la méthodologie dans de tel cas, les mentions : [*sic*]. Il en sera ainsi pour toutes les citations présentées dans cet ouvrage.
51. Surintendant médical qui remplaça le Dr Villeneuve en 1918.
52. AHLHL, dossier n° 13692. Correspondance, 1918.
53. Rapport annuel du surintendant médical du Protestant Hospital for the Insane pour l'année 1901.
54. Rapport annuel du surintendant médical de Saint-Jean-de-Dieu pour l'année 1903, document de la session 1905, vol. 38, n° II, p. 238.

55. *Le Fruit de ses mains. Aperçu historique de l'institut de la Providence durant son premier siècle d'existence : 1843-1943*, Montréal, Thérien Frères Limités, 1945, p. 23.

56. AHLHL. Pièces jouées par les patients : *Le Train manqué, Épisode de chemin de fer, La Fin du monde, Le Secret dévoilé, Le Grain de sénevé, Souvenir de la Saint-Ignace, Le Vieil Homme. Adresses et Dialogues*.

57. AHLHL. Visite de sa grandeur Mgr Bruchési le 6 janvier 1900, *Adresses et Dialogues* ; AHLHL. Visite de la Mère Charles de la Providence, Supérieure Provinciale, le 20 janvier 1900, *Adresses et Dialogues*.

58. AHLHL, dossier n° 8387. Correspondance, 16 décembre 1905.

59. AHLHL. Pièce comique : *Le Secret dévoilé*, dans *Adresses et Dialogues*, non daté.

60. AHLHL. Chant d'accompagnement à la pièce *Le Grain de sénevé. Adresses et Dialogues*.

61. *La Presse*, 14 mai 1890, p. 2, 3, 4 ; 16 mai 1890, p. 3.

62. *Un héritage de courage . . ., op. cit.*, p. 41.

63. AHLHL, dossier n° 15175. Rapport d'évasion, le 3 septembre 1924.

64. AHLHL, dossier n° 6244. Lettre du Dr Villeneuve, le 25 mai 1939.

65. Rapport des inspecteurs d'asiles de la province de Québec, 1901, p. 188 ; *ibid.*, 1910, p. 50.

66. Rapport annuel des inspecteurs d'asiles, 1884, p. 118 ; *ibid.*

67. *Ibid.*, 1883, p. 83.

68. AHLHL, dossier n° 15270. Correspondance, 1er juin 1925 ; dossier n° 5328. 1901 ; dossier n° 7346. Notes d'évolution mentale, mai 1903 ; dossier n° 15078. Correspondance, le 18 juillet 1923.

69. Sœur supérieure de Saint-Jean-de-Dieu de 1915 à 1921.

70. AHLHL, dossier n° 7435. Correspondance, le 24 septembre 1923.

71. AHLHL, dossier n° 5358. Lettre de Sœur Madeleine du Sacré Cœur, supérieure, le 29 juin 1896.

72. *Habeas corpus*, dossier n° 176. Sœur Marie Séraphin, le 18 septembre 1884.

73. Rapport annuel du Dr Perrault, l'hospice Saint-Jean-de-Dieu, 1882, p. 93.

74. *Ibid.*

75. AHLHL, dossier n° 16392. Correspondance, sans date.

76. M. E. Kelm, « A Life Apart : The Experience of Women and the Asylum Practice of Charles Doherty at British Columbia's Provincial Hospital for the Insane, 1905-1915 », *CBMH/BCHM*, vol. 11, n° 2, 1994, p. 341.

77. Rapport annuel des Drs Landry et Roy de l'asile de Beauport, 1874, p. 25-28.

78. AHLHL, dossier n° 15175. Rapport d'évasion, le 3 septembre 1924.

79. AHLHL, dossier n° 7300. Note d'évolution mentale, le 29 avril 1903.

80. *Habeas corpus*, dossier n° 176. Rose Kirk, le 16 septembre 1884.

81. *La Patrie*, 12 juillet 1881, p. 3.

82. Wallot, *Entre la compassion et l'oubli : la danse autour du fou*, Beauport, MNH, 1998, p. 153.

83. Peter Keating, *La Science du mal. L'institution de la psychiatrie au Québec, 1800-1914*, Montréal, Boréal, 1993, p. 143.

84. Thifault, (2003), *op. cit.*, p. 286-293.

85. AHLHL, dossier n° 9882. Correspondance, lettre du surintendant médical adressée à la Révérende Sœur Supérieure le 27 mars 1928.

86. Rapport annuel des inspecteurs d'asiles de 1903. Document de la session, vol. 38, n° 2, 1905, p. 209.

87. Rapport annuel du Dr Villeneuve pour l'année 1906. Document de la session, vol. 41, n° 2, 1908, p. 199.

88. *Ibid.*

89. *Ibid.*, vol. 42, n° 3, 1909, p. 39.

90. Rapport annuel de madame la supérieure sœur Sabithe, pour l'année 1910. Document de la session, vol. 45, n° 3, 1912, p. 53.

91. AHLHL. Correspondance du Dr Villeneuve, le 15 octobre 1912.

92. AHLHL. Correspondance du Dr Villeneuve, le 2 juillet 1913. Souligné par le Dr Villeneuve.

93. Voir notamment : Michel Foucault, *Histoire de la folie à l'âge classique*, Paris, Plon, 1961.

94. Rapport annuel du surintendant médical de Saint-Jean-de-Dieu pour l'année 1903. Document de la session 1905, vol. 38, n° II, p. 237.

95. Rapport annuel du surintendant médical T. S. W. Burgess pour l'année 1907. Document de la session 1909, vol. 42, n° III, p. 59.

96. James E. Moran, « Keepers of the Insane : The Role of Attendants at the Toronto Provincial Asylum, 1875-1905 », *Histoire sociale*, vol. 28, n° 55, mai 1995, p. 51-75. Patrick J. Connor, « Neither Courage Nor Perseverance Enough : Attendants at the Asylum for the Insane, Kingston, 1877-1905 », *Ontario History*, vol. 68, n° 4, décembre 1996, p. 251-272.

97. Rapport annuel de la sœur supérieure de l'hospice Saint-Jean-de-Dieu, 1882, p. 90.
98. Marie-Claude Thifault, « Folie et déviance des femmes au Québec : 1901-1913 », mémoire de maîtrise en histoire, UQÀM, 1994, p. 65.
99. Les dossiers des premiers patients de l'institution sont contenus dans une série de boîtes de couleur rouge.
100. AHLHL. Correspondance du Dr Villeneuve, le 26 avril 1910.
101. *Ibid.*, 28 avril 1910.
102. AHLHL, dossier n° 13983. Le 21 novembre 1918.
103. Vingt-deux pour cent des aliénées admises à Saint-Jean-de-Dieu de 1901 à 1913 avaient 50 ans et plus. « Vingt-huit pour cent des causes de perturbation situationnelle étaient reliées au grand âge de la femme. » Thifault, *op. cit.*, 1994, p. 51 et 74.
104. Voir : Micheline Dumont, *Les religieuses sont-elles féministes ?*, Québec, Bellarmin, 1995, 204 p. ; Martha Danylewycz, *Profession : religieuse. Un choix pour les Québécoises : 1840-1960*, 1988, 246 p.

CHAPITRE DEUX • INJUSTEMENT INTERNÉS

1. AHLHL, dossier n° 8641. Le Dr J. M. Grondin au Dr G. Villeneuve, New Glasgow, le 27 juin 1907.
2. AHLHL, dossier n° 13993. Le Dr O. Noël à Anaïse P., Saint-Jean-de-Dieu, Montréal, le 30 septembre 1920.
3. AHLHL, dossier n° 15006. Georges au Dr Larose, Saint-Lin, 8 février 1920.
4. AHLHL, dossier n° 8042. L.-P. Fortin au Dr Villeneuve, Montréal, le 8 mars 1906 ; le Dr Villeneuve à L.-P. Fortin, Montréal, le 22 mars 1906 ; Coderre & Cédras à l'assistant-surintendant de Saint-Jean-de-Dieu, Montréal, le 18 mai 1906.
5. AHLHL, dossier n° 8042. Louis B. au Dr Devlin, Montréal, le 22 mai 1906.
6. AHLHL, dossier n° 9062. M. Maxime au surintendant médical, Cowansville, le 25 octobre 1908 ; Mme Wm W., au Dr Villeneuve, le 1er décembre 1908, Cowansville ; Joseph B. au Dr G. Villeneuve, Sweetsburg, le 4 juillet 1910 ; F. X. A. Giroux au Dr G. Villeneuve, Sweetsburg, le 21 décembre 1911 ; Dr G. Villeneuve à F. X. A. Giroux, Montréal, le 22 décembre 1911 ; Joseph B. au D[r] DeGrosbois, Sweetsburg, le 18 mars 1912 ; l'assistant du surintendant médical au secrétaire de la pro-

vince, le 3 mai 1912 ; le surintendant au Secrétaire général, Montréal, le 11 décembre 1913.

7. AHLHL, dossier n° 14190. Le Dr Devlin à M. Ephrem, Montréal, le 14 mai 1918 ; M. Ephrem au Dr Devlin, Saint-Stanislas, le 7 mai 1918 ; le Dr B. Bordeleau au secrétaire provincial, Sainte-Thècle, le 3 janvier 1919 ; le surintendant médical au secrétaire de la province, Montréal, le 27 janvier 1919 ; le surintendant médical au Premier ministre L. A. Taschereau, Montréal, le 23 avril 1925.

8. AHLHL, dossier n° 9448. Eugène au Dr Villeneuve, Saint-Roch, Québec, le 11 mars 1910 ; le Dr Villeneuve à Eugène, Montréal, le 14 mars 1910.

9. AHLHL, dossier n° 9596. Le surintendant à M. Michel J. H., Montréal, le 7 février 1910. Notre traduction.

10. AHLHL, dossier n° 6208. Mme Georges au Dr Villeneuve, Montréal, date indéterminée (1898 ?) ; les Drs J. A. Pomminville, L. J. Lemieux, J. B. A. Lamarche, Saint-Vincent-de-Paul, le 14 mars 1899, certificat inclus dans un envoi de Me Bisaillon au Dr Villeneuve ; extrait de comparution à la Cour Supérieure en *habeas corpus*, mai 1899.

11. AHLHL, dossier n° 5225. Le Dr Villeneuve au secrétaire provincial, Montréal, le 25 novembre 1897.

12. AHLHL, dossier n° 14983. René au Dr Devlin, Montréal, le 15 mai 1921.

13. AHLHL, dossier n° 5952. J.-Fortunat à sa famille, Montréal, le 23 février 1937.

14. AHLHL, dossier n° 5483. Le chancelier de l'archevêché de Saint-Boniface à la supérieure de Saint-Jean-de-Dieu, le 19 novembre 1935. Souligné par le chancelier.

15. AHLHL, dossier n° 10905. L. Houle à la supérieure de Saint-Jean-de-Dieu, Montréal, le 8 septembre 1912 ; le Dr G. Villeneuve à Jean-Baptiste père, Montréal, le 18 septembre 1912 ; le Dr G. Villeneuve au Rév. Taillon, Montréal, le 26 septembre 1912 ; le Rév. Taillon au Dr G. Villeneuve, Saint-Michel-de-Napierville, le 29 septembre 1912. Souligné par l'auteur.

16. AHLHL, dossier n° 9533. Mrs Mary au surintendant, le 11 octobre 1909. Notre traduction ; Joseph au surintendant, Lowell (Mass.), le 10 octobre 1909. Notre traduction ; le Dr Villeneuve à M. Boisvert, Montréal le 19 novembre 1909 ; M. Boisvert au Dr Villeneuve, Sweetsburg, le 2 décembre 1909. Le dossier de cette patiente révèle aussi que cette dernière, selon le grand connétable et la mère de la patiente, aurait été « outragée par un de ses neveux lui causant des soufances horribles » peu avant qu'elle soit conduite à l'asile.

17. AHLHL, dossier n° 12159. J. A. Mondou, prêtre, aux autorités de Saint-Jean-

de-Dieu, les 3 janvier 1918 et 13 juillet 1919 ; A. A. Legault au Dr Laviolette, le 17 juillet 1919.

18. AHLHL, dossier n° 13774. Louis P. au Dr Villeneuve, le 5 juillet 1917 ; Louis P. au Dr Villeneuve, le 17 juillet 1917 ; illisible au Dr Villeneuve, le 24 juillet 1917 ; C. A. Nutting au Dr Villeneuve, le 3 août 1917 ; Dr Léon Gauthier au Dr Villeneuve, le 19 août 1917 ; J. A. Boivin au Dr Villeneuve, Manchester N. H., le 24 décembre 1917.

19. AHLHL, dossier n° 12259. Cyrille au Dr Villeneuve, Montréal, le 19 octobre 1914 ; Z. Gauthier au Dr Villeneuve, Montréal, le 12 juin 1917 ; Dr Villeneuve à Z. Gauthier, Montréal, le 18 juin 1917. Le souligné est du Dr Villeneuve.

20. AHLHL, dossier n° 9780. A. Michelet, prêtre, au Dr Villeneuve, Montréal, le 17 septembre 1910 ; le Dr Villeneuve à A. Michelet, prêtre, Montréal, le 5 octobre 1910.

21. AHLHL, dossier n° 14564.

22. AHLHL, dossier n° 8469. Olivar Asselin, « Le cas de Duclos », coupure de journal dans un dossier de presse du dossier de Duclos.

23. AHLHL, dossier n° 12160. L. A. Taschereau au surintendant, Québec, le 8 septembre 1921 ; dossier n° 15831. L. A. Taschereau au surintendant, Québec, le 16 mai 1931.

24. AHLHL, dossier n° 15086. Le surintendant à L. A. Taschereau, Montréal, le 15 juillet 1924 ; le sous-secrétaire de la province au surintendant, Québec, le 4 octobre 1924.

25. AHLHL, dossier n° 15244. Le surintendant au directeur du service social, Montréal, le 25 février 1948.

26. AHLHL, dossier n° 37183. Mlle A. A. G. au surintendant, Montréal, le 6 mars 1945 ; rapport d'Annette L., g.m., a.s., au surintendant, Montréal, le 10 mars 1945.

CHAPITRE TROIS · FATUM AMOUREUX

1. On appelait ainsi les formulaires d'admission.
2. Les visites reçues par les malades ne sont pas consignées dans les dossiers et aucun registre de visites n'a été trouvé dans les archives de l'Hôpital Saint-Jean-de-Dieu conservées aux AHLHL.

3. AHLHL, dossier nᵒ 6730. Lettre de l'épouse du patient, madame Ernest, adressée au surintendant médical de Saint-Jean-de-Dieu, Hull, 12 août 1902 ; lettre de Mᵐᵉ Ernest adressée au Dʳ Villeneuve, le 21 avril 1902 ; Mᵐᵉ Ernest, le 8 juin 1902 ; le 12 juillet 1925 ; correspondance, réponse du surintendant médical, juillet 1925 ; 1931.

4. Le Dʳ Devlin, quatrième surintendant médical, le 11 juillet 1923.

5. AHLHL, dossier nᵒ 20475. Lettre de J. E. Binette prêtre, vice-official, archevêché de Montréal, adressée au surintendant médical de Saint-Jean-de-Dieu, le 10 mai 1935.

6. AHLHL, dossier nᵒ 15017. Lettre de l'abbé E. Belcourt, archevêché de Montréal, adressée au surintendant médical de Saint-Jean-de-Dieu, le 5 octobre 1923.

7. AHLHL, dossier nᵒ 9149. Lettre de Juliette, épouse de Félix, adressée au Dʳ Villeneuve, Montréal, le 17 septembre 1908.

8. AHLHL, dossier nᵒ 7040. Requérant *ex parte*, M. Stephens, le 23 mai 1902.

9. AHLHL, dossier nᵒ 7586. Factum des actions de Fédora écrit par son époux depuis qu'il la connaît (1904).

10. AHLHL, dossier nᵒ 7918. Lettre de l'époux, 18 novembre 1905 ; lettre de G. B. de Grosbois, médecin interne, adressée au Dʳ Devlin, assistant surintendant de l'Hôpital Saint-Jean-de-Dieu, le 10 avril 1906.

11. AHLHL, dossier nᵒ 9702. Lettre de l'épouse du patient Joseph adressée au Dʳ Villeneuve, Montréal, le 21 février 1910.

12. Xavier Pommereau, *Dictionnaire de la folie. Les mille et un mots de la déraison*, Paris, Albin Michel, 1995, p. 129.

13. AHLHL, dossier nᵒ 9421. Lettre de E. P. H. Rochon, prêtre de Papineauville, le 31 mai 1908 ; note médicale, le 11 juin 1909 ; réponses du Dʳ Villeneuve aux lettres de Damase, février 1910 et le 5 janvier 1911 ; lettre de Damase adressée au Dʳ Villeneuve, le 8 juillet 1909 ; réponse du Dʳ Villeneuve à monsieur Damase ; lettre de Damase adressée au Dʳ Villeneuve, le 26 juillet 1909 ; réponse du Dʳ Villeneuve à monsieur Damase ; lettre de Damase adressée au Dʳ Villeneuve, le 6 novembre 1909 ; réponse du Dʳ Villeneuve à monsieur Damase, novembre 1909 ; lettre de Damase adressée au Dʳ Villeneuve, le 14 février 1910 ; réponse du Dʳ Villeneuve à monsieur Damase, février 1910 ; lettre de Damase adressée au Dʳ Villeneuve, le 12 mars 1910 ; réponse du Dʳ Villeneuve à monsieur Damase, mars 1910 ; lettre de Damase adressée au Dʳ Villeneuve, le 28 mai 1910 ; réponse du Dʳ Villeneuve à monsieur Damase, mai 1910.

14. Prénom fictif. Toutes les lettres sont signées : Mme Cléophas [. . .].

15. AHLHL, dossier n° 7607. Lettre de Mme Cléophas adressée au Dr Villeneuve le 12 mai 1904 ; réponse du Dr Villeneuve à Mme Cléophas, le 21 mai 1904 ; *ibid.*, le 26 octobre 1904 ; lettre de Maria adressée au Dr Villeneuve, le 20 avril 1905 ; réponse du Dr Villeneuve à la lettre de Maria, le 7 juin 1905.

16. AHLHL, dossier n° 9011. Lettre d'Azarie, époux de la patiente, adressée à la révérende sœur supérieure, le 10 septembre 1908.

17. AHLHL, dossier n° 7918. Lettre de F.-Xavier, époux d'une patiente, adressée au surintendant médical, le 30 mars 1906.

18. AHLHL, dossier n° 8820. Lettre de Mme Alfred, épouse d'un patient, adressée à un médecin, le 10 mai 1908.

19. AHLHL, dossier n° 13983.

20. À peine 30 % des femmes et 24 % des hommes admis au cours des années 1890 à 1910 auront le privilège de quitter Saint-Jean-de-Dieu avec la mention « guéri ». À Verdun, au Protestant Hospital, les taux de guérison dépassent difficilement les 35 %. M.-C. Thifault, (2003) *op. cit.*, p. 288-290. Voir les études de : N. Tomes, *op. cit.*, p. 324-326 ; C. McGovern, « The Myths of Social Control », p. 8-10 ; E. Dwyer, « A Historical Perspective », p. 25-39 ; J. Busfield, « Men, Women and Madness in 19th Century Britain », p. 266-267.

21. AHLHL, dossier n° 9695. Lettre du Dr Villeneuve adressée à l'honorable secrétaire de la province de Québec, le 7 février 1910 ; *ibid.*, le 20 juin 1910 ; lettres du Dr Villeneuve, le 17 mai 1910, et du Dr Devlin, le 29 juin 1910.

22. AHLHL, dossier n° 7074. Le 23 décembre 1902.

23. AHLHL, dossier n° 6234. Lettre d'Emma adressée à son époux, Liboire, interné à Saint-Jean-de-Dieu, Saint-Hyacinthe, le 23 avril 1901.

fin des notes du ch3

CHAPITRE QUATRE · FAMILLES EN DANGER

1. *La Presse*, mars 1904.

2. AHLHL, dossier n° 8142. Dénonciation et plainte de Léon, membre de la famille de Joseph, devant le juge de paix Ulric Lafontaine, district de Montréal, le 25 novembre 1903.

3. AHLHL, dossier n° 7064.

4. AHLHL, dossier n° 9321.

5. Dr Georges Villeneuve, notes personnelles.

6. AHLHL, dossier n° 7039. Copie d'un affidavit fourni au Dr Devlin par Émilie, l'épouse de Thomas, le 9 juin 1902.

7. AHLHL, dossier n° 8855. Lettre de J. Vaillancourt prêtre, le 7 février 1908.

8. AHLHL, dossier n° 8212. Dénonciation de menace de mort faite par l'épouse du patient devant Jos. Langlois, juge de paix, le 17 mars 1906.

9. AHLHL, dossier n° 6013. Lettre de l'épouse de Charles, non datée.

10. AHLHL, dossier n° 5735. Témoignage de l'épouse de Zotique, 1897.

11. Dr Georges Villeneuve, notes personnelles.

12. AHLHL, dossier n° 8212. Note médicale, le 25 avril 1906 ; *ibid.*, le 23 avril 1906 ; lettre de Mme Noé adressée au Dr Villeneuve, le 23 novembre 1908 ; lettre du Dr Villeneuve, le 24 août 1909 ; lettre du Dr Villeneuve, le 19 mai 1910.

13. AHLHL, dossier n° 7039. Note médicale, le 17 juin 1902 ; *ibid.*, le 5 juin 1902 ; *ibid.*, le 6 juin 1902 ; *ibid.*, le 5 juillet 1902 ; *ibid.*, le 9 octobre 1902.

14. AHLHL, dossier n° 5735. Lettre de Mme Zotique adressée au Dr Villeneuve, le 8 octobre 1906.

15. AHLHL, dossier n° 14587. Évaluation du Dr Villeneuve daté du 21 juillet 1901, introduit dans la lettre du Dr B. Guérin-Lafontaine adressée au secrétaire de la province de Québec le 29 juillet 1901.

16. AHLHL, dossier n° 14686.

17. *La Presse*, mars 1904.

18. *La Patrie*, 1er avril 1899.

19. *La Presse*, juillet 1901.

CHAPITRE CINQ • DÉLIRES ET Cie

1. AHLHL, dossier n° 9000. Le Dr Villeneuve au secrétaire provincial, Montréal, le 17 mars 1909.

2. AHLHL, dossier n° 12966. Le D^r (nom inconnu), Hôpital Saint-Jean-de-Dieu, rapport journalier, le 6 avril 1917.

3. AHLHL, dossier n° 7619. I. Maclaren Thompson au Dr Devlin, Montréal, le 25 janvier 1926 ; le Dr Devlin à I. Maclaren Thompson, Montréal, le 28 janvier 1926.

4. AHLHL, dossier n° 14614. Le Dr Devlin au chef Marcil, Montréal, le 29 janvier 1920 ; le chef Marcil au Dr Devlin, Ville Saint-Laurent, le 2 février 1920.

5. AHLHL, dossier n° 9079. E. P. Chagnon à inconnu, Montréal, le 23 septembre 1910.

6. AHLHL, dossier n° 9722. Dossier d'admission de Radégonde, 2 mars 1910.

7. AHLHL, dossier n° 9713. Dossier d'admission de Julie, le 25 février 1910.

8. AHLHL, dossier n° 8740. Adèle P., directrice de l'Hôpital de Caughnawaga, au Dr Devlin, Montréal, le 28 août 1907.

9. AHLHL, dossier n° 15831.

10. AHLHL, dossier n° 7771. Narcisse à son frère Joseph, Montréal, le 2 février 1907.

11. AHLHL, dossier n° 8253. Entrevue initiale, internement d'Adenias.

12. AHLHL, dossier n° 6706. Hermine au Dr Villeneuve, Montréal, non daté. Souligné par la patiente.

13. AHLHL, dossier n° 8129. Entrevue initiale, internement de Désiré, le 22 décembre 1905.

14. AHLHL, dossier n° 8129. Mme Joseph au Dr Noël, Montréal, le 8 septembre 1917 ; le surintendant médical suppléant à Mme Joseph, Montréal, le 10 septembre 1917.

15. AHLHL, dossier n° 10177. Entrevue d'admission d'Isaac, Montréal, le 28 février 1906.

16. AHLHL, dossier n° 8222. Entrevue d'admission de Wilfrid, Montréal, le 19 avril 1906. AHLHL, dossier n° 14508. Le surintendant à Mme G., Montréal, le 26 mai 1920.

17. AHLHL, dossier n° 7983. Thomas à John Edward, Montréal, le 19 mars 1906. Notre traduction.

18. AHLHL, dossier n° 4064. *La Conception sociale de l'Église*, sermon, rév. P., Montmagny, date inconnue (années 1890).

19. AHLHL, dossier n° 4064. Secrétariat de la province à E. E. Duquet, Québec, le 6 décembre 1890.

20. AHLHL, dossier n° 15754. Chèque de la Banque d'Hochelaga, le 9 février 1922.

21. AHLHL, dossier n° 4836. Émile à inconnu, Oka, le 20 janvier 1928.

22. AHLHL, dossier n° 15094. Rapport d'incident, Saint-Jean-de-Dieu, le 30 juin 1921.

23. AHLHL, dossier n° 5605. Le surintendant au secrétaire de la province, Montréal, le 17 décembre 1897. Dossier particulièrement abondant qui donne d'amples détails sur le cas.

24. AHLHL, dossier n° 15175. Le major G. au Dr Devlin, Gamelin, 20 août 1923.

C'est le major qui souligne. Notre traduction. Dépositions lors de l'enquête concernant l'évasion du major G., Saint-Jean-de-Dieu, le 3 septembre 1923. Notre traduction.

25. AHLHL, dossier n° 1536. Entrevue d'admission d'Adonias, Saint-Jean-de-Dieu, le 14 juillet 1921.

26. AHLHL, dossier n° 7040. Thomas Arnold à Émilie, Longue-Pointe, juillet 1906. Cette lettre semble cependant avoir été conservée dans ce dossier par erreur.

27. AHLHL, dossier n° 8452. Entrevue initiale de Joseph, Saint-Jean-de-Dieu, le 18 décembre 1931. C'est l'aliéniste qui souligne.

28. AHLHL, dossier n° 15156. Lettre non signée, Saint-Jean-de-Dieu, le 15 juin 1921.

29. AHLHL, dossier n° 5751. Lettre de Charles, versée au dossier de Rose de Lima, Montréal, le 22 avril 1899.

30. AHLHL, dossier n° 6968. Entrevue initiale d'Alphée, Saint-Jean-de-Dieu, le 7 mars 1902.

31. AHLHL, dossier n° 6923. Entrevue initiale de William, Saint-Jean-de-Dieu, le 2 janvier 1902.

32. AHLHL, dossier n° 10446. Joseph Napoléon à Atlas Publishing Co., Montréal, le 7 août 1913. Notre traduction.

33. AHLHL, dossier n° 12160. Joseph Napoléon au Dr Noël, Montréal, le 2 septembre 1925.

34. AHLHL, dossier n° 7044. Observations médicales de Joseph Édouard, bureau du surintendant, Saint-Jean-de-Dieu, le 12 juin 1902.

35. AHLHL, dossier n° 9937. Henri à Lise, « Présidente des États-Unis d'Amérique », Sanatorium Bourget, Montréal, le 20 novembre 1942 ; le surintendant médical au curateur public, Montréal, le 19 novembre 1963.

36. AHLHL, dossier n° 7039. Notes médicales, 1902.

37. AHLHL, dossier n° 7037. AHLHL, dossier de Ludger. *fin des notes du ch 5*

notes du CHAPITRE SIX · HUIS CLOS

1. AHLHL, dossier n° 15607. Correspondance.

2. AHLHL, dossier n° 5816. Correspondance, le 23 novembre 1897.

3. AHLHL, dossier n° 6712. Correspondance, lettre du Dr Brossoit, le 1er avril 1901.

4. AHLHL, dossier n° 6545. Correspondance, le 1er août 1900.

5. AHLHL, dossier n° 3911. Juin 1890 ; dossier n° 14391. 1920 ; dossier n° 4786. Février 1893 ; dossier n° 14627. Janvier 1920 ; dossier n° 4816. Avril 1893 ; dossier n° 9279. Février 1909 ; dossier n° 5787. Juillet 1897 ; dossier n° 13712. Août 1912 ; dossier n° 3926. Juillet 1890 ; dossier n° 4836. Mai 1893 ; dossier n° 4857. Mai 1893.

6. Le patient a été admis à Saint-Jean-de-Dieu le 1er avril 1908. *Fin des notes du ch 6.*

7. AHLHL, dossier n° 8920. Lettre du Dr Manseau au Dr Villeneuve, 1908.

8. AHLHL, dossier n° 6811. Le 23 octobre 1901.

9. AHLHL, dossier n° 9350. Lettre d'Augustin, époux de la patiente, mai 1910.

10. AHLHL, dossier n° 9433. Lettre du Dr Archambault de Saint-Dominique-de-Bagot adressée au Dr Villeneuve le 26 mai 1909.

11. AHLHL, dossier n° 7992. Lettre du curé Taillon de Saint-Michel-de-Napierville, le 15 décembre 1905.

12. AHLHL, dossier n° 13933. Rapport au dossier avec personne à consulter : autorités de l'hôtel de ville.

13. Mots soulignés dans la lettre.

14. AHLHL, dossier n° 14369. Lettre de l'archevêché de Saint-Boniface adressée à l'abbé Trépanier de Saint-Jean-de-Dieu le 4 novembre 1915.

15. AHLHL, dossier n° 8820 ; dossier n° 14930 ; dossier n° 9708. Chemise blanche ; dossier n° 9746 ; dossier n° 7864 ; dossier n° 8041. Chemise blanche.

16. AHLHL, dossier n° 8797. Lettre de l'épouse du patient Albert, le 15 mai 1908.

17. AHLHL, dossier n° 14056. Lettre de l'épouse du patient Joseph Léon, le 18 décembre 1918.

18. AHLHL, dossier n° 14251. Lettre de Dame Joseph, mère de la patiente Élise, le 11 septembre 1919.

19. AHLHL, dossier n° 9634. Lettre de sœur missionnaire Gérarda, le 17 décembre 1934 ; réponse du surintendant médical.

20. AHLHL, dossier n° 7758. Lettre de Joséphine, sœur de la patiente Emma, le 20 octobre 1915 ; réponse du Dr Villeneuve.

21. AHLHL, dossier n° 13995. Lettre des avocats Pelletier, Létourneau, Beaulieu & Mercier, le 30 octobre 1918.

22. AHLHL, dossier n° 7625. Lettre d'Henri, frère du patient Géo. Étienne, le 2 septembre 1905.

23. AHLHL, dossier n° 5787. Lettre de Z. A., frère du patient, le 30 juillet 1897.

24. AHLHL, dossier n° 9580. Lettre d'Émile, beau-frère de Flora, le 21 décembre 1909.

25. AHLHL, dossier n° 8293. Lettre de Rosanna, mai 1906.
26. AHLHL, dossier n° 15304. Lettre du patient.
27. AHLHL, dossier n° 8142.
28. AHLHL, dossier n° 8920. Lettre du patient adressée à un docteur, 1908.
29. AHLHL, dossier n° 14587. Lettre du patient Édouard adressée au Dr Villeneuve, le 7 août 1902.
30. AHLHL, dossier n° 5809.
31. AHLHL, dossier n° 6842.
32. AHLHL, dossier n° 6234.
33. AHLHL, dossier n° 13353. Lettre de la patiente Marie-Louise adressée au Dr Legrand, le 22 août 1931.
34. AHLHL, dossier n° 7829. Lettre d'un patient inconnu adressée à Léa, décembre 1904.
35. AHLHL, dossier n° 8262. Lettre du patient Maurice adressée à Corinne (membre de la famille), le 30 septembre.
36. AHLHL, dossier n° 8665.
37. AHLHL, dossier n° 7039.

CHAPITRE SEPT / UNE VIE À L'ASILE

1. Marie-Claude Thifault, *L'Enfermement asilaire des femmes au Québec : 1873-1921*, thèse de doctorat, Université d'Ottawa, 2003.
2. Marie-Claude Thifault, *Folie et déviance des femmes au Québec : 1901-1913*, mémoire de maîtrise, UQÀM, 1994, p. 85.
3. AHLHL, dossier n° 13692. Mme G. au Dr Devlin, Montréal, le 5 juin 1919 ; Mme G au D^r De Bellefeuille, Montréal, le 20 décembre 1919 ; Aline à Mme G., Montréal, le 16 avril 1927 ; Mme G. au Dr Devlin, Montréal, le 15 mars 1926.
4. AHLHL, dossier n° 9391. Note versée au dossier de Joseph Wilfrid, non datée.
5. AHLHL, dossier n° 13781. Mme Cordélia au Dr Devlin, Montréal, le 19 août 1918 ; ass.-surintendant médical à Mme Cordélia, Montréal, le 21 août 1918 ; Mme Cordélia au Dr Laviolette, Montréal, le 12 septembre 1918.
6. AHLHL, dossier n° 7942. Adolphe à la Supérieure, Saint-Barnabé, le 10 août 1906.
7. AHLHL, dossier n° 13899. Dossier d'admission, Montréal, le 19 août 1918 ;

P317

Mlle Albertine au Dr Georges Villeneuve, Saint-Jean-d'Iberville, le 23 août 1918 ;
Mlle Albertine Au Dr Devlin, Saint-Jean-d'Iberville, le 8 septembre 1918.

8. AHLHL, dossier n° 13733. Voir : « Résumé de dossier ».

9. AHLHL, dossier n° 3759. Katie S. le 27 juillet 1901. Notre traduction ; Katie S. le 3 août 1901. Notre traduction ; Mme George T. (née Catherine S...) au Dr Richard, Boston Mass., le 1er décembre 1946 ; Catherine S. au Dr Richard, Boston, le 14 février 1955 ; surintendant de l'Hôpital Saint-Jean-de-Dieu, Montréal, le 16 février 1955. Notre traduction ; Mrs B. S., Hôpital Saint-Jean-de-Dieu, Montréal, le 16 octobre 1934, à Mrs B. Notre traduction.

10. AHLHL, dossier n° 9312. Dr G. Villeneuve, Saint-Jean-de-Dieu, Montréal, le 23 décembre 1909, à M. Élisée

11. AHLHL, dossier n° 7760. Joséphine au Dr Noël, Montréal, le 7 septembre 1932 ; formule C, annexe du certificat médical, Saint-Jean-de-Dieu, le 10 septembre 1904. « Délire caractérisé par des préoccupations d'ordre sexuel ou génital », *Larousse*, Paris, 1930 ; M. A. T. au Dr Devlin, Montréal, le 8 novembre 1925.

12. Dans une lettre de la patiente, datée du 7 septembre 1932, le nom de la résidence où elle est envoyée est illisible. *Fin des notes du ch 7 (3)*

13. AHLHL, dossier n° 11988. J. Vadeboncœur, curé, au Dr Devlin, Montréal, le 12 décembre 1925.

14. AHLHL, dossier n° 13589. Wilfrid à inconnu, Montréal, le 17 juin 1923.

15. AHLHL, dossier n° 20126. Henri au surintendant, le 30 septembre 1928 ; « Résumé de l'histoire clinique », p. 1.

16. AHLHL, dossiers n°s 4442, 14630, 14647, 14454.

17. AHLHL, dossier n° 13683.

18. AHLHL, dossier n° 14568.

19. AHLHL, dossier n° 8093. Alma au Dr Lussier, Saint-Jean-de-Dieu, Montréal, le 28 décembre 1926 ; Alma au Dr Noël. Date inconnue.

20. AHLHL, dossier n° 14525. Évolution mentale, le 23 septembre 1970, Jacques Ferron, M. D.

CONCLUSION

1. AHLHL, dossier n° 14525.

2. AHLHL, dossier n° 7039. Notes médicales, 1902.

P318

Cette page est blanche

⑤

Les pages 2

Bibliographie

BELLAY, C., *Histoire de l'hospice de Saint-Jean-de-Dieu, à la Longue-Pointe*, Montréal, Arbour/Laperle, 1892, 138 p.

BEVEIDGE, Allan, « Life in the Asylum : patients' letters from Monrningside, 1873-1908 », *History of Psychiatry*, vol. 9, n° 4, 1998, p. 431-469.

BOUCHARD, Daniel et Simon Doucet, *L'État et l'administration des institutions asilaires au Québec, 1845-1895*, mémoire de maîtrise en histoire, UQÀM, 1985.

CELLARD, André, « Folie, internement et érosion des solidarités familiales au Québec : une étude quantitative », *Bulletin d'histoire politique*, vol. 10, n° 3, été 2002, p. 45-58.

—, « Institutionnalisation de la folie et effritement des solidarités familiales au Québec au XIXe siècle », *Régulation et gouvernance/Modelar para gobernar*, Barcelone, Pedro Fraile ed., Universitat de Barcelona, 2002, p. 307-323.

—, « Folie, norme et rôles sexuels au Québec dans la seconde moitié du XIXe siècle : quelques observations tirées des archives de la curatelle », *Revue d'histoire de l'Amérique française*, vol. 47, n° 2, automne 1993, p. 245-255.

—, *Histoire de la folie au Québec, 1600-1850*, Montréal, Boréal, 1991, 280 p.

—, « La curatelle et l'histoire de la maladie mentale au Québec », *Histoire sociale/Social History*, n° XIX, 1986, p. 443-450.

COLLECTIF. *Un héritage de courage et d'amour ou la petite histoire de l'hospice Saint-Jean-de-Dieu à Longue-Pointe, 1873-1973*, Montréal, Thérien Frère Limités, 1975, 119 p.

CONNOR, Patrick J., « Neither Courage Nor Perseverance Enough : Attendants at the Asylum for the Insane, Kingston, 1877-1905 », *Ontario History*, vol. 68, n° 4, décembre 1996, p. 251-272.

CORBIN, Alain, *Le Monde retrouvé de Louis-François Pinagot. Sur les traces d'un inconnu (1798-1876)*, Paris, Flammarion, 1998.

COURTEAU, Bernard, *De Saint-Jean-de-Dieu à Louis-H. Lafontaine. Évolution historique de l'Hôpital psychiatrique de Montréal*, Montréal, Méridien, 1989, 210 p.

DORVIL, Henry, « La désinstitutionnalisation : du fou de village aux fous des villes », *Bulletin d'histoire politique*, vol. 10, n° 3, été 2002, p. 88-104.

—, *Histoire de la folie dans la communauté,1962-1987*, Montréal, Émile-Nelligan, 1988, 380 p.

DWYER, Ellen, *Homes for the Mad Life Inside Two Nineteenth-Century Asylum*, Nouveau-Brunswick et Londres, Rutgers University Press, 1987, 309 p.

FECTEAU, Jean-Marie, *La Liberté du pauvre*, Montréal, VLB, 2004.

FERRO, Marc, *Les Individus face aux crises du XXᵉ siècle. L'Histoire anonyme*, Paris, Odile Jacob, 2005, 430 p.

GOFFMAN, Ervins, *Asiles. Étude sur la condition sociale des malades mentaux*, Paris, Les Éditions de Minuit, 1990, 447 p.

GRENIER, Guy, « La médecine légale des aliénés selon Georges Villeneuve (1895-1917) », *Bulletin d'histoire politique*, vol. 10, n° 3, été 2002, p. 23-33.

—, *Les Monstres, les Fous et les Autres. La folie criminelle au Québec*, Montréal, Édition du Trait d'Union, 1999, 353 p.

GROB, Gerald, N., « Desinstitutionalization : The Illusion of Policy », *Journal of Policy History*, 1997, vol. 9, n° 1, p. 48-73.

HARSIN, Jill, « Gender, Class, and Madness in Nineteenth-Century France », *French Historical Studies*, 1992, vol. 17, n° 4, p. 1048-1070.

KEATING, P., *La Science du mal*, Montréal, les Éditions du Boréal, 1993, 208 p.

LABRUM, Bronwyn, « Looking Beyond the Asylum. Gender and the Process of Committal in Auckland, 1870-1910 », *New Zealand Journal of History*, 1992, vol. 26, n° 2, p. 125-144.

LA CAPRA, Dominick, « Relire l'*Histoire de la folie* », *Revue d'histoire moderne & contemporaine*, janvier-mars 2006, p. 7-33.

LEVINE-CLARK, Marjorie, « Dysfunctional Domesticity : Female Insanity and Family Relationships Among the West Riding Poor in the Mid-Nineteenth Century », *Jounal of Family History*, vol. 25, n° 3, juillet 2000, p. 341-361.

McCANDLESS, Peter, « A Female Malady ? Women at the South Carolina Lunatic Asylum, 1828-1915 », *Journal of the History of Medicine and Allied Sciences*, 1999, vol. 54, n° 4, p. 543-571.

McGOVERN, Constance, « the Myths of Social Control and Custodial Oppression : Patterns of Psychiatric Medicine in Late Nineteenth-Century Institutions », *Journal of Social History*, vol. 20, n° 1, 1986, p. 3-23.

MITCHINSON, Wendy, *The Nature of Their Bodies : Women and Their Doctors in Victorian, Canada*, Toronto, University Press, 1991, 474 p.

—, « The Toronto and Galesville Asylum. Humane Alternatives for the Insane in Canada and Australia ? », *Bulletin of the History of Medicine*, 1989, vol. 63, n° 1 p. 52-72.

MORAN, James E., « Dangerous to be at large ? : folie et criminalité au Québec et en Ontario au XIXe siècle », *Bulletin d'histoire politique*, vol. 10, n° 3, été 2002, p. 15-22.

—, *Committed to the State Asylum : Insanity and Society in Nineteenth-Century Quebec and Ontario*, Montréal, McGill Queen's Press, 2001, 226 p.

—, « Asylum in the Community : Managing the Insane in Antebellum America", *History of Psychiatry*, vol. 9, 1998, p. 217-240.

—, « Keepers of the Insane : The Role of Attendants at the Toronto Provincial Asylum,1875-1905 », Histoire sociale, vol. 28, n° 55, mai 1995, p. 51-75.

NOOTENS, Thierry « Mainmise familiale sur la folie au XIXe siècle ? », *Bulletin d'histoire politique*, 2002, vol. 10, n° 3, p. 58-66.

—, « Famille, communauté et folie au tournant du siècle », *Revue d'histoire de l'Amérique française*, 1999, vol. 53, n° 1.

PORTER, R., et D. Wright, *The Confinement on the Insane, International Perspectives, 1800-1965*, Cambridge, Cambridge University Press, 2003.

POSTEL, Jacques, et François Bing, « Philippe Pinel et les concierges », *Penser la folie. Essais sur Michel Foucault*, Paris, Édition Galilée, 1992, p. 43-61.

RIPA, Yannick, « Le travail à l'asile d'aliénés au XIXe siècle : thérapie ou esclavage caché ? », *Milieu [France]*, 1986, vol. 27, p. 50-55.

SCULL, Andrew, « A Quarter Century of the History of Psychiatry », *Journal of the History of the Behavioral Sciences*, 1999, vol. 35, n° 3, p. 239-246.

—, « Psychiatry and Social Control in the Nineteenth and Twentieth Centuries", *History of Psychiatry [Great Britain]*, 1991, vol. 2, n° 2, p. 149-169.

—, *Museum of Madness. The Social Organization of Insanity in Nineteenth-Century England*, Londres, Penguin Books, 1982, 275 p.

SHORTT, S. E. D., *Victorian Lunacy, Richard M. Bucke and the Practice of Late Nineteenth-Century Psychiatry*, Cambridge, Cambridge University Press, 1986, 204 p.

SHOWALTER, Elaine, *The Female Malady, Women, Madness and English Culture, 1830-1980*, New York, Pantheon Books, 1985, 207 p.

SMITH-ROSENBERG, Carroll, *Disorderly Conduct, Visions of Gender in Victorian America*, New York, 1985, 357 p.

THIFAULT, Marie-Claude, *L'Enfermement asilaire des femmes au Québec : 1873-1921*, thèse de Ph. D., Université d'Ottawa, 2003, 338 p.

—, « L'espace asilaire féminin et le sentiment identitaire, fin XIXe début XXe siècles », *Construction identitaires et pratiques sociales*, Presse de l'Université d'Ottawa, 2002, p. 163-172.

—, « Derrière les murs de Saint-Jean-de-Dieu, fin XIXe début XXe siècles : illusion et désillusion », *Bulletin d'histoire politique*, 2002, vol. 10, n° 3, p. 67-76.

—, « L'enfermement asilaire au Mont-Saint-de-Dieu, 1901-1913 : marginalisation féminine et fardeau municipal », *Bulletin d'histoire politique*, 1998, vol. 6, n° 2, p. 48-54.

—, « Folie et déviance des femmes au Québec : 1901-1913 », mémoire de maîtrise en histoire, UQÀM, 1994, 166 p.

TOMES, Nancy, « Historical Perspectives on Women dans Mental Illness », *Women, Health, and Medicine in America*, Rima D. Aoole éd., New York & Londres, Garland Publishing Inc., 1990, p. 143-171.

—, *A Generous Confidence, Thomas Story Kirkbride and the Art of Asylum-keeping, 1840-1883*, Cambridge, Cambridge University Press, 1984, 387 p.

VINET, A., « La vie quotidienne dans un asile québécois », *Recherches sociographiques*, vol. XVI, n° 1, 1975, p. 85-113.

WALLOT, Hubert-Antoine, *Entre la compassion et l'oubli. La danse autour du fou*, Beauport, MNH, 1998, 456 p.

WOODMAN, Ross, *Sanity, Madness, Transformation. The Psyche in Romanticism*, Toronto, Buffalo, Londres, University of Toronto Press, 2005, 278 p.

WRIGHT, D., James Moran et Sean Gouglas, *The Confinement of the Insane in Victorian Canada : the Hamilton and Toronto Asylums, 1861-1891*, dans R. Porter et D. Wright, *The Confinement of the insane, op. cit.*, p. 100-128.

Table des matières

TABLE DES MATIÈRES

fin de la TdM 5
(aller aux pages liminaires)

ESSAIS ET DOCUMENTS

Tom Harpur
Le Christ païen

Jean-Claude Hébert
Fenêtres sur la justice

Jacques Hébert
Duplessis, non merci !
Voyager en pays tropical

Stanley Hoffmann
Une morale pour les monstres froids

Thomas Homer-Dixon
Le Défi de l'imagination

Michael Ignatieff
La Révolution des droits

Ivan Illich et Barry Sanders
ABC : l'alphabétisation de l'esprit populaire

Jane Jacobs
La Nature des économies
Retour à l'âge des ténèbres
Systèmes de survie
Les Villes et la Richesse des nations

Daniel Jacques
Les Humanités passagères
Nationalité et Modernité
La Révolution technique
Tocqueville et la Modernité

Pierre-André Julien et Bernard Morel
La Belle Entreprise

Michel Jurdant
Le Défi écologiste

Dyane Kellenny Chalifoux
Ces enfants nés de mon cœur

Stéphane Kelly
Les Fins du Canada
La Petite Loterie

Will Kymlicka
La Citoyenneté multiculturelle
La Voie canadienne

Guy Laforest
De la prudence
De l'urgence

Constance Lamarche
L'Enfant inattendu

Pierre Lamonde et Jean-Pierre Bélanger
L'Utopie du plein emploi

Jacques Laplante
Crime et Traitement

Louise-L. Larivière
Pourquoi en finir avec la féminisation linguistique

Gilbert Larochelle
L'Imaginaire technocratique

Louis La Rochelle
En flagrant délit de pouvoir

Jean Larose
La Souveraineté rampante

Daniel Latouche
Le Bazar
Plaidoyer pour le Québec
Politique et Société au Québec
Une société de l'ambiguïté

Daniel Latouche et Diane Poliquin-Bourassa
Le Manuel de la parole

MISE EN PAGES ET TYPOGRAPHIE :
LES ÉDITIONS DU BORÉAL

ACHEVÉ D'IMPRIMER EN FÉVRIER 2007
SUR LES PRESSES DE L'IMPRIMERIE GAGNÉ
À LOUISEVILLE (QUÉBEC).